AF253067

DU MODE D'ACTION

DES

EAUX MINÉRO-THERMALES

DE PLOMBIÈRES,

PAR

Léopold TURCK,

DOCTEUR MÉDECIN DE LA FACULTÉ DE STRASBOURG,
MEMBRE D'UN GRAND NOMBRE DE SOCIÉTÉS SAVANTES,
NATIONALES ET ÉTRANGÈRES.

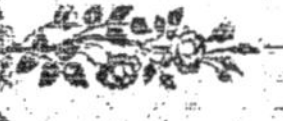

QUATRIÈME ÉDITION.

PARIS,

CHEZ J.-B. BAILLÈRE, LIBRAIRE DE L'ACADÉMIE ROYALE DE MÉDECINE,
Rue de l'École de Médecine, 17.

LONDRES,

MÊME MAISON, 219, REGENT-STREET.

Plombières,

CHEZ BLAIZE, LIBRAIRE.

1847.

DU MODE D'ACTION

DES

EAUX MINÉRO - THERMALES

DE PLOMBIÈRES,

PAR

Léopold TURCK,

DOCTEUR MÉDECIN DE LA FACULTÉ DE STRASBOURG,
MEMBRE D'UN GRAND NOMBRE DE SOCIÉTÉS SAVANTES
NATIONALES ET ÉTRANGÈRES.

***

QUATRIÈME ÉDITION.

***

A PARIS,
CHEZ BAILLÈRE, RUE DE L'ÉCOLE DE MÉDECINE, 17.

A PLOMBIÈRES,
CHEZ BLAIZE.

—

1847.

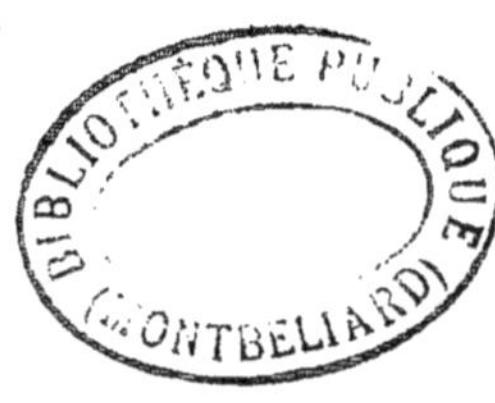

BIBLIOTHÈQUE PUBLIQUE (MONTBELIARD)

ÉPINAL, DE L'IMPRIMERIE DE GLEY.

J'avais dédié la troisième édition de cet ouvrage à mon ami,
le docteur Champion, de Bar-le-Duc : ce médecin si distingué
est mort depuis, victime de son dévouement.

Peu d'hommes disparaissent de ce monde en laissant autant
et de pareils regrets. Sa mort a été considérée, par les habitants du département de la Meuse, comme un malheur public.
Ses amis ont élevé un monument à sa mémoire, gravée, dans le
cœur des pauvres surtout, en caractères ineffaçables. Je reproduis
ici la dédicace qu'il avait acceptée. Si son âme grande et noble
s'intéresse encore aux choses de ce monde, et j'aime à l'espérer,
elle accueillera volontiers ce doux et triste souvenir.

A M. le docteur Champion,

AGRÉGÉ A LA FACULTÉ DE MÉDECINE DE STRASBOURG, PROFESSEUR DE L'ÉCOLE
D'ACCOUCHEMENT DU DÉPARTEMENT DE LA MEUSE, ETC., ETC.

Mon excellent Ami,

*Ceux qui vous connaissent et qui liront ce précis du mode d'action des
eaux de Plombières, le trouveront peu digne, sans doute, de votre patro-
nage. En effet, pour dédier un traité de médecine à une de nos célébrités
chirurgicales, à un médecin aussi connu par sa vaste érudition que par
sa grande pratique et ses nombreux succès, il faudrait que ce livre pût
être classé au nombre des meilleurs de l'époque.*

*Je suis bien loin de revendiquer pour le mien un pareil honneur; et si
cependant je ne crains pas de vous l'offrir, c'est qu'à côté du savant, il
y a chez vous un ami auquel je m'adresse d'abord, bien certain que je
suis de son bon accueil. Je dirai à cet indulgent ami toutes les difficultés
du sujet que je traite. Il m'écoutera avec bienveillance et il m'aidera de
ses conseils, pour éclairer une foule de points encore obscurs dans l'art
d'administrer les bains et d'en tirer le meilleur parti possible.*

*Cet art, sans être mieux connu des anciens, était cependant bien mieux
pratiqué. Ils devaient à l'empirisme une foule de notions sur la manière
d'administrer les bains, qui les rendaient un des plus puissants moyens de
la médecine. Aussi Hippocrate disait-il déjà que le bain convient dans la
plupart des maladies : Balneum in plerisque morbis confert. En effet,
suivant la température à laquelle il est administré, suivant sa durée, suivant*

enfin les substances que l'art ou la nature ont mêlées à l'eau, le bain est un remède qui peut remplir les indications les plus opposées. C'est ce que vous savez parfaitement bien, nourri que vous êtes des doctrines de nos prédécesseurs ; c'est ce que vous révèle chaque jour aussi votre longue et heureuse expérience.

Mais cette connaissance des bons effets du bain est peu répandue. Le bain public, proscrit par les mœurs sévères des premiers chrétiens, n'a été de nos jours qu'imparfaitement rétabli dans tout ce qu'il peut avoir de véritablement utile.

Compositum autem est totum lavacrum ex partibus facultate inter se differentibus. Quippe ingressi in aere calido versantur. Postea in aquam calidam introeunt : deinde ab hac egressi in frigidam : deinde sudorem detergunt, *disait Oribase. Et ce passage de l'air chaud dans l'eau chaude, puis de celle-ci dans l'eau froide, où le baigneur ne restait que quelques instants pour être ensuite frictionné avec la strigilis, épongé, frotté d'huile souvent chargée d'essences, ne ressemblait en rien à ce qui se fait de nos jours, au moins dans toute la partie la plus civilisée de l'Europe, car les Russes ont conservé, avec peu de modifications, les bains anciens. Chez eux, près des bords de la mer Noire comme en Sibérie, on trouve des vieillards à âge patriarchal.*

Ce n'est guère que la douche écossaise, dont plus d'une fois vous avez apprécié la puissance, qui se rapproche, par son action sur la peau, de celle du bain des anciens. Ils possédaient, sans aucun doute, sur la température du bain, des notions fort précieuses qui nous manquent aujourd'hui, et sans les travaux de mon frère, qui lui aussi est votre ami, nous ne pourrions pas nous expliquer ces guérisons de maladies en apparence tout à fait semblables, obtenues, les unes par des bains frais, les autres par des bains chauds et prolongés. Nous savons maintenant que, dans les premiers cas, les accidents morbides étaient dus à une trop grande activité des fonctions de la peau, tandis que, dans le second cas, c'était au défaut d'action de cette membrane qu'il fallait rapporter les accidents dont se plaignaient les malades.

Nous manquons aujourd'hui encore de notions précises sur la durée à donner aux bains dans les diverses maladies. Mes précédents travaux, aidés de ceux de mon frère, tendent à prouver que, dans les irritations cérébrales (fièvre cérébrale ou manie) produites par la surexcitation de la peau, par un dégagement trop considérable d'électricité négative, les bains frais peuvent être portés à une durée de plusieurs jours, tandis que ces bains seraient mortels, appliqués au traitement des irritations cérébrales, produites par le défaut d'action de la peau, par la présence dans l'économie d'une trop grande quantité d'acides qui, en neutralisant en trop grande proportion les alcalis du sang, rendent ce dernier trop plastique, trop coagulable, et prédisposent à toutes les formes que peuvent revêtir les maladies de nature goutteuse.

C'est contre ces maladies si communes, et qui, jusqu'aux travaux de mon frère, avaient été si peu connues, que nos eaux de Plombières conviennent admirablement, comme vous l'avez éprouvé, et pour vous-même et pour beaucoup de vos nombreux malades.

Nos eaux, en effet, outre qu'elles contiennent et qu'elles introduisent dans l'économie les sels du sang (1), augmentent aussi à leur aide les fonctions acides de la peau et rétablissent ainsi l'équilibre, puissamment secondées qu'elles sont, et par leur température et par la diminution de pression atmosphérique due à l'élévation de Plombières (2).

Nous avons également bien peu de données exactes sur les effets des bains composés. Les anciens cependant en faisaient un grand usage. Ægrotantium autem causâ multas aquæ misturas paratas habebant, dit Siccus dans son Compendium de Balneis. *L'application des doctrines électro-chimiques à la médecine va jeter sans doute beaucoup de lumière sur cette importante question ; mais que de recherches n'avons-nous pas encore à faire pour l'éclairer complétement.*

---

(1) On sent bien que les acides, laissés dans le sang par le vice des sécrétions, n'y sont point en excès ni à l'état libre ; la vie ne supporterait pas un trouble semblable : elle serait détruite à l'instant si le sang devenait acide et même s'il était neutre. Au moment où son altération est la plus grande chez les goutteux, il est encore alcalin ; seulement il l'est moins qu'il ne doit l'être dans l'état de santé. (*Traité de la goutte et des maladies goutteuses*, par S. A. Turck, chap. II.)

(2) Les eaux de Bains et de Luxeuil, qui ne sont point alcalines, ou qui le sont à peine, seront donc toujours, à cause de cela même, de beaucoup inférieures à celles de Plombières, au moins pour la classe la plus nombreuse de maladies, pour toutes celles entre autres qui sont dues à l'affaiblissement des fonctions de la peau. Enfin, Plombières étant le seul des établissements thermaux de l'est de la France dont les eaux soient assez abondantes et assez chaudes pour alimenter de vastes étuves, il méritera toujours une attention toute spéciale du Gouvernement ; il sera toujours compté au nombre des bains les plus importants de la France ; et les médecins suisses et allemands continueront à le préférer de beaucoup aux bains acidules et salins de Bade dans le Grand-Duché, bains d'une nature tout à fait opposée à celle des nôtres, bains généralement peu convenables à la guérison des maladies chroniques de nos climats, et qui se recommandent surtout par la beauté du pays et par les jeux publics, si tant est que des jeux publics puissent être une recommandation pour la ville qui a le triste privilége de les posséder. Les bains de Plombières, ainsi que le disait le célèbre docteur Butini, de Genève, seront toujours *les plus fondants*, connus au moins dans cette partie de la France.

L'époque de l'année où l'on doit de préférence recourir à l'usage des bains minéraux est aussi entièrement ignorée de beaucoup de nos confrères, et cependant, dans une foule de cas, cette époque est d'une grande importance à bien préciser. *Tempus congruum balnea petendi est mense maio et septembri,* disait un ancien auteur, et cette opinion de l'antiquité est d'un grand poids, ainsi que je l'ai établi ailleurs.

Enfin, à toutes les difficultés du sujet que je traite dans cet ouvrage, il faut encore ajouter celles qui résultent pour moi de l'application d'une théorie qui, quoique puissante et forte de vérité, n'en est pas moins toute nouvelle encore; aussi mon livre devait-il être et est-il très-imparfait. Il fallait donc qu'en vous le dédiant je comptasse autant que je l'ai fait sur l'indulgente amitié avec laquelle vous accueillerez ce nouveau témoignage public de tout mon dévouement.

Votre ami,

L. Turck.

AVANT-PROPOS.

Plombières est une jolie petite ville de 1,500 habitants, située dans une vallée étroite et profonde, dans la direction de l'est à l'ouest, sur les bords d'un torrent nommé l'Eau-Gronne, à l'extrémité méridionale du département des Vosges. Son élévation au-dessus du niveau de la mer est, suivant les uns, de 421, suivant les autres, de 444 mètres ; elle est bâtie sur un terrain granitique.

On ignore quels en furent les fondateurs, mais l'étendue des travaux dont on retrouve encore de nombreux vestiges, leur solidité, leur parfaite exécution, leur forme, des monnaies romaines et une inscription latine en l'honneur de Neptune, ne permettent pas d'attribuer cette fondation à d'autres qu'aux Romains (1).

---

(1) Voyez le *Traité historique des eaux de Plombières*, par Dom Calmet.

Ces travaux ne sont pas de ceux que l'on entreprenait au moyen âge ; leur importance, d'ailleurs, aurait obligé les historiens de cette époque à en parler.

Vassebourg *(Histoire de la Gaule Belgique)* dit qu'Ambron, fils aîné de Clodion le Chevelu, fit rétablir les bains de Plombières, mais l'archidiacre de Verdun n'appuie cette assertion sur aucune preuve. Tout porte à croire que nos bains furent détruits, au milieu du cinquième siècle, par les hordes que commandait Attila et que Plombières fut ensuite longtemps inhabité. Ainsi, dans une fouille que l'on fit sur la place, entre le bain Romain d'aujourd'hui et le bain Tempéré, en 1825, on mit à découvert la partie moyenne de l'ancien bain Romain, vers le fond de laquelle on trouva un noisetier entouré d'un dépôt de tourbe formée par ses feuilles et ses fruits et de 12 centimètres environ d'épaisseur.

On ne sait pas à quelle époque du moyen âge Plombières sortit de ses ruines. Saint Romaric fonda en l'an 620 le célèbre chapitre de Remiremont ; il est possible que ce furent les abbesses de ce chapitre et les moines du couvent voisin qui firent rétablir nos bains ; cependant, comme les rois de la seconde race avaient un palais à Remiremont ou tout près de là, il est possible aussi que ces rois aient concouru à cette restauration.

L'étymologie du nom de Plombières n'est pas mieux connue que son origine. On a cependant beaucoup discouru sur ce sujet ; mais heureusement l'obscurité dont il reste enveloppé n'est pas très-regrettable.

Dans le patois du pays, Plombières se nomme Piommer ou Piummer, et quelques auteurs ont pensé que ce nom venait de la propriété que nos eaux doivent à leur chaleur de faire tomber les plumes des oiseaux quand on les y plonge. D'autres ont prétendu, au contraire, que le nom de Plombières venait de *plumbum*, supposant

sans doute qu'il y avait dans le voisinage des mines de ce
métal.

Enfin, comme le premier mai de chaque année on
décorait nos bains avec les fleurs de la saison, on a pensé
aussi que les Allemands, qui, plus que toute autre nation,
fréquentaient alors nos eaux, les avaient nommées, à cause
de cette fête, Bains-des-Fleurs, ou dans leur langue (1),
blumen bad ou *blume bœder*, d'où par corruption on aurait
fait le mot Plombières.

Cette fête, belle de simplicité, semble déceler une origine
plus ancienne que le moyen âge ; c'était sans doute à la
divinité protectrice des eaux que les Romains adressaient
cet hommage : il était tout à la reconnaissance.

Dans l'origine, l'aspect de la vallée où l'on a bâti
Plombières était des plus sauvages. Ces pentes rapides,
aujourd'hui couvertes de prairies si bien arrosées et
de jolies habitations dans toute la hauteur de la montagne, l'étaient alors de forêts et d'énormes amas de
pierres, connus dans le pays sous le nom de *meurjers*
ou *murjays*.

Les vieillards qui abondent à Plombières (nous avons
perdu, il y a quelques années, une demoiselle arrivée
à l'âge de 107 ans, en conservant jusque-là une santé
remarquable), se souviennent tous du temps où les prés
de la Grange-Jacquot et la plupart de ceux qui se trouvent entre la rivière et la route d'Épinal n'étaient que des
murjays.

A la place de l'un des plus considérables du pays,
à une demi-lieue au-dessous de Plombières, on voit
la belle et pittoresque ferme Parisot, où de riches prai-

____

(1) Au rapport de Philippus Grulingius, médecin allemand, ses com-
patriotes nommaient nos bains *Plumbersbad*.

ries recouvrent un pierrier de quinze à vingt pieds de profondeur.

Mon ami M. Hogard, l'un de nos plus savants géologues, les considère comme des moraines, comme des dépôts amenés par d'anciens glaciers qui paraissent avoir recouvert autrefois les Vosges. Il a publié sur ce sujet plusieurs articles où la science le dispute à l'intérêt ; j'en extrais le passage suivant (1) : « Sur les flancs des montagnes des vallées de Combauté et de l'Ogronne, on remarque des amas considérables de blocs anguleux, qu'au premier aspect, on pourrait prendre pour des nappes d'éboulement dont on voit quelques exemples sur les flancs de la Vêche, du mont d'Agnal, vers Outremont. Mais on parvient sans peine à reconnaître, entre les uns et les autres, des différences essentielles qui motivent leur séparation en deux groupes bien distincts.

» Les matières des massifs d'éboulements instantanés sont entassées indistinctement, *mais comprimées ;* dans ceux des éboulements successifs, le triage de ces matières a lieu : les plus gros blocs occupent la partie inférieure des nappes, qu'ils entourent quelquefois en formant un bourrelet relevé ; les arêtes des talus sont *toujours* rectilignes du sommet à l'origine du bourrelet terminal, et leur inclinaison varie de 26 à 35°, suivant la nature des matériaux accumulés (1) ; enfin, l'arête de ces amas, affectant généralement une forme conique, suit la ligne de plus grande pente des montagnes, conditions dans lesquelles se trouvent les éboulements de la Vêche, d'Outremont et de quelques autres parties de la vallée d'Hérival.

---

(1) *Annales de la Société d'Émulation*, 1845.
(1) *Observations sur les moraines*, 1842, p. 38.

» Dans la vallée de l'Ogronne, à l'amont et à l'aval de Plombières, dans les vallées de Saint-Antoine, près d'Hérival, il existe d'autres dépôts de blocs qui n'offrent, soit dans leur ensemble, soit dans le détail de chacune de leurs parties, aucun de ces caractères essentiels des talus d'éboulement.

» Les blocs n'y sont pas striés et déposés de haut en bas, en raison de leur masse ; ils ne sont pas entassés et serrés les uns contre les autres. S'ils occupent quelquefois les parties plus fortement inclinées des flancs des montagnes, ils se trouvent aussi, et beaucoup plus particulièrement, dans des vallons dont les pentes nécessairement sont moins considérables que celles de ces montagnes : quelques-uns descendent jusque dans le fond même des vallées, mais c'est encore une exception, tandis que généralement ils occupent une position à peu près également éloignée des sommités et des fonds des dépressions. On y rechercherait en vain la moindre trace d'une arête rectiligne, partant d'un escarpement et suivant une pente uniforme jusqu'au point le plus bas, tandis que toujours on y voit des renflements, des dépressions, qui ne permettent pas de supposer un seul instant que ces blocs aient été animés d'une certaine force d'impulsion.

» Ces blocs sont presque tous *anguleux*, et quand ils sont de nature de grès et de poudingue, ils sont polyédriques, à arêtes très-vives, ce qui prouve bien qu'ils n'ont pas dû s'entre-choquer : il existe entre eux des vides considérables, et dans quelques-uns de ces amas, il existe presqu'autant de vides que de pleins. Les arêtes ne sont aucunement émoussées, les blocs superposés ne sont pas mêlés à des débris, des éclats qui se seraient produits sous le moindre choc ; ils reposent indistinctement sur un de leurs angles, sur une arête ;

ils sont souvent redressés et appliqués les uns contre les autres en s'arc-boutant, de telle façon qu'on doit admettre qu'au moment où ils ont pris ces positions, les vides existant entre eux aujourd'hui étaient remplis par une substance solide, qui a disparu depuis en laissant à ces masses à claires-voies une *structure* particulière que n'offre aucune des autres accumulations de débris de roches produites sous l'influence des eaux, ou par suite de la destruction de quelques masses minérales laissées en surplomb au haut de quelques pentes escarpées et projetées ensuite vers le fond des vallées.

» La glace est la seule substance qui ait pu momentanément servir de lien commun à ces blocs, favoriser leur accumulation dans ces conditions, sur des pentes et dans des dépressions à partir desquelles la surface du terrain se prolonge suivant des plans dont la courbure et le peu de raideur ne pouvaient permettre l'éboulement des matériaux, et à l'extrémité supérieure desquels on ne voit pas d'escarpements de massifs de ces masses minérales d'où ces blocs ont été tirés. La glace seule a pu disparaître sans laisser de trace de son passage ou de son mélange ; des sables, des argiles, des galets seraient demeurés en place, tandis que dans les parties les plus inférieures des amas dont il est question, nous retrouvons entre tous ces blocs les mêmes interstices, les mêmes vides.

» Nous distinguerons donc les nappes d'éboulements anciens, récents et continus, des amas de blocs jetés çà et là, souvent sur les parties les moins déclives des pentes, restes de moraines latérales des glaciers qui occupaient autrefois une partie de la contrée, en faisant remarquer en outre que ces sortes de moraines occupent des points d'autant moins élevés au-dessus du fond des vallées, qu'ils se trouvent plus éloignés de l'origine de ces cavités, et qu'ils n'ont atteint les lignes de Thalweg qu'au point où se terminaient les glaciers dont ils indiquent ainsi les limites, en l'absence de moraines terminales qui, dans quelques contrées, ont entièrement disparu. »

Dire depuis quelle époque existent ces moraines c'est chose absolument impossible. Peut-être et probablement même elles étaient déjà formées quand les hauts pics des Alpes s'élancèrent par delà les nuages. Mais quelle était la cause qui refroidissait ainsi notre pays aujourd'hui tempéré? La terre aurait-elle changé d'équateur? les Vosges étaient-elles plus rapprochées du pôle ou sous le pôle même? Il est plus probable qu'avant la formation des houilles, des lignites, des tourbes et des immenses forêts qui existent encore aujourd'hui, l'atmosphère plus dense, parce qu'elle contenait plus d'acide carbonique employé depuis par la végétation, était alors plus froide qu'elle ne l'est maintenant.

Mais laissons aux géologues la solution de ces hautes questions, tout en accordant à nos meürgers l'attention qu'ils méritent et ils la méritent à un haut degré, comme nous venons de le voir, ces vieux débris d'un autre âge, devant lesquels ont passé une partie des merveilles de la création qui a précédé la nôtre, et dont on retrouve partout les nombreux restes. Ces moraines étaient là, telles à peu près que nous les voyons aujourd'hui quand non loin d'elles paissait le gigantesque mammouth. Elles étaient là encore lorsque, pour la première fois, l'homme foula le sol des Vosges, où les loups, les ours et le presque fabuleux *urus* régnaient en maîtres. Elles étaient encore là ces moraines quand les Romains fondèrent nos bains et quand, plus tard, Attila, le fléau de Dieu, les fit détruire. Ne passons donc pas inattentifs devant elles puisqu'elles peuvent évoquer tant et de si magnifiques souvenirs !

Avant que l'on eût recueilli les sources d'eau chaude dans des bassins, le torrent de l'Eau-Gronne passait au milieu de la ville, dans le fond du grand Bain ou bain des Romains ; il séparait ainsi la base des deux montagnes. Les fondateurs de Plombières le rejetèrent à gauche, en lui creusant un lit dont les bords sont défendus par des murs en gros blocs de pierre dure, taillés et posés les uns sur les autres, en forme de degrés à grandes retraites et à joints presque imperceptibles, et par des bancs de ciment destinés à empêcher l'eau du torrent de venir se mêler à l'eau thermale. On peut voir encore aujourd'hui, sous le pavillon du bain des Dames, une portion de cet ouvrage. En 1837, on en a retrouvé la suite à plusieurs pieds sous terre, dans le milieu de la rue de Saint Loup, où l'on a construit un nouveau canal pour vider les bains.

Un incendie détruisit entièrement notre ville en 1498 ; une inondation, le 25 juillet 1770, combla le bain des Romains et renversa plus de vingt maisons. Aujourd'hui nous n'avons plus à redouter une inondation pareille. Les voûtes sont plus élevées, les maisons sont plus solides ; mais l'incendie, commençant au haut de la ville par un grand vent de nord-ouest, pourrait encore détruire Plombières ; l'autorité municipale en a été avertie il y a longtemps : espérons qu'elle prendra enfin des mesures convenables pour éviter un pareil malheur.

Nous avons à Plombières cinq établissements thermaux. Le bain des Dames, le grand Bain, le bain Tempéré, le bain des Capucins ou bain des Goutteux et le bain Royal. Nous avons en outre deux étuves : celle de l'Enfer, qui fait partie du bain Royal, et l'étuve de Bassompierre ; la

fontaine du Crucifix, plusieurs fontaines d'eau dite savonneuse, et la fontaine ferrugineuse.

Le bain des Dames appartenait aux chanoinesses de Remiremont. Elles le firent reconstruire de 1733 à 1736.
Vendu pendant la Révolution, il fut longtemps une propriété particulière. Le Gouvernement en a fait l'acqui-
sition, mais sans le pavillon qui en faisait partie, et dans
lequel on trouvait trois grandes salles remplies de baignoires pour les malades qui y affluaient.

Ce bain est situé en haut de la grande rue de Plombières, sur la rive gauche de l'Eau-Gronne. La source
qui l'alimente a 42 degrés Réaumur ou 52 degrés 1/2
centigrades. Cette source est plus chaude que celle du
Crucifix dont nous parlerons plus tard ; beaucoup de
personnes la préfèrent pour la boire, et les Suisses surtout ;
en général on la digère mieux. Déjà D. Léopold Durand, de
la congrégation de Saint-Vanne (1), en avait fait la remarque
dans le *Traité historique des eaux de Plombières ; etc.*,
mis en ordre par Dom Calmet qui lui a donné son nom.

Le bain des Dames vient d'être entièrement reconstruit
sur les plans et sous la direction de mon ami M. Grillot, auquel nous devons déjà la restauration du bain
Tempéré, les salons et le bain Romain. Le bain des
Dames a deux étages. Au rez-de-chaussée, il y a deux
bassins un peu moins grands chacun que ceux du bain
Tempéré et plusieurs cabinets de douches. L'eau y est
maintenue à 28 degrés 1/2 Réaumur ou 37 degrés centigrades. Ces bassins servent actuellement aux malades
de l'hôpital dont nous parlerons plus loin.

(1) Je dois la connaissance de ce fait à mon savant concitoyen et ami
M. Noël, de Nancy, auteur d'importants et nombreux mémoires pour servir
à l'histoire de Lorraine.

Le premier étage du bain des Dames est à peu près de niveau avec la route de Luxeuil. Il est composé d'une salle entourée de 18 cabinets de bains, qui seront chacun pourvus d'une douche. Cette salle repose sur un bassin rempli d'eau chaude et servant au bain Romain, de sorte que les malades auront là aussi, comme au bain des Romains, l'avantage très-grand de trouver au sortir de leur baignoire un pavé toujours chaud. C'est au zèle de M. de la Bergerie, préfet des Vosges, et de M. le comte Siméon, député de l'arrondissement, que l'on doit cette restauration.

Ce bain est élégant comme tous les ouvrages faits par M. Grillot, et on ne pouvait tirer un meilleur parti du peu de place qu'il occupe; mais il aurait fallu doubler son étendue, en y joignant la maison de M. Georges où l'on aurait trouvé beaucoup d'eau chaude; il aurait fallu aussi acheter à M. Fournie et à M. Grillot (Louis) les sources thermales qui sortent dans une cour de la maison du premier et sous la maison du second; ces sources auraient pu être facilement utilisées au bain des Dames; elles sont inemployées aujourd'hui.

Le grand Bain ou bain des Romains, était très-vaste autrefois et s'étendait jusqu'au milieu du bain Tempéré. Il avait alors environ 51 mètres de long, sur 7 mètres de large et 1 mètre 33 centimètres de profondeur; une cohorte de 500 hommes pouvait donc s'y baigner à l'aise. C'était une magnifique piscine, dans laquelle on descendait par de larges degrés aujourd'hui recouverts. Il était à ciel ouvert.

On ne sait quels événements en ont enfoui les deux tiers, ni à quelle époque cela est arrivé. Mais il est très-probable, ainsi que je l'ai déjà dit, que cet enfouissement date du milieu du cinquième siècle et qu'il est dû aux bandes d'Attila.

Si l'on devait en croire Joachim Camerarius, qui écrivit un petit poëme sur Plombières en 1540, ce bain aurait eu, à cette époque encore, ses dimensions premières. Voici ce qu'il a dit à cet égard :

Quem circum paries datus coercet,
Passus qui bis fere ducentos.

Mais cette évaluation est évidemment exagérée. En effet, le poëme de Camerarius est accompagné d'une gravure représentant Plombières, où l'on voit, à l'entrée occidentale du grand Bain, une tour détruite à la fin du siècle dernier seulement, après l'inondation de 1770 qui faillit ruiner entièrement Plombières, et cette tour était construite sur la portion encore enfouie de ce bain.

En 1837, M. de Monicault, alors préfet du département, à qui Plombières doit beaucoup d'améliorations qu'il a provoquées ou encouragées, obtint du Gouvernement et des Chambres les fonds nécessaires pour rétablir ce bain tel qu'il est aujourd'hui et sur les plans de M. Grillot. Ce bain est composé d'une belle salle à toit de verre et pavée en marbre des Vosges, dont la découverte et l'exploitation sont dues à mes amis les frères Dutac, qui ont converti, près d'Épinal, mille hectares de galets stériles en prairies arrosées, et qui sont ainsi devenus les bienfaiteurs de leur pays. Au pourtour de la salle du bain des Romains se trouvent 24 cabinets de bains tous pourvus de douches très-puissantes, qui sont alimentées par les réservoirs du bain Royal et du bain des Dames.

C'était au bain des Romains, dans la portion du côté du midi, que se trouvait le bain des Pauvres, destiné aux malades que les départements de la Meuse, de la Moselle, de la Meurthe et des Vosges envoient à leurs frais à l'hospice de Plombières. Dans ce bain, on admettait aussi les étrangers munis d'un certificat d'indigence. Ce bain était trop petit pour le nombre des baigneurs, et sa température était habituellement trop élevée pour la plupart d'entre eux.

Ces pauvres malades se baignent actuellement dans les bassins du bain des Dames, ainsi que j'ai déjà eu l'occasion de le dire; mais il vaudrait bien mieux leur construire un bain à l'hôpital même.

Cet établissement ne coûterait pas plus de cinq ou six mille francs. Il serait alimenté par la source Müller, qui va actuellement au bain Tempéré, et qui a de vingt-cinq à vingt-six degrés. Au moyen d'une pompe qui puiserait une faible portion de la source très-chaude et très-abondante qui se perd aujourd'hui sous le pavillon du bain des Dames, on aurait facilement toute l'eau nécessaire pour porter le bain de l'hôpital à vingt-neuf degrés R. et pour fournir aux douches les plus chaudes. On éviterait ainsi le triste spectacle que donnent trop souvent les pauvres malades portés au bain, à demi-nus et tout grelottants, ou s'y traînant à grand'peine à l'aide de leurs potences.

Disons à cette occasion que, pendant les temps pluvieux et froids que l'on rencontre assez souvent à Plombières, les pauvres de l'hôpital devraient avoir des salles chauffées. Faute de cette précaution bien peu coûteuse, et que l'humanité réclame, beaucoup de ces malades, en général mal vêtus, perdent pendant le jour tout le bien qu'ils avaient obtenu du bain. Cet inconvénient était autrefois plus grave, parce qu'on ne chauffait pas le lit des pauvres à leur sortie du bain. Je suis parvenu, à force de réclamations, à faire introduire à l'hôpital cette très-réelle amélioration.

Faisons aussi des vœux pour que les départements qui envoient les pauvres malades augmentent un peu la rétribution qu'ils leurs donnent, pour pouvoir d'abord faciliter leur arrivée à Plombières et leur retour chez eux, et pour permettre aussi de prolonger leur traitement quand cela devient nécessaire. Les malades qui obtiennent une place à l'hôpital doivent s'y rendre au jour fixé et n'y rester que 21 jours, ce qui fait que très-souvent une femme ne peut se baigner que pendant les deux tiers de son séjour ici, et perd ainsi une partie considérable des avantages que le département avait cru lui faire.

Sous la salle du bain des Romains se trouve le bassin qui était autrefois à ciel ouvert, et qui est alimenté par une source dont la température est de 56 degrés Réaumur où 70 degrés centigrades. Cette source est la plus abondante et la plus chaude de Plombières. Quand le bassin est vide, elle fournit 500 litres par minute; mais, à mesure qu'il se remplit, l'eau de la source va se perdre dans l'Eau-Gronne à travers les bancs de ciment construits par les Romains, et fissurés peut-être par suite de tremblements de terre qui, quoique très-rares dans les Vosges, s'y font cependant quelquefois ressentir.

Le bain Tempéré, bâti sous le règne de Louis XV, occupe une partie de l'espace où s'étendait autrefois le grand Bain ou bain des Romains. En creusant ses fondations, on trouva un énorme robinet en cuivre, des corniches, des tronçons de colonnes, semblables sans doute aux ruines du même genre que l'on découvrit; il y a quelques années, dans la partie du bain des Romains depuis si longtemps comblée, et qui forme la place entre ce qui reste de ce bain et le bain Tempéré.

Ces corniches, ces colonnes, dont M. le docteur Jaquot a conservé quelques échantillons, déposent de l'existence

d'anciens monuments dignes des Romains et de l'importance de nos eaux.

Le bain Tempéré n'avait dans l'origine qu'un seul bassin circulaire fort vaste ; il en a quatre plus petits maintenant, dont deux sont destinés aux hommes et deux
aux femmes. Cette nouvelle disposition permet de varier
la température.

Le bassin le moins chaud des femmes a de 25 degrés
1/2 à 26 1/2, et même 27° pendant les temps couverts ;
le bassin le plus chaud a de 27 degrés 1/2 à 28° 1/2 R.

Le bassin le moins chaud des hommes a de 26 degrés
à 27° 1/2 ; le plus chaud, de 28 degrés à 28° 1/2 R. Ces
bassins sont revêtus en marbre des Vosges. Autour d'eux
il y a des cabinets où l'on prend des bains et des douches.
Ces cabinets sont distribués en deux étages. Il y a aussi
de nombreuses baignoires dans la salle même du bain.

Soixante personnes peuvent se baigner à la fois dans
les bassins du bain Tempéré, et soixante et quinze dans
les baignoires du même établissement. Ces baignoires sont
toutes en cuivre. Dans le passage voûté de ce bain au
bain des Capucins, il y a deux cabinets de douches très-
chauds : l'un surtout est toujours rempli de vapeurs ; ces
deux cabinets sont souvent fort utiles.

Les sources du bain Tempéré sont celle de Bassompierre qui y arrive à environ 44 degrés R. et fournit à
peu près le tiers de l'eau des bassins, la source Muller,
que l'on pourrait remplacer bien avantageusement par
les eaux chaudes qui se perdent sous le bain des Dames
ou par la source chaude qui, de chez M. Fournie, va se
perdre dans la rivière, et le petit conduit qui a 50 et quelques degrés.

Le bain des Capucins, autrefois bain des Goutteux,
bain des Lépreux, bain des Pauvres, Petit-Bain, était,
au rapport de Lemaire et de Dom Calmet, un bain très-

tempéré ; mais de leur temps on y conduisit une source très-chaude, qui en éleva beaucoup la température.

Le bassin de ce bain est divisé en deux parties. Dans l'une, l'eau arrive par un très-gros trou au fond du pavé, entraînant souvent avec elle des bulles d'air qui ne diffèrent pas de l'air atmosphérique. Elle a ordinairement 56 degrés R. ; c'est sur ce trou, lorsque le bain est vidé, que les dames vont prendre des étuves de siége contre la stérilité.

Le trop-plein du côté chaud du bain des Capucins et une petite source très-chaude, sortant du fond du pavé, remplissent l'autre côté du bassin où l'on peut faire arriver aussi un courant d'eau froide. Cette partie du bain n'a quelquefois que 28 degrés R., souvent 30 et plus; l'autre en a 34 et quelquefois 36. Il est bien à désirer qu'à l'avenir leur température soit mieux réglée.

Quinze personnes peuvent se baigner à la fois dans chacun de ces bassins. Pour peu que l'on y dépenserait en embellissements, il y aurait place encore pour de nombreuses baignoires qui ne seraient pas les moins recherchées.

Ce bain est très-précieux pour nos rhumatisants. Chaque année on voit s'y opérer des cures nombreuses et très-remarquables; aussi mérite-t-il toute l'attention de l'administration, et d'autant plus qu'il nécessite d'importants travaux, non pas pour l'améliorer, mais seulement pour le rétablir.

C'est dans le bassin chaud de ce bain que j'envoie les malades affectés de pneumonie chronique, les tuberculeux, et il remplace très-avantageusement pour eux les bains du Mont-d'Or. Cela est d'une grande importance pour beaucoup de malades des départements de l'est de la France, qui trouvent près d'eux un puissant remède à un mal partout ailleurs trop souvent incurable.

M. Grillot a tiré le meilleur parti du dessus de ce bain, qu'il a fait couvrir en larges dalles et entourer d'une balustrade en pierre ; c'est aujourd'hui un joli promenoir pour les salons. On y jouit d'une très-belle vue : au milieu de cette petite place, il y a un élégant pavillon pour s'abriter du soleil.

Le bain des Capucins devrait reprendre son ancien nom de bain des Goutteux, si on n'aimait mieux l'appeler bain des phtysiques, des poitrinaires. Les habitants de Plombières ont eu le plus grand tort de lui ôter le nom qu'il portait autrefois et qui rappelait ses puissantes qualités, pour lui donner celui de moines sales et dégoûtants.

Le bain Royal, commencé sous l'Empire, occupe la place où était, avant la Révolution, le couvent des Capucins.

Son bassin est carré et divisé en deux parties : l'une pour les femmes, l'autre pour les hommes. Sa température est de 27 à 28 degrés R.

La forme de ce bassin n'est pas en harmonie avec les voûtes élevées de la salle. On devrait le remplacer par deux bassins ovales revêtus de marbre, et séparés chacun en deux parties afin d'en graduer la température.

Il faudrait aussi, dans les deux principales portes du bassin de ce bain, en faire de beaucoup moins grandes, afin d'éviter le plus possible les courants d'air.

Pour donner issue aux vapeurs de ce bain, on est forcé d'ouvrir une des larges fenêtres qui sont à sa partie supérieure, ce qui refroidit souvent beaucoup les baigneurs. Il faudrait remédier à cet inconvénient fort grave, tout en entretenant dans l'intérieur de ce bain une température moins élevée. Depuis vingt-cinq ans j'ai vu deux personnes frappées d'apoplexie dans ce bain, et j'ai dû l'attribuer surtout au défaut de renouvellement de l'air. Les malades ne sont pas commodément assis dans les bassins de ce bain, qui peuvent contenir à la fois 60 personnes. Il y a 14 baignoires autour de ces bassins et trois cabinets de douches très-puissantes. Elles tombent de plus de vingt pieds de hauteur. Il y a encore au bain Royal de beaux cabinets de bain dans lesquels sont disposées 40 baignoires. La plupart des cabinets du rez-de-chaussée sont pourvus de douches latérales très-complètes.

Il serait à désirer que, dans quelques-uns de ces cabinets, on pût rencontrer des appareils de douches écossaises. On trouve bien le tarif de ces douches sur le règlement des bains, pourquoi ne pas trouver de lieu disposé pour les recevoir ?

C'est un oubli presque impardonnable de la part de l'administration des eaux, ce sont des pas rétrogrades faits à plaisir pour montrer que, sous quelques rapports au moins, nos établissements sont au-dessous de ce que l'on rencontre partout ailleurs.

J'aime à espérer que l'administration des bains profitera de la reconstruction du bain des Dames, pour prendre au bain Royal quelques cabinets de bain qui seraient uniquement consacrés aux douches écossaises et aux douches vaginales. Ces dernières sont encore administrées dans les cabinets de douches intestinales communes aux deux sexes, et ce sont des hommes qui les préparent ! Il serait difficile de grouper tout à la fois plus d'indécence et de malpropreté.

C'est au bain Royal et au niveau des bassins que se trouvent les étuves dites de l'Enfer. Elles sont échauffées par une source qui a 52 degrés Réaumur et par une perte de la grande source du bain des Romains.

Ces étuves consistent en 3 cabinets précédés de vestiaires; celui du milieu est destiné aux douches locales des bras et des jambes. Au-dessus de ces cabinets, il y a des appareils pour les étuves de siége et pour celles de la moitié inférieure ou de la totalité du corps, la tête exceptée.

Quoique ces étuves soient bien supérieures à ce qu'elles étaient naguère, elles sont encore loin de répondre aux besoins des malades. L'inspecteur actuel des eaux, mon confrère et mon ami, M. le docteur Garnier, ne négligera rien de ce qui pourra compléter cette partie si importante de nos établissements.

Elle mérite d'autant plus de fixer son attention, que ces étuves, toutes rétrécies et mesquines qu'elles soient, consomment cependant une énorme masse d'eau, qui va pendant les trois quarts de la journée se perdre inemployée dans la rivière. Or cette eau pourrait encore servir, ne serait-ce qu'à renouveler plus vite l'eau des bassins du bain Royal et du bain Tempéré. Il suffirait, pour la refroidir au degré convenable, de faire passer ses tuyaux de conduite à travers un canal d'eau froide.

On pourrait vider la partie du bain des Romains qui est aujourd'hui comblée et qui se trouve entre le bain Tempéré et le bain des Romains, la voûter à plat, ce qui ne gênerait pas le passage sur la place. On aurait ainsi une vaste salle en communication avec les bains Romain, Tempéré et Royal, où l'on établirait de magnifiques étuves qui pourraient ne le céder en rien à celles de l'antiquité et à celles que l'on trouve partout aujourd'hui en Orient. Plombières est le seul therme de l'est de la France où la haute température des eaux et leur abondance permettent ce genre d'établissement. Si le projet que je propose se réalise, on verra bientôt doubler à Plombières le nombre des malades qui y viennent chaque année.

Vis-à-vis le bain des Dames, dans l'angle des maisons de MM. Henri Hérisé et Lambinet, est la vieille étuve ou l'étuve de Bassompierre. On ignore à quelle époque elle fut construite. Il faudrait ou la supprimer ou la rétablir. L'eau qui l'échauffe se perdait autrefois dans la rivière auprès du bain des Dames. Elle est conduite aujourd'hui au bain Tempéré.

C'est là, sous la rue qui est très-large, que l'on pourrait construire les plus puissantes étuves de Plombières. Là en effet, près de l'angle de la maison de M. Gentilhomme, pharmacien, se trouve la source du bain des Romains, qui fournit par minute plus de 500 litres d'eau à 56 degrés Réaumur. Il paraît qu'autrefois, avant d'arriver au bain des Romains, cette eau passait dans trois bassins à ciel ouvert et d'une construction toute grossière, indiquant encore l'enfance de l'art; ces bassins, dont j'ai vu une partie lors des fouilles faites pour établir des conduites d'eau, sont peut-être antérieurs aux Romains et d'origine gauloise; peut-être ont-ils été construits après la ruine de l'empire romain, sous les rois de la première ou de la seconde race.

C'est sous les fondations de la façade des maisons dites de la Grande Face que se trouve le conduit qui mène l'eau de la grande source au bain des Romains; il est, ainsi que je l'ai dit, rempli de fissures. L'eau qu'il devrait contenir s'échappe en partie dans la rivière et coule en partie en nappe sous la rue.

Il est indispensable de faire un grand travail pour recueillir cette source et toutes celles perdues aujourd'hui sur les deux rives de l'Eau-Gronne. Ainsi on trouve dans les maisons de M. Leduc et de M. Girardin, près de l'hôtel de l'Ours, des sources d'eau chaude qui peut-être font partie d'une source plus importante qui passerait sous la cuisine de l'hôtel.

J'ai déjà dit que, de ce côté de la ville, il y avait encore de l'eau thermale inemployée sous la maison de M. Georges, dans l'arrière-cour de M. Fournie et sous le cellier de M. Grillot (Louis); il y a aussi du même côté une source chaude sortant de la roche, mais dans la rivière; enfin, sous l'étable à porcs de la poste aux chevaux, il y a également, dit-on, une source tiède très-abondante.

Sur la rive opposée, il faudrait vider toute la rue depuis le bain des Romains jusqu'à l'église. On recueillerait ainsi d'énormes masses d'eau chaude, qu'une puissante machine hydraulique, placée dans la rivière à la hauteur du bain des Dames ou au moulin Durock, élèverait dans des bassins d'où elle irait alimenter tous nos établissements.

Ce travail est indispensable et il est de l'intérêt du Gouvernement de le faire faire au plus tôt. A son aide on triplera la masse de nos eaux et on pourra augmenter assez nos bains pour les mettre en état de fournir aux nombreuses demandes du public, lors de la prochaine ouverture des chemins de fer de Paris à Strasbourg et à Dijon. Je recommande ce projet à notre préfet, M. de la Bergerie, protecteur si éclairé de toutes les améliorations; je le recommande aussi au député de notre arrondissement, M. le comte Siméon, à tous les députés des Vosges, à cette honorable phalange de pairs et de députés qui aiment et protègent nos établissements, et parmi lesquels je me plais à citer M. le comte Molé, M. Harley, M. Gillon et M. de Ladoucette.

La fontaine du Crucifix, sous les arcades, alimentait autrefois un bain connu sous le nom de bain du Chêne et dont on trouve une bonne gravure dans l'ouvrage de Durand mis en ordre par Dom Calmet. Réservée depuis pour l'usage des buveurs, l'excédant de l'eau allait au bain des Romains. Sa température est de 38 degrés R. ou 47 degrés 1/2 centigrades.

Les deux principales sources d'eau savonneuse sont : l'une sur la terrasse du jardin du bain Royal, l'autre à l'entrée de la route de Luxeuil; mais il en existe un grand nombre d'autres.

Ces eaux savonneuses, coulant à travers le granite en décomposition, empruntent le carbonate de soude au feldspath du granite. Elles contiennent, mais en moindre quantité, les sels que l'on rencontre dans notre eau thermale et naissent dans les couches superficielles de la terre; elles varient beaucoup en volume et en minéralisation : elles sont donc un médicament infidèle et de peu de valeur.

La fontaine ferrugineuse est située au milieu de la grande promenade; elle s'écoule dans l'Eau-Gronne.

On dit que, dans la maison de madame veuve Grillot, près du bain des Romains, il y a une source purgative que les anciens propriétaires ont cachée pour se débarrasser des nombreux visiteurs que cette source leur procurait. J'ignore jusqu'à quel point cette tradition presque perdue est fondée.

On s'est beaucoup occupé de la cause à laquelle les eaux thermales doivent leur chaleur. Je ne répèterai pas ici toutes les hypothèses qui ont été tour à tour proposées pour en donner l'explication; je me bornerai à dire quelle est l'opinion généralement adoptée par le monde savant.

M. Tétra, directeur des mines, a prouvé que la chaleur de la terre augmente d'autant plus que l'on s'enfonce davantage vers son centre; il a constaté que cette élévation de température est régulièrement d'un degré par cent pieds.

M. Arago a confirmé ces recherches en examinant le degré de température de l'eau fournie par les puits artésiens, eau qu'il a constamment trouvée d'autant plus chaude qu'elle venait de lieux plus profonds.

Il résulte de là qu'à une très-petite profondeur, relativement au diamètre du globe, la température est tellement élevée que tout ce qui est soumis à son action doit y être à l'état de fusion. Il est à peu près certain que ce sont des métaux ; en effet, les calculs des astronomes et des physiciens ont établi que le poids de notre globe était tellement considérable, que son intérieur devait être composé de substances cinq ou six fois plus lourdes que les terres et les pierres qui forment sa couche extérieure.

D'un autre côté, les chimistes ont prouvé que ces terres et ces pierres ne sont que des cendres métalliques, d'où l'on a conclu que l'intérieur de la terre était composé de métaux encore purs.

Représentez-vous maintenant une disposition du sol qui permette aux eaux pluviales de s'enfoncer profondément, vous les verrez revenir d'autant plus chaudes qu'elles auront pénétré plus avant et qu'elles auront suivi, dans leur retour à la surface de la terre, une direction plus perpendiculaire. Vous aurez ainsi l'explication de la cause de la chaleur des eaux thermales.

L'étendue des tremblements de terre, l'identité des laves que vomissent les volcans, viennent déposer encore en faveur de l'opinion que je viens d'exposer.

M. le docteur Ph. Hutin, dans un petit volume qu'il a intitulé *Guide des baigneurs à Plombières*, après avoir adopté l'opinion reçue sur l'accroissement de la température de l'intérieur de la terre, émet, pour expliquer la formation de nos sources thermales, une idée bien singulière : « Mais, dit-il, lorsque les terrains ne sont pas disposés de manière à offrir un trajet de syphon, l'eau continue de s'infiltrer jusqu'au degré qui la réduit en vapeur. A ce moment et sous cette forme elle acquiert, comme on le sait, une force considérable de projection ascensionnelle qui la remonte à travers toutes les fissures qui se présentent et la fait jaillir à une température plus ou moins élevée. » Notre confrère n'a pas songé que l'eau descendue dans les profondeurs de la terre se trouve sous la pression de l'eau qui lui est superposée; or, une colonne d'eau de 32 pieds égale le poids d'une atmosphère, chacun sait cela : eh bien! à neuf mille pieds, profondeur où la terre est présumée avoir 80 degrés Réaumur ou 100 degrés centigrades, la colonne d'eau pèse sur sa base comme 279 atmosphères, ou, sur un mètre de surface, comme plus de trois millions de kilogrammes! Sous cette pression énorme, l'eau pourrait acquérir, sans se volatiliser, une température supérieure à celle qu'il faudrait pour fondre les métaux les plus réfractaires.

Mais quand même, ce qui est impossible, on soustrairait, à neuf mille pieds de profondeur, l'eau à toute pression, et que là elle se réduirait en vapeur, l'hypothèse de notre confrère n'en serait pas plus facile à soutenir. En effet, cette vapeur, qui s'élèverait sans cesse en traversant des couches de moins en moins chaudes, se refroidirait bien vite, reprendrait la forme liquide et occuperait 1,400 fois moins d'espace. Qui la pousserait alors vers la surface de la terre? et devant cette force d'ailleurs, si on la trouvait, comment l'eau descendrait-elle pour se changer en vapeur? M. le docteur Hutin n'a pas, on le voit, étudié la physique, et cependant il parle de l'électricité positive de notre eau thermale et de l'électricité négative de notre peau, absolument comme le ferait un physicien. Il aurait pu et dû dire qu'il a emprunté ces idées à mon frère aîné, et à moi qui les tiens de mon frère.

M. Hutin prétendant que des hommes éminents dans la science professent que la chaleur des eaux thermales se comporte différemment que celle de nos foyers, ce qu'aucun homme éminent dans la science ne professe, nous expose longuement ses expériences pour prouver le contraire. Il ne sait pas que, le 9 mai 1778, l'académie des sciences et belles-lettres de Nancy couronnait la dissertation chimique de Nicolas sur nos eaux minérales, dans laquelle ce savant distingué raconte les expériences qu'il a faites pour montrer que notre eau thermale se réchauffe et se refroidit comme l'eau ordinaire amenée à la même température, et que les bruits populaires à ce sujet sont de toute fausseté. Nous verrons plus loin que, sous le rapport médical, l'ouvrage de M. Hutin n'est pas beaucoup plus fort que sous le rapport physique. Je le démontrerai, parce que l'on doit être sévère envers un homme qui, pouvant faire un bon ouvrage, en a fait un mauvais, très-répandu à cause de son bas prix chez les personnes qui font usage de nos eaux, et qui pourraient se fourvoyer beaucoup en le prenant pour guide. Du reste, on trouve dans ce petit livre des descriptions assez bien faites de quelques-uns des environs de Plombières; je le recommande pour cela, mais pour cela seulement à nos promeneurs.

Dans les ouvrages de Dom Calmet et de Martinet sur les *Eaux de Plombières*, ainsi que dans la thèse inaugurale de M. le docteur A. Jaquot, de notre ville, on trouve de curieux détails historiques et topographiques.

M. Jaquot donne aussi une notice bibliographique très-complète des ouvrages qui ont paru avant le sien sur nos eaux. Je n'aurais pu que la copier ici en y ajoutant toutefois 1° la dissertation inaugurale de mon ami M. le docteur Michel, maire de Saint-Loup, *sur l'Emploi des*

Eaux minérales de Plombières et de Luxeuil (Paris, 1823). Cette thèse est remplie des meilleures idées théoriques. Son auteur est un des médecins les plus distingués et l'un des plus habiles chirurgiens de nos environs.

2° Un *Précis sur les eaux de Plombières*, par M. Adrien Grosjean, fils d'un ancien inspecteur de nos eaux ; et la *Thèse inaugurale* de M. le docteur Bailly, inspecteur actuel des eaux de Bains. Ce médecin, distingué comme praticien et comme théoricien, a tort de considérer nos eaux comme purement thermales ; que celles de Bains n'aient guère que cette qualité déjà très-appréciable, je peux le lui accorder, mais, ainsi que je l'établirai plus loin, nos eaux constituent, par leur minéralisation seule, un puissant remède, un des fondants les plus actifs et les plus justement célèbres. 4° Enfin le *Guide du baigneur et du touriste aux eaux de Plombières, à Remiremont et lieux voisins*, par M. Friry, in-8°, 1846. L'auteur en donnera probablement plus tard une seconde édition plus complète et plus curieuse encore. Nous devons lire sa première édition comme table des matières seulement de la seconde, mais comme une table des matières remplie d'intérêt.

Avant de terminer cet avant-propos, j'ai à parler de notre petite ville, de nos promenades et du tarif des bains.

Plombières a été bâti tout exprès pour les malades, et déjà au XVIe siècle, Montaigne en disait beaucoup de bien : « Les logis n'y sont pas pompeus mais fort commodes ; car ils font, par le service de force galeries, qu'il n'y a nulle subjection d'une chambre à l'autre. Le vin et le pain y sont mauvais. C'est une bonne nation, libre, sensée, officieuse, disait-il. » Depuis Montaigne, la ville a bien changé de face et on peut y trouver un grand nombre

de beaux et de bons appartements ainsi que des logements modestes mais sains. On peut être logé et nourri
à Plombières depuis 1 fr. 50 cent. par jour jusqu'à 7 et 8
francs. Il y a encore ici, comme au temps de Montaigne,
beaucoup de très-bonnes gens, mais il y en a bien, comme
partout, qui font exception à la règle. C'était chez un
des ancêtres de ces derniers, probablement, qu'était logé
Camerarius qui, trente et quelques années avant l'arrivée
de Montaigne à Plombières, publiait sur nos bains un
poëme curieux et qu'il terminait ainsi :

> Ac discedere gestiunt prope omnes,
> Nam gens illa hominum est inhospitalis,
> Stulte relligiosa, iners, inepta,
> Non romana quidem ut volunt vocari,
> Sed ruris getici vetus propago,
> In qua se velit esse pœne nemo,
> Omnes et cupiant fuisse et optent.

Évidemment Camerarius était hypochondriaque et il
avait une hôtesse laide et méchante. En face de l'angle in-
férieur des arcades est la maison qu'habitait Voltaire, dans
la chambre sur la rue au premier étage; cette maison
appartient à madame Bloock. Deux maisons plus haut lo-
gèrent le duc de Richelieu et plus tard, au temps de l'Empire,
les reines d'Espagne et de Hollande ; c'est là encore que
logeait Montaigne, la maison portait alors le nom d'hôtel
de l'Ange. Vis-à-vis le pavillon du bain des Dames,
chez M. le capitaine Lambinet, gendre de l'ancien inspecteur des eaux, M. Martinet, habitait la bonne impératrice Joséphine. C'est dans la maison de madame Durock, au-dessous des arcades, que descendait Stanislas,
qu'on a l'habitude d'appeler le bon roi Stanislas. Sous
son règne, les peuples lorrains étaient si malheureux
qu'ils émigraient par bandes nombreuses, et quand

les sbires de Stanislas parvenaient à les arrêter, le bon roi les faisait pendre sans distinction d'âge ni de sexe. (Voyez le 5e volume des mémoires de M. Noël pour servir à l'histoire de Lorraine); il mourut maudit du peuple et regretté seulement des courtisans auxquels il faisait du bien par ostentation plus que par bonté réelle. Cependant tout le monde parle de lui maintenant; on chérit sa mémoire et on a presque oublié en Lorraine l'excellent duc Léopold, le meilleur, le plus noble des princes des temps modernes. A sa mort, il fut si regretté que les larmes du peuple mouillèrent le pavé des églises. On a conservé dans ma famille un religieux souvenir de son règne, et c'est en mémoire de lui que l'on m'a donné son nom. On a consacré à Plombières une promenade à Stanislas, je voudrais qu'il y en eût une dédiée à Léopold. Madame la duchesse d'Angoulême et madame la duchesse d'Orléans ont logé au pavillon du bain Royal. Les vieillards de Plombières trouvaient à la dernière de ces princesses la grâce et la bonté de l'impératrice Joséphine; elle a de plus qu'elle une instruction profonde et une haute raison.

Casimir Perrier et Boulay de la Meurthe, l'une de nos illustrations lorraines, descendaient dans la maison qu'habite maintenant madame Bloock sur la place des Bains.

Du côté des arcades, vis-à-vis l'angle du bain Tempéré, chez mademoiselle Bourgon, logeait le chevalier de Boufflers. On a conservé son fauteuil, qui avait déjà servi à Richelieu et peut-être plus tard aux reines d'Espagne et de Hollande. A-t-il servi à Montaigne, cela serait possible, car il vient de la maison qu'il habitait et il est très-vieux.

Les fers polis de Plombières ont une grande et juste réputation. On fait à Plombières de l'orfévrerie, ou mieux de la bijouterie en fer, comme on en fait en fonte à

Berlin. Cette industrie occupe un grand nombre d'ouvriers. Nous avons aussi à Plombières une fabrique de grosse quincaillerie au haut de la promenade des Dames. Elle appartient à M. Hildebrand, de Semouse, qui l'a fait construire sur l'emplacement de la porcelainerie incendiée il y a quelques années. Cette porcelainerie elle-même avait été établie dans les bâtiments d'une papeterie que Beaumarchais avait agrandie pour y faire le papier de l'édition du Voltaire de Kehl. Pendant la Révolution et sous l'Empire, cette usine fournissait le papier du *Moniteur*.

On trouve à Plombières un grand nombre de promenades toutes très-pittoresques. En descendant le long du torrent on suit, au-dessous de la ville, la route de Saint-Loup : c'est une belle allée sablée, se déroulant en festons à travers une des vallées les plus fraîches du monde. Les montagnes qui la dessinent sont couvertes de forêts entremêlées de prairies toujours arrosées, toujours d'un vert admirable. A 6 kilomètres de Plombières, sur cette route, on rencontre les barraques Rougemont, un peu plus bas le moulin Rougebac, plus bas encore le champ des Rouges-Vêtus. Mon ami M. Noël croit que ces noms sont dus à ce que des catholiques à la croix rouge ont été tués et probablement ensevelis là. Mais les habitants racontent qu'ils tiennent de leurs pères que des hommes, d'étrange pays et tout habillés de rouge, vinrent s'établir autrefois et construisirent des maisons dans ces localités où l'on en voit encore quelques restes. On y a trouvé aussi des meules de pressoir et de moulins d'une forme différente de celle des nôtres. Ces hommes rouges, au dire du savant M. Gravier (1),

---

(1) M. Gravier a publié une *Histoire de Saint-Dié* du plus grand intérêt ; il est auteur d'une histoire non moins remarquable de la Franche-Comté. C'est un des hommes les plus distingués de notre pays et de notre époque.

étaient des Anglais qui vinrent jusqu'aux confins des Vosges au XIVe et dans le courant du XVe siècle, sous les règnes malheureux de Charles VI et de Charles VII. C'est à eux peut-être que l'on doit l'introduction à Aillevillers et à Fougeroles de la culture en grand des arbres fruitiers : qu'ils soient bénis pour cela ! mais on ne savait pas faire le kirsch à cette époque. Cette industrie est récente à Fougeroles et dans le reste du pays ; elle n'y date que du XVIIIe siècle.

Si vous sortez de Plombières par la route actuelle de Besançon, qui bientôt sera la vieille route, à deux kilomètres de la ville vous rencontrez à main gauche le chemin du Val-d'Ajol ; pendant deux autres kilomètres, ce chemin est bordé de bois qui de temps en temps laissent apercevoir des fermes, des champs et des prairies ; puis vous êtes à la Feuillée, et, comme si un voile épais se déchirait subitement devant vous, les vallées, les montagnes, les champs, les prairies, les sapins, la rivière, les vergers, les hameaux, les fabriques, les villages, les fermes isolées, le Val-d'Ajol enfin presque tout entier se présente à vos yeux, et en face de ce beau panorama, vous trouvez que le nom de Val-de-Joie lui sied à merveille. Ce n'est pas que, dans cette vallée, ne coulent aussi bien des larmes, qu'il n'y ait beaucoup de misérables. Pour en donner une idée, en 1816 de bien triste mémoire, plus de 300 personnes y sont mortes de faim, et au moment où j'écris, combien de familles encore y sont torturées par les plus cruels besoins ! Que je puisse voir l'humanité, comprenant enfin la puissance de l'association, fournir à chacun une part proportionnée à son capital, à son talent et à son travail, rendre ce dernier attrayant, et vraiment chrétienne, remplacer partout la misère par l'aisance, élevant ainsi partout la véritable cité de Dieu ! C'est encore à M. le comte Siméon, alors préfet des Vosges, que l'on doit cette promenade. Comme route, elle pouvait être plus courte et moins rapide, mais elle aurait ainsi perdu beaucoup de sa beauté.

Depuis la Feuillée, vous voyez à l'est une montagne couverte de sapins, c'est la Vêche : elle a six cent quatre-vingt-cinq mètres au-dessus du niveau de la mer, c'est plus de deux mille pieds. Sur sa pente nord se trouve un immense amas de rochers de quartz blanc et à sa base de nombreux gisements de kaolin. C'était de là que la fabrique de porcelaine de Plombières, incendiée il y a quelques années, tirait ses matériaux. C'est là qu'est la pittoresque vallée des Roches, maintenant traversée par une route départementale qui va de Remiremont à Fougeroles, et qui est plus belle que réellement utile. On a cherché en la construisant tout ce qui pouvait plaire à l'œil et nuire à la route. On a attaqué la montagne là où elle était le plus élevée et où ses pentes étaient le plus rapides. Plus loin, en remontant la vallée des Roches, vous trouvez ce qui reste de l'ancienne abbaye d'Hérival. Une ferme, un vallon étroit, tapissé de prairies, et des montagnes élevées toutes couvertes de magnifiques sapins : c'est là qu'habite une partie de la famille Fleurot, qui a fourni tant de rebouteurs célèbres et plusieurs médecins. Je suis l'ami de l'un d'eux, M. A. Fleurot, praticien fort habile.

Mais nous sommes encore à la Feuillée. Nous avons à nos pieds le beau village de l'Aître, chef-lieu de la commune du Val-d'Ajol où l'on compte plus de 7,000 habitants, et nous dominons ce village de toute la hauteur de la montagne. A notre droite, au couchant, au fond de la vallée et à 6 kilomètres de l'Aître, on rencontre le château de Fougeroles. Il est bâti sur un monticule ; ses remparts existent encore, ses tours sont détruites, et le gothique donjon est remplacé par une maison auprès de laquelle on avait planté une petite vigne, la plus rapprochée de ce côté des Vosges. En 1620, le seigneur de Fougeroles fut obligé d'appeler à son aide les habitants de la contrée pour l'aider à chasser les ours qui s'étaient emparés des souterrains de son château. Dix ans plus tard, les Suédois, plus féroces que les ours, démantelaient ce château et en massacraient les habitants. C'était sous Louis XIII, Charles IV était duc de Lorraine, et notre pays était un des plus malheureux de la terre. C'est de cette époque que date la destruction de tous les châteaux-forts de la Lorraine, de l'Alsace et de la Franche-Comté. Au dire de Dom Calmet, les loups et les ours étaient alors bien plus nombreux que les hommes. Du fond de cette vallée, on admire les arbres fruitiers qui se présentent de toutes parts comme une vaste forêt.

En continuant à descendre, on laisse à sa gauche le grand et beau village de Fougeroles-l'Église, chef-lieu d'une commune aussi populeuse et presqu'aussi étendue que le Val-d'Ajol; puis, à une lieue plus loin, on traverse Corbenay, long village où les fièvres des marais sont endémiques, par suite de la négligence des propriétaires de la prairie. Enfin, on arrive à Saint-Loup, gros bourg, et bientôt ville importante. On en visite les quais, la halle au blé, l'emplacement du vieux château féodal, et on revient à Plombières par Aillevillers, sur le territoire duquel se trouvent le champ des Rouges-Vêtus, le moulin Rougebac et les barraques Rougémont que nous connaissons déjà. A Aillevillers, il y a une église très-vieille, très-petite et très-laide, mais il y a, comme à Plombières, un curé, homme instruit, aimable et bienfaisant. De ce village, on peut, au lieu de revenir par la vallée de l'Eau-Gronne, prendre à gauche la route de la Chaude-Eau et remonter la vallée de la Sémouse. On trouve d'abord à la Chaude-Eau les forges de MM. de

Buyère et Demandre et leurs habitations châtelaines. Il y a là une source thermale inemployée ; plus haut, on passe devant les forges d'Alangie et de la Forgette. On visite ensuite la belle forge de Sémouse, à M. Hildebrand, où l'on fabrique de la tôle, du fer-blanc et de la grosse quincaillerie, avec l'excellent fer des hauts-fourneaux de la Franche-Comté.

On peut de là revenir à Plombières par Ruaux, où les habitants vous montreront le château des Fées resté inachevé, parce que la colère de Dieu s'appesantit sur elles au moment où elles le construisaient.

A Ruaux et dans tout notre pays, les bolides et d'autres météores sont attribués, par beaucoup de personnes, au dragon qui va paître sur les montagnes, et qui porte sur sa tête une couronne de diamant, jetant un immense éclat. Quand le dragon boit, il est obligé de déposer sa couronne au bord de la fontaine ; heureux celui qui peut s'en emparer alors, il a une fortune de roi. J'ai connu des hommes qui sont allés épier le dragon, mais ils sont revenus sans sa couronne.

On peut aussi, de chez M. Hildebrand, continuer à remonter la Sémouse, traverser le Blanc-Meurger et ses noirs ateliers où se file le fer, et revenir à Plombières par la route d'Epinal, après avoir fait une promenade de 16 lieues de poste.

Mais nous sommes toujours à la nouvelle Feuillée. Ne la quittons pas sans aller visiter l'ancienne Feuillée et Dorothée qui en fait si bien les honneurs. Nous n'aurons guère qu'un kilomètre à faire pour cela, et nous passerons devant l'habitation de M. Claude Charrière, neveu de l'historien du Val-d'Ajol, vieillard très-respectable et l'un des chefs d'une de nos familles les plus estimées.

La vue du Val-d'Ajol depuis l'ancienne Feuillée est peut-être plus belle encore que depuis la nouvelle. Deux

siècles plus tôt Dorothée aurait pu figurer très-bien à l'hôtel
Rambouillet. Elle a de l'esprit et beaucoup : elle aime
peut-être un peu trop à le montrer, mais ce qu'elle ne
montre pas et ce que ses voisins connaissent, c'est un
cœur tout dévoué à sa famille et aux pauvres qui l'entourent. La charité vaut mieux, bien mieux que l'esprit.

On revient à Plombières par la ferme Jacquot, si bien
encadrée de prairies et de bois et si pittoresquement
jetée tout près et au-dessus de notre petite ville.

Derrière la quatrième et la cinquième maison au-dessous de la gendarmerie était autrefois le château de Plom
bières, bâti par Ferri III à la fin du XIIIe siècle. « Dux
Lotharingiæ castrum de Plumeres super balnea con-
struxit ut defenderet balneantes a malis hominibus, » dit
la *Chronique* des Dominicains de Colmar. Madame veuve
Parisot a un grand et bon jardin sur l'emplacement de
cet ancien château. Ce jardin était appelé, à cause de
cette origine, *mey du guard* ou jardin du guet.

Sur la montagne opposée, il y a une jolie promenade
que j'ai fait commencer. Quelques-uns l'appellent *Belle-
Vue :* je propose de lui donner le nom de notre bon duc
Léopold.

Au milieu du faubourg d'Épinal, en sortant de Plombières, on prend à droite un chemin qui remonte le ruis-
seau de la Meule, puis on tourne bientôt encore à droite;
on passe devant la maison du maire actuel des Granges-
de-Plombières, bon et charitable administrateur, M. Couval;
on côtoie la montagne en ayant Plombières à ses pieds
et un horizon qui, toujours beau, varie continuellement.
On descend ensuite comme pour aller à la fontaine du
Renard, mais on passe au-dessus d'elle en se dirigeant à gauche, entre le hameau de la ville de Paris
et la route de Remiremont; enfin on arrive par les
fermes Daval à la vieille route d'Épinal, d'où l'on peut

revenir à Plombières par le moulin de l'Écrevisse, ou par les belles allées tracées dans nos forêts communales au temps de l'impératrice Joséphine. Ces allées peuvent conduire au Faing-du-Bray, où sont aussi de belles promenades, et à la fontaine Stanislas d'où dix chemins différents vous ramèneraient à Plombières. Mais je ferais un volume rien qu'à raconter toutes les promenades de nos environs, et puis j'aurais à décrire les hautes Vosges, si gracieuses et si belles du côté de la Lorraine, si imposantes du côté de l'Alsace, où elles sont coupées presqu'à pic et du sommet desquelles on admire la chaîne des Alpes, les montagnes de la Forêt-Noire, le Kaisersthul, petite chaîne volcanique sur la rive droite du Rhin, le Rhin et l'Alsace. Et puis, j'aurais à dire la minéralogie si riche de notre canton, sa botanique semi-alpestre et le reste de son histoire naturelle. J'oublierais ainsi que je dois m'occuper avant tout du mode d'action de nos eaux minérales. Je terminerai donc ce long avant-propos en publiant à sa suite le règlement de nos bains. On y verra qu'en général le prix en est trop élevé, ce qui les rend moins accessibles aux personnes de moyenne fortune, et cependant le Gouvernement, en devenant propriétaire des principales eaux thermales de France, veut sans doute qu'elles soient mises à la portée du plus grand nombre possible de malades. Disons toutefois que nous devons déjà à la sollicitude éclairée de mon ami M. Gillon, député de la Meuse, une diminution considérable de ce prix, autrefois plus élevé encore.

Les baigneurs réclament aussi un registre d'inscription toujours ouvert au bureau des bains, qui leur servirait, le cas échéant, à faire constater leurs droits qui sont maintenant soumis au plus fâcheux arbitraire. L'inspecteur, chargé du service de l'hôpital qui lui prend beaucoup de temps déjà, ayant à soigner en outre sa clientelle en ville et à visiter, tous les jours, plusieurs fois, tous nos établissements de bains, ne peut pas savoir si tel cabinet est ou n'est pas libre de telle à telle heure ; alors il donne ses billets sans désignation d'heure ni de cabinets, et on est à la merci des garçons de bains, très-bonnes gens du reste, mais qui ne valent pas cependant une règle bien observée. Notre inspecteur gémit, j'en suis certain, de la tâche que, bien malgré lui, l'autorité supérieure lui impose à cet égard. Il voudrait aussi, tout comme nous, un registre d'inscription et un commis responsable pour le bien tenir ; espérons qu'il obtiendra bientôt cette importante amélioration, que l'on me promet toujours et que l'on ne nous accorde jamais.

RÈGLEMENT

SUR LES EAUX MINÉRALES DE PLOMBIÈRES.

1° *Le Médecin inspecteur des eaux minérales de Plombières est chargé de la police médicale et de la surveillance de l'ordre dans les établissements thermaux.*

2° *Les personnes qui, pendant la saison des eaux, se proposeront de faire usage de bains dans les piscines ou dans les baignoires qui les entourent, dans les cabinets de douches et de bains de vapeur, devront en prévenir le médecin inspecteur, qui assignera l'heure et le lieu où elles seront servies.*

Ces dispositions ne pourront être changées, pendant une saison de 21 jours, que sur la demande des baigneurs qui se seraient munis de cartes, hors le cas cependant où ils ne se conformeraient pas eux-mêmes aux conditions qu'ils auraient d'abord acceptées.

3° *Nul autre que le fermier ou ses préposés, les employés des établissements, et les médecins particuliers* des malades qui en auraient un et demanderaient à être accompagnés par lui, ne peut pénétrer dans les bains pendant les heures consacrées à l'administration des eaux, sans une autorisation de l'inspecteur, qui pourra la retirer à ceux qui ne se conformeraient pas aux dispositions du règlement, ou qui troubleraient la tranquillité dont les malades ont besoin.

4° Toutes les contestations entre les étrangers et le fermier, ou les employés et gens de service, sont décidées par l'inspecteur. Les étrangers peuvent, suivant le cas, exercer le recours à l'autorité municipale ou judiciaire.

Le fermier s'engage à se conformer toujours aux décisions de l'inspecteur.

5° L'usage gratuit des eaux, bains, douches, étuves et chaises à porteur, sera accordé d'après l'autorisation du Préfet ou de l'inspecteur,

1° Aux malades admis à l'hospice, soit pendant leur séjour dans l'établissement, soit lorsqu'après en être sortis, ils feront encore usage des eaux;

2° Aux malades munis d'un certificat d'indigence délivré par le maire de leur domicile, ou de toute autre pièce constatant l'indigence, telle que passe-port d'indigent, etc.;

3° Aux militaires non gradés;

4° Aux habitants de Plombières qui se feront servir à leurs frais, sans être astreints aux frais de service du tarif. Le fermier ne pourra leur refuser l'usage des ustensiles affectés aux bains, ni l'eau montée par les pompes.

Les malades munis d'un certificat d'indigence et les militaires non gradés devront avoir l'autorisation de l'inspecteur, qui indiquera, pour ce service comme pour les autres, le lieu et l'heure des bains.

6° *Les prix des eaux, du service et du linge sont fixés d'après le tarif suivant, auquel le fermier se conformera exactement.*

EAUX MINÉRALES.

1° Bain porté à domicile	1ᶠ 00ᶜ
2° Bain dans les cabinets du bain Romain et du bain Royal.	1 00
Bain dans les cabinets du bain Tempéré	» 60
3° Bain en baignoires autour des piscines (bain Romain et bain Royal) . . .	» 50
Bain en baignoires autour des piscines (bain Tempéré)	» 40
4° Bain dans les piscines.	» 30
5° Douche à la Tivoli ou douche écossaise (15 minutes ou moins)	» 60
Douche à la Tivoli ou douche écossaise, par minute d'augmentation. . . .	» 05
Douche à la Tivoli ou douche écossaise au bain Tempéré (15 minutes). .	» 35
6° Douche ordinaire pour 15 minutes ou moins	» 40
Douche ordinaire pour 15 minutes au bain Tempéré.	» 30
Par minute d'augmentation	» 03
7° Bain de vapeur, partiel ou général. .	» 50
8° Bain de vapeur au trou dit des *Capucins*	» 75
9° Douche de vapeur	» 50
10° Pour le remplissage d'une bouteille, d'un litre d'eau minérale, chaude, savonneuse, ferrugineuse, à exporter	» 05
Bouchons et apposition du cachet. .	» 10

Lorsqu'une baignoire sera pendant plus de deux heures à la disposition d'une même personne, on pourra exiger le prix de deux bains. Il en sera de même pour les baigneurs qui resteront plus de trois heures dans les piscines.

Quand une personne manquera un bain ou baignoire, sans en avoir fait prévenir une heure d'avance le premier garçon du bain, on pourra en exiger le prix et la priver de la place qui lui avait été assignée.

Il est défendu à deux personnes d'occuper la même baignoire; les enfants seuls sont exceptés et le prix du bain n'en est pas augmenté.

L'inspecteur pourra interdire l'entrée dans les bassins communs à tous ceux qui n'auraient pas pris d'abord un bain de propreté, ou qui se trouveraient atteints d'une affection capable, soit d'inspirer de la répugnance, soit de compromettre la santé publique.

FRAIS DE SERVICE.

1° Transport au bain sur le pavé de Plombières » 25
2°   Retour . . . . » 25
3° Course en ville le jour et la nuit sur le
     pavé. . . . . » 50
4° Promenade, chaque demi-heure. . . . 2 00
5° Bain dans les cabinets du bain Romain
     ou du bain Royal. . . . . » 15
6° Douche à la Tivoli ou douche écossaise
     dans les cabinets du bain Romain ou
     du bain Royal. . . . . » 15

Ce dernier article ne s'applique pas aux douches des cabinets du bain Royal dont l'entrée s'ouvre sur les piscines, et qui sont destinés aux baigneurs de l'enceinte commune.

Dans le prix des bains de vapeur et dans celui des bains et douches qui ne concerneront pas les articles 5 et 6, sont compris les frais de service qui s'y rattachent.

Nota. Les sommes dues pour les services indiqués aux articles 3 et 4 précédents, seront payées directement aux garçons par les personnes qui les auront employés ; elles seront acquises à ces hommes sans que le fermier puisse prétendre à en faire la répétition.

Le fermier est chargé de fournir le linge dans les bains Romain, Royal et Tempéré; chaque baigneur de l'un de ces établissements lui devra (qu'il use ou qu'il n'use pas de ce linge) une rétribution de 20 centimes pour un peignoir chaud, une serviette et le chauffage du linge de corps. Si les baigneurs désirent une plus grande quantité de linge, ils se le procureront d'après le tarif suivant :

```
Fond de bain . . . . . . .   20
Peignoir chaud . . . . . .   15
Serviette chaude. . . . . .  05
```

Nul autre que le fermier ne peut faire apporter du linge chaud dans les bains.

Le linge ne sera délivré aux baigneurs des bains Royal, Romain et Tempéré, que par les employés de ces établissements. Leur entrée est en conséquence interdite, sauf autorisation, aux domestiques des logeurs.

Les cabinets de bains devront être libres exactement à l'expiration des deux heures indiquées sur la carte d'entrée, et ce temps sera calculé sur l'horloge de l'établissement.

7° Les prix portés au tarif sont un maximum qu'il n'est pas permis de dépasser. Il est expressément défendu au fermier, à ses préposés et aux gens de service, de rien exiger au-delà des taxes qui y sont fixées, mais le fermier a la faculté de les diminuer, s'il le juge convenable.

Épinal, le 25 janvier 1843.

Le préfet des Vosges,

R. DE LA BERGERIE.

Vu et approuvé :

Le Ministre de l'agriculture et du commerce,

CUNIN-GRIDAINE.

ANNEXE

découverte de

L'ARSENIC DANS NOS EAUX THERMALES

ET SON ACTION MÉDICALE [1].

M. Tripier, pharmacien major, à Alger, avait découvert en 1839 la présence de l'arsenic dans les eaux thermales d'Haman Mescoutin. En 1846, M. Walchner, membre de la direction des mines du grand duché de Bade, avait reconnu ce métal dans beaucoup d'eaux ferrugineuses et d'eaux thermales d'outre - Rhin. Un peu plus tard, MM. Chatin, Lemonnier, Buchner, Caventou, Langlois, Bayard, Henry, Menière, Victor Audouard, Chevalier père, Gobley et Schauefeld le retrouvaient dans d'autres eaux ; enfin, depuis la publication de cet ouvrage, MM. Chevalier et Gobley ont soumis à l'académie de médecine de Paris, le 28 mars 1848, un long et important travail dans lequel ces savants annoncent qu'ils ont dé-

---

[1] J'ai dû ajouter à mon ouvrage sur les eaux de Plombières les pages que l'on va lire. La découverte importante d'une nouvelle substance et d'une substance très-active dans ces eaux le rendait nécessaire. J'ai blâmé avec quelque sévérité M. le docteur Duval, médecin et chirurgien orthopédiste distingué; homme, dit-on, rempli de bienveillance, mais entièrement étranger à l'administration des eaux thermales, et qui a eu entre autres torts celui de publier, comme lui appartenant, une découverte qu'il devait bien savoir appartenir à d'autres. J'ai été plus sévère à l'égard de M. Philippe Hutin ; mais ceux qui le connaissent et qui ont lu son *Guide des baigneurs*, trouveront, j'aime à le croire, que je n'ai été que juste envers lui.

couvert de l'arsenic dans les eaux thermales de Plombières, de Bourbonne, de Vichy, du Mont-d'Or, etc. ; la même année, M. Caventou publiait dans le journal de chimie médicale qu'il venait aussi de rencontrer de l'arsenic dans l'eau ferrugineuse de Plombières. Ce métal, nos chimistes se sont empressés de le déclarer, se trouve dans toutes ces eaux à une dose suffisante sans doute pour agir comme un médicament énergique, mais à une dose infiniment trop faible toutefois pour pouvoir jamais devenir vénéneuse. Ces découvertes jettent un trop grand jour sur le mode d'action de nos eaux minérales, pour que je n'examine pas ici le rôle qui, dans cette action, appartient à l'arsenic.

Les anciens connaissaient plusieurs préparations arsenicales. Hippocrate, dans son *Traité des plaies*, donne la formule de deux médicaments ou figurent le sulfure rouge d'arsenic natif appelé sandaracha par les Grecs et les Romains, et réalgar par nous et le sulfure jaune natif d'arsenic, nommé arsenic par les Grecs, *auri-pigmentum* par les latins, et par nous, orpiment. « *Si liquido uti lubet, etiam caricum medicamentum illinito, ac velut antea scriptum est eodem modo adalligato ex his autem conficitur medicamentum veratro nigro*, sandaracha, *œris squamma, plumbo eloto cum multo sulphure*, auripigmento, *cantharidibus, his prout videbitur, compositis utitor cedria dilutis..... Facit quoque siccum medicamentum ex veratro solo et sandaracha.* » Ainsi déjà on employait, au temps du père de la médecine, les sulfures natifs rouge et jaune d'arsenic, dans les plaies de mauvaise nature et comme remède contre la carie.

Dioscorides, auquel on doit le meilleur traité de matière médicale que nous ait légué l'antiquité, parle aussi de ces deux sulfures.

Après avoir décrit *l'auripigmentum* ou orpiment, voici comment il caractérise ses propriétés : « *Vim habet adstrictoriam et erodentem. Crusta cum vehementi uredine et violento morsu excitat, reprimit quæ excrescunt et capillos evellit.* »

Arrivant au sulfure rouge, à la sandaracha ou réalgar, il dit : « *dos eadem et ustio quæ auripigmento, explet alopecias, resina excepta. Scabros ungues cum pice eximit, contra phthiriasin ex oleo efficax est, tubercula cum adipe discutit. Prodest ad narium oris que ulcera et cœteras papularum eruptiones cum rosaceo ; item condylomota. Datur ex mulso purulenta extussientibus. Suffitur quoque cum resina adversus veterem tussim. Rapto per fistulam nidore vocem expedit ; cum melle delincta, suspiriosis cum resina in-catapotio optime datur.* »

Ainsi au temps de Dioscorides, le sulfure rouge d'arsenic était employé non-seulement à l'extérieur comme le sulfure jaune, au traitement des plaies de mauvaise nature, des cancers du nez et des lèvres, des bubons, des condylomes etc., mais on le donnait à l'intérieur pour guérir les vieilles toux et l'asthme, on le prescrivait même en vapeur contre l'affaiblissement de la voix, mais à petite dose *per fistulam.*

Pline l'Ancien, qui vivait à peu près au temps de Dioscorides, parlant du sulfure rouge d'arsenic qu'il nomme aussi sandaracha, expose ainsi ses propriétés et ses usages médicinaux : « *Valet purgare : sistere : excalfacere : perrodere : summa ejus dos septica. Explet alopecias ex aceto illita. Additur oculorum medicamentis : fauces purgat cum melle sumpta. Vocem lympidam ac canoram facit. Suspiriosis tussentibus que jucunde medet, cum resina terebenthina in cibo sumpta. Suffita quoque cum cœdro ipso nidore eis medetur. Et arse-*

nicum ex eadem est materia... » Il parle ensuite du sulfure jaune; voici comment il le caractérise : « *vis eadem quœ supra : sed acrior itaque et causticis additur et psilothris. Tollit et pterygia digitorum carnes que narium et condylomata et quidquid excrescit.* »

Pline attribue donc au sulfure rouge d'arsenic toutes les propriétés que lui reconnaît Dioscorides ; il nous apprend en outre que de son temps on l'employait comme purgatif, comme tonique, comme échauffant, et qu'il entrait aussi dans la composition de divers collyres ; il reconnaît au sulfure jaune, à l'auri-pigmentum, des propriétés semblables, mais beaucoup plus énergiques et qui en font un escharotique précieux.

L'élégant Celse conseille ainsi que Pline, les sulfures d'arsenic comme purgatifs : « *Purgant, œrugo,* auripigmentum *quod arsenicon a grœcis nominantur (huic autem* et sandarachœ *in omnia eadem vis, sed validior est).* » Plus loin il les range tous deux parmi les corrosifs et les caustiques.

Cœlius Aurœlianus regarde l'emploi de l'orpiment comme dangereux dans la dyssenterie chronique : « *Tum si perseveraverit passio, ad vehementiora transeundum sed ex simplicibus rebus confecta, periculosam habentes calcis vel auripigmenti injectionem.* » Il le conseille au contraire comme vermifuge : « *Sed ob curationem in iis quos ascaridas vocavimus si tumor in longanone fuerit constitutus, oportet injectionem olei adhibere, quœ cum fuerit reddita, erit infusio aut decoctio centaurœ vel absinthii injicienda. Ac si ramenta fuerint exclusa, sanguinolenti coloris, decoctio mali punici corticis, vel gallœ convenit injectioni ac si perseveraverit, chartœ exustœ et auripigmenti quod grœci arsenicon vocant œquali pondere, quod sit in quantitate drachmarum sex cum succo arnoglossœ.* »

Galien, en mentionnant les deux sulfures d'arsenic dans son *Traité des propriétés des médicaments simples*, ne nous apprend rien de plus sur ces remèdes énergiques.

Avicennes, qui vivait au commencement du XIe siècle, connaissait non-seulement les sulfures jaune et rouge d'arsenic, mais encore l'acide arsénieux ; voici ce qu'il dit de ces substances :

« *Arsenicum quid est ? Aliud est album et aliud citrinum et aliud est rubeum.... Omnia sunt putrefactiva, mordicativa et quod ex eo rubeum melius est inalchalchadicum. Abradit pilos.... Fit ex eo emplastrum cum adipe super ulcera. Cum adipe et oleo confert scabiei et saphati humidæ et putredini. Et abstergit et adurit cutem et permiscetur cum myrrha ad pediculos et vestigia sanguinis... Ceratum factum ex eo confert : et proprie ex rubeo herpeti hestiomeno in ore et naso et ulceribus eorum. Datur ad potandum habentibus saniem in pectore cum aumeli aut hydromelle et deglutitur cum gumma pini, ad tussim antiquam et sputum saniei, et quando que ponitur in pilulis quæ sunt ad asthma. commiscetur cum oleo rosaceo ad bothor et hæmorhoidas in ano. Quod ex eo sublimatum est, interficit et album ex eo interficit.* » Nous voyons par là que les Arabes avaient conservé et étendu l'usage des sulfures d'arsenic, qu'ils connaissaient son oxide et ses propriétés éminemment vénéneuses.

Les médecins indiens emploient l'acide arsénieux dans le traitement des fièvres intermittentes rebelles, dans celui des graves affections de la peau et pour guérir la morsure des animaux vénimeux ; leur pratique n'a probablement pas variée depuis une époque qui se perd dans la nuit des temps.

De la fin du moyen âge au commencement de ce

siècle, la science n'a ajouté que bien peu de chose à ce que l'on savait de l'action des sulfures et du protoxide d'arsenic ; seulement l'usage de ces préparations a été en diminuant de jour en jour ; les médecins reculaient devant les dangers possibles de ces remèdes héroïques. Disons toutefois que dans le siècle dernier et dans celui-ci surtout, des hommes très-distingués, en Amérique, en Allemagne, en Italie, en Angleterre et en France, ont publié de nombreux travaux qui remettront l'arsenic en honneur près des praticiens et près des malades. Parmi eux, je citerai le savant Fodéré, Biet, Schœnlein et M. le docteur Boudin, auquel on doit un très-bon travail sur les fièvres des pays chauds et des contrées marécageuses. Je ne dirai pas ici les nombreuses préparations arsenicales dont s'est enrichie la matière médicale, je ne rappellerai pas la pâte escharotique de Rousselot, celle du frère Cosme, les pilules arsenicales de Barton, la teinture de Fowler, les arsénites et les arséniates que l'on trouve maintenant dans toutes les pharmacies, mais je dirai qu'il résulte de l'examen rapide auquel je viens de me livrer, que dès la plus haute antiquité jusqu'à nos jours, différentes préparations arsenicales ont été prescrites contre de graves affections internes et externes et que, si depuis des temps immémoriaux les Indiens emploient l'oxide arsénieux contre les fièvres paludéennes surtout, Fowler, Fodéré, Pearson, Barton, Heim, Schœnlein', et M. le docteur Boudin avec une foule d'autres médecins distingués, ont prouvé par de nombreuses expériences que dans le traitement des fièvres intermittentes et rémittentes, l'arsenic l'emportait souvent sur le quinquina. Mais quel est le mode d'action de l'arsenic ? Comment peut-il guérir certains cancers, les dartres les plus rebelles, les plaies de mauvaise nature ? Comment, escharotique puissant, peut-il être utilement employé dans le traitement des affections chroniques de la poitrine ? Comment peut-il être opposé avec succès au venin des serpents et aux fièvres miasmatiques ?

L'acide arsénieux et l'acide arsénique, leurs sels, les sulfures d'arsenic et beaucoup d'autres préparations arsenicales jouissent, chacun le sait, de la plus grande affinité pour les substances organiques, et forment avec elles des composés insolubles qui arrêtent toutes leurs transformations ultérieures et détruisent ainsi la vie, de même qu'elles empêchent la fermentation putride et l'érémacausie de ces substances.

Appliquées à haute dose sur des tissus morbides, les préparations arsenicales en se combinant immédiatement avec eux, agiront donc comme escharotiques, les frapperont de mort et préserveront le reste de l'économie de l'action délétère des sécrétions de ces tissus toujours en partie absorbées et entraînées ainsi dans le torrent circulatoire.

Si les préparations arsenicales sont données à l'intérieur, et elles ne doivent l'être qu'à des doses bien petites, ou si appliquées sur la peau, en bains ou en frictions, elles sont absorbées et passent dans le sang, que ce dernier contienne, avec la masse des humeurs d'où il sort et qu'il reproduit sans cesse, des parties empoisonnées par des miasmes et qui paraissent se conduire dans les corps vivants d'une manière analogue à celle des ferments, l'arsenic en formant avec elles des combinaisons insolubles, leur ôte toute action nuisible ; c'est de cette manière qu'il agit sans doute quand il guérit les fièvres paludéennes et autres à type intermittent ou rémittent. C'est encore en se combinant avec le venin des serpents qu'il en neutralise les formidables effets : peut-être agirait-il également avec succès contre la rage, administré intus et extra.

Si les anciens en ont obtenu de bons effets dans de graves affections des voies aériennes avec expectoration purulente, c'était surtout, sans doute, en empêchant, ainsi que je viens de l'expliquer, l'action funeste de l'infection par sa combinaison avec le pus répandu dans l'économie qu'il agissait le plus utilement.

Mais il excite aussi, il tonifie l'économie entière, ainsi que Pline le constate. Au XVIe siècle, le célèbre Jean de Gorris, employait et préconisait le réalgar comme sudorifique. Il active donc la transpiration et sans agir à beaucoup près de la même manière que les alcalis dont j'ai longuement étudié l'action dans le travail auquel j'annexe ces notes, cependant il concourt avec eux dans nos eaux thermales au rétablissement d'une des plus importantes fonctions de la vie. Il peut donc et il doit produire les plus heureux effets dans le traitement des affections chroniques des viscères thorachiques par son action puissante sur la peau. Si dans le traitement de la folie à l'aide de bains très-prolongés, j'ai obtenu, à Plombières, tant et de si remarquables guérisons, nos bains, je dois le reconnaître ici, ont été puissamment secondés sans doute par l'arsenic qu'ils contiennent. Agit-il alors d'une manière spéciale et directe sur le système nerveux ou n'agit-il sur lui que secondairement ? La science, je le crois, n'est pas encore assez avancée pour répondre à ces questions : du reste rien n'est isolé dans l'économie, tous les organes, tous les tissus concourent à un même but, tous sont solidaires et participent à la vie commune.

La présence de l'arsenic dans nos eaux augmente nécessairement beaucoup leur action médicale, et aide puissamment à expliquer la guérison des plaies anciennes, et d'un certain nombre de dartres, de beaucoup d'affections des organes respiratoires et des voies digestives, celle des fièvres intermittentes rebelles ainsi que des maladies nerveuses et rhumatismales. L'arsenic du reste s'y trouve en quantité si minime que l'on peut boire impunément jusqu'à 40 verres de notre eau par jour; c'est qu'elle ne contient d'une part qu'une dose infiniment petite d'arsenic, et que de l'autre, l'action de ce dernier doit être encore considérablement adoucie par la glairine qui l'accompagne toujours et avec laquelle il est combiné.

La présence de l'arsenic dans notre eau thermale explique aussi la longue durée de son action sur les malades, et comment il arrive que ce n'est souvent que plusieurs semaines après avoir fait usage de nos eaux que l'on obtient la guérison attendue. C'est que l'affinité de l'arsenic pour les matières animales étant très-puissante, ses combinaisons peuvent rester pendant très-longtemps dans l'économie et agir sur elle ; du reste, ainsi que je l'ai dit, des milliers d'exemples prouvent que cette action ne peut jamais devenir toxique.

M. DUVAL et l'arsenic.

Plusieurs mois après la publication de la découverte de MM. Chevalier et Gobley, publication dont les journaux politiques eux-mêmes et tous les journaux de médecine s'étaient rendus les organes, M. le docteur Duval, médecin et chirurgien orthopédiste, à Paris, avait été nommé inspecteur des eaux du Mont-d'Or, puis il avait été envoyé à Plombières avec le même titre.

Venant d'être successivement nommé inspecteur de deux eaux thermales arsenicales, M. Duval, qui aurait dû lire les comptes rendus des travaux de l'académie de médecine, au moins dans les journaux politiques, et qui enfin

*

avait vu, avant son départ de Paris pour ces eaux, nombre de ses confrères au courant de la science, ignorait entièrement le travail de MM. Chevalier et Gobley, quand ayant pris un bain à 28° Réaumur, dans notre eau thermale, il observa qu'au bout de deux heures son pouls était tombé de 58 à 48 pulsations par minute ; phénomène, selon lui, très-remarquable et qui le porta immédiatement à croire que l'agent thérapeutique de notre eau pourrait être l'arsenic.

M. Duval aurait montré en cela une perspicacité bien étonnante et bien digne d'éloges si ce phénomène, qu'il croit particulier à nos eaux, n'était pas au contraire l'effet ordinaire de tous les bains tièdes et prolongés.

Le bain tiède ou tempéré, dit Marcard, est celui où l'on observe la plus forte diminution du pouls.

Sprengel, dans ses *Institutiones medicœ*, dit : «*Balneorum tepidorum id est quœ temperiem habent 75 — 90 Fahr.* (24—32° centig.) *insignis est usus ad molliendas partes, tensionem et spasmos mitigandos, inœquabilem virium dispensationem turbasque circuitus sedendas, dolores leniandos et perspirationem cutaneam restituendam. Quod si pulsus tardiores sint et molliores dum œger balneo utitur, si spasticœ partium strictiones cessant; si caput levius sentitur, oculi clarescunt, dolores sedantur; nihil prœstantius hoc remedio est : »*

« Les effets primitifs du bain tiède sont les suivants, dit le docteur Ch. Londe : au moment de l'immersion, sensation de chaleur douce et agréable perçue dans toute la surface de la peau et qui semble se répéter dans les viscères ; expansion des liquides de l'économie, relâchement de la peau dont les débris épidermoïques se détachent et viennent flotter à la surface de l'eau ; ralentissement des battements du cœur et des mouvements respiratoires, etc. Le bain tempéré, dit M. Rostan, modère la circulation, etc.

Dans le bain tiède ou tempéré, dit M. Michel Lévy, il s'opère une sorte de détente générale. Parfois la constriction thoracique que la pression de l'eau occasionne au début, donne lieu à l'accélération passagère des mouvements respiratoires et des battements du cœur; mais ces deux fonctions ne tardent pas à se ralentir, et plus le bain tiède se prolonge, plus augmente leur sédation. » Plus loin il ajoute : « il éteint l'éréthysme nerveux, il appaise la circulation. »

« Les effets les plus apparents du bain chaud, dit Martinet, en parlant des bains de Plombières, sont le gonflement des vaisseaux de la peau, le développement du pouls, un peu de ralentissement dans ses pulsations. »

« *Balnœ calidœ, dum sint moderatœ, pulsus creant magnos, celeres ac crebros.... dit Galien, quod si hic relinquantur, parvos, languidos, tardos atque raros.* » Et, dix siècles plus tard, l'arabe Avicennes confirme l'assertion de Galien dans les termes suivants : « *si autem fuerit balneatio cum aquâ calidâ, in principio proveniunt ea fortitudinis et necessitatis indicia, cumque multum resolverit, debilitabit pulsum. Galenus quoque dixit : erit tunc parvus, tardus et rarus.* »

Toutes ces citations prouvent qu'en arrivant à l'inspection des eaux du Mont-d'Or, puis à celles des eaux de Plombières, M. Duval ne connaissait pas l'effet le plus ordinaire des bains tièdes. C'est un puissant argument en faveur des concours qui devraient être le seul moyen d'arriver aux places, où la science et l'expérience sont indispensables pour les bien remplir.

Quoiqu'il en soit, M. Duval ayant été induit à penser, comme nous venons de le voir, qu'il pouvait y avoir de l'arsenic dans notre eau, pria mon ami, M. Gentilhomme, un de nos pharmaciens, de faire réduire l'eau thermale au dixième de son volume et de la soumettre ensuite à l'appareil de Marsh.

Notre eau, je dois le reconnaître, secondá merveil-leusement l'inspiration de M. Duval et fournit de nombreuses taches des plus arsenicales. Plus tard même, il n'eut plus besoin de réduire l'eau, et traitée telle qu'on la puisait à la source, par l'appareil de Marsh, elle fournissait toujours des taches nombreuses.

M. Duval n'est pas chimiste, il ne l'est pas du tout; aussi ignore-t-il que quand l'arsenic à l'état acide ou à l'état de sel se trouve combiné à de la gélatine, à de l'albumine ou à d'autres substances organiques, l'hydrogène, quoiqu'à l'état naissant, se trouve sans action sur lui. C'est pour cela que M. Duval a obtenu autant de taches arsenicales avec l'eau telle qu'elle sort de la source qu'avec l'eau réduite au dixième et qui aurait dû en fournir dix fois davantage. C'est que l'arsenic qui produisait ces taches venait des réactifs; je ne lui suppose pas une autre origine.

Aussi, quand j'ai répété les expériences de M. Duval, et je l'ai fait un grand nombre de fois avec mon ami M. Couniot, pharmacien à Plombières et ancien interne des hôpitaux de Paris, en présence de mes amis, MM. le docteur Martin-Solon, l'un des médecins de l'Hôtel-Dieu de Paris; le docteur Mougeot, de Bruyères, correspondant de l'Institut; le docteur Garnier, inspecteur de nos eaux; et le docteur H^{te} Grillot, l'un des médecins de notre localité; jamais nous n'avons pu obtenir de taches arsenicales ni avec l'eau sortant de la source, ni avec l'eau réduite au 10e, au 30e, au 50e de son volume; nous n'en avons pas obtenu davantage avec les sels fournis par cette eau, et nous ne le pouvions pas, je viens d'en dire le motif. Mais il n'en a plus été de même en suivant le procédé que la science indique et qu'ont suivi du reste, MM. Chevalier et Gobley, en détruisant d'abord la matière pseudo-organique.

Les sels fournis par dix litres d'eau thermale, traités

d'après cette méthode , nous ont donné environ 120 taches , ce qui équivaudrait, d'après M. Vilain , pharmacien à Rheims , à un demi-milligramme environ , c'est-à-dire à la centième partie d'un grain , en sorte que chaque litre de notre eau ne contiendrait que la millième partie d'un grain combiné à plus d'un grain de glairine. (1) Si les expériences de M. Duval avaient quelque valeur, il en serait bien autrement. Ainsi ayant mis dans l'appareil de Marsh moins d'un centilitre peut-être d'eau du Bain-des-Dames, il a obtenu des taches à en couvrir tout le fonds d'une soucoupe ; aussi M. Martin Solon qui assistait comme *témoin invité* à cette expérience, ne put s'empêcher de dire : « C'est bien de l'arsenic , mais il y en a trop pour que j'y croye. » Au surplus, quand même M. Duval aurait fait une bonne expérience et quand bien même il aurait entièrement ignoré le travail de MM. Chevalier et Gobley, dès que de retour à Paris, il a eu connaissance de ce travail, il eut été convenable de sa part, en présence d'une antériorité si bien constatée, de prendre une position plus modeste et de ne pas s'approprier la découverte d'un autre. *Suum cuique.*

(1) Mon savant et célèbre compatriote, M. Braconnot, et son ami , M. Simonin, ancien pharmacien à Nancy , ont bien voulu répéter aussi cette expérience en se servant des sels que j'avais obtenus de dix litres d'eau de la fontaine du Christ , évaporée à l'esprit de vin et dans une capsule de porcelaine. Ils ont amené d'abord tous ces sels à l'état de sulfate , puis ils ont détruit la matière pseudo-organique en les chauffant avec un peu d'acide azotique. Ils les ont soumis ensuite à l'appareil de Marsh et ils ont obtenu un anneau métallique qui avait tous les caractères physiques et chimiques de l'arsenic Je dois dire ici que des expériences faites par M. Couniot et par moi , il semblerait résulter que l'eau de la fontaine du Christ est plus arsenicale que celle du Bain-des-Dames, ce qui expliquerait la préférence que nos pères lui avaient accordée. Mais , pour arriver à des résultats rigoureusement comparables , nous aurons besoin de recommencer nos analyses en agissant sur des quantités plus considérables.

M. Philippe Hutin et l'arsenic.

M. le docteur Ph. Hutin était à Plombières au moment où M. Duval faisait les expériences dont je viens de parler, et il fut invité par ce dernier à y assister comme témoin. Mais n'être que le témoin d'expériences semblables, c'est un rôle trop secondaire et qui ne peut pas suffire, on le comprend aisément, à un homme de l'importance de M. Ph. Hutin. Aussi dans la 3e édition de son *Guide des baigneurs, petit ouvrage*, au dire de M. Duval, se pose-t-il en promoteur des expériences et fait-il descendre M. Duval au simple rang de témoin.

Ce dernier qui ne connaissait pas encore M. Ph. Hutin, indigné d'un procédé en opposition, il faut bien le dire avec le septième commandement, proteste ainsi contre la conduite de son confrère.

« On nous apprend qu'un médecin, auteur d'un *petit ouvrage* sur les eaux de Plombières, vient de publier une nouvelle édition de ce livre et qu'il ne nous y rend pas la justice qui nous est due, quant à l'importante découverte dont nous parlons. Selon lui, nous aurions tout simplement assisté aux expériences faites, au lieu de les avoir provoquées. Nous avons peine à croire ce déni de justice et de vérité et plus de peine encore à en soupçonner le motif. » M. Duval, accuse donc M. Hutin d'avoir dit le contraire de ce qu'il sait être la vérité, et tous les témoins de son expérience en déposeraient avec lui. Certes, si M. Hutin avait été à même d'apprécier le peu de valeur de cette expérience, il ne s'en serait pas fait le plagiaire, ou plutôt s'appropriant la découverte de MM. Chevalier et Gobley, il aurait suivi le procédé que ces savants indiquent : il ne se

serait pas fait en tout cas le plagiaire de M. Duval qui
a toute raison de l'accuser d'un déni de justice et de
vérité.

C'est une chose fort triste pour M. Hutin qu'une
position semblable, elle m'inspire pour lui une grande
pitié. Mais aussi pourquoi, convenance et délicatesse
à part, ces mots là ne sont pas dans le dictionnaire
de M. Ph. Hutin? pourquoi ne sachant pas plus de
chimie que de physique, veut-il à toute force se poser
en chimiste et en physicien? Ne se souvient-il plus de
l'adage *ne sutor ultra crepidam ?*

Ah certes! si M. Ph. Hutin avait eu quelque teinture
des sciences chimiques, il se serait bien gardé d'accepter
pour bonne une expérience semblable. Il a été volé, je
m'empresse de le reconnaître, et je lui en offre ici mon
compliment de condoléance. Cependant M. Ph. Hutin
est quelquefois un observateur très-remarquable et d'une
grande rectitude de jugement : l'histoire suivante va le
prouver à ceux qui ne me croiraient pas sur parole.

Il y a quelques années, bien longtemps avant que les
chimistes songeassent à découvrir de l'arsenic dans les
eaux thermales, M. Ph. Hutin avait un malade qui buvait
de notre eau et dont l'urine exhalait une odeur infecte.
Eh bien! dès cette époque, M. Hutin nous l'affirme, il
pressentit la présence de l'arsenic dans nos eaux : cela
prouverait une grande finesse d'odorat, si malheureusement pour l'historien son histoire n'était pas un conte.
Où donc M. Ph. Hutin a-t-il vu que la fétidité de l'urine
indiquait la présence de l'arsenic ? Est-ce que pour
développer l'odeur d'ail caractéristique, il ne faut plus
jetter l'arsenic sur des charbons ardents? Mais qu'un
hypochondriaque ayant une de ces nombreuses maladies
qui provoquent des urines d'une fétidité quelquefois
insupportable, vienne à lire le *Guide des baigneurs*

de M. Ph. Hutin, il se croira empoisonné, il ne verra plus que des ennemis dans ses proches, les plus grands malheurs pourront en être la conséquence. Il ne faut pas tant de légèreté dans des matières si graves. Bien loin que l'odeur de l'urine puisse décéler jamais la présence de l'arsenic, une matière trouvée dans le tube digestif et qui, mise sur des charbons ardents, répandrait une odeur alliacée, ne prouverait pas encore la présence de ce métal ainsi que l'établit si bien M. le docteur Orfila.

Je dois dire, du reste, que *la double vue* de M. Ph. Hutin l'a d'autant plus mal servi dans cette circonstance, que, d'après les recherches de MM. Chevalier et A. Barthez, on ne peut pas constater la présence de l'arsenic dans l'urine et dans le sang des personnes qui font usage des bains et de la boisson d'eaux minéralisées par l'arsenic. C'est surtout avec les matières fécales que cette substance est éliminée. Ce fait ne doit pas échapper aux praticiens qui, après avoir paré aux premiers accidents de l'empoisonnement par l'arsenic, devront provoquer des selles abondantes pendant assez de temps pour débarrasser l'économie de l'un de ses ennemis les plus dangereux quand il dépasse les doses médicinales.

Dirai-je ici que M. Ph. Hutin ne s'approprie pas seulement les découvertes des savants, et me plaindrai-je de ce qu'il m'a pris, entre autres choses une page entière de mon traité des eaux de Plombières? Non! je suis trop bon homme pour me plaindre de ce manque de procédés; mais je lui reprocherai, mu en cela par un sentiment de pure bienveillance pour lui, et en vertu de l'axiome *qui bene amat, bene castigat,* je lui reprocherai, dis-je, d'avoir fait, à l'occasion d'un petit ouvrage sur les maladies de matrice, un tour.... *d'esprit,* qu'un homme qui se respecte ne se permet jamais. Ainsi, en habillant son livre d'un titre nouveau et en y ajoutant quelques pages de supplément, il le vend pour une seconde édition. Il avertit à la vérité qu'il y a fait peu de changements. J'ai été pris à ce piége. Peu l'ont été avec moi : *sunt rari nantes in gurgite vasto.* C'est, je le sais, une circonstance atténuante pour M. Philippe Hutin, et bientôt d'ailleurs le nouveau titre aura jauni chez le libraire à l'égal de l'ancien. Alors, si quelque curieux bibliophile ouvre par hasard ce petit livre, il ne s'apercevra pas de la supercherie, et tout péché caché est dit-on péché pardonné.

M. Ph. Hutin est aussi bon physicien qu'il est bon chimiste : obligé de reconnaître que la diminution de la pression barométrique suffit pour rendre nos eaux un peu plus abondantes et un peu plus chaudes, il prétend cependant les soustraire à leur propre pesanteur, et il veut qu'une colonne d'eau de 3,000 mètres de hauteur par exemple, exerce à peine une pression plus forte que celle de l'atmosphère; il cite pour le prouver le bassin de Paris. Il est malheureux dans ses citations, il faut en convenir : le puits de Grenelle n'est-il pas en effet un magnifique exemple de l'énorme pression des eaux supérieures sur celles qui sont au-dessous d'elles?

M. Ph. Hutin a, dit-il, pesé plusieurs fois le résidu de nos eaux et il a chaque fois obtenu des résultats si différents, que l'on serait par eux autorisé à croire que nos eaux sont un remède variable en puissance et partant infidèle.

Si le fait était vrai, je serais obligé de le reconnaître et de m'incliner devant lui, tout en sachant bien qu'il serait de nature à diminuer beaucoup la confiance que l'on accorde à nos eaux et qu'elles méritent à tant de titres. Heureusement il n'en est rien, et les assertions de M. Ph. Hutin sont entièrement dénuées de fondement.

M. Ph. Hutin a demandé plusieurs fois à mon ami,

M. Gentilhomme, des sels de Plombières, que celui-ci
à préparés comme ceux avec lesquels il confectionne
ses pastilles. Il les lui a donc donnés, tantôt avec leur
eau de cristallisation et tantôt sans elle. Voilà d'où vient
la différence des résultats publiés par M. Ph. Hutin ;
du reste si ce dernier avait jamais évaporé lui-même
de notre eau, il aurait vu combien il faut d'attention à la
fin de l'opération pour éviter cette cause d'erreur quand
on veut arriver à un chiffre exact.

Notre eau, comme le plus grand nombre des eaux
thermales, ne varie jamais dans sa composition, et c'est
ce qui la rend surtout un médicament précieux, sur les
qualités duquel on peut toujours compter.

Je demande pardon à mes lecteurs de les avoir aussi
longtemps occupé de M. Ph. Hutin ; ce que j'ai dit suffirait pour faire apprécier sa science et sa probité
scientifique ; mais je ne peux pas laisser sans les relever
certaines assertions bien fausses et qui ont pour but de
couvrir une action beaucoup moins avouable encore que
le plagiat dont j'ai parlé au commencement de ce chapitre.

Je soignais une jeune fille de Plombières, Melle L. H.,
atteinte d'une affection calculeuse du rein droit. Cette
maladie était héréditaire chez elle, et quinze mois avant
qu'elle rendît des calculs, j'avais annoncé que ses douleurs
étaient occasionnées par leur présence, et que probablement elle en rendrait, ainsi que je l'ai raconté dans
l'ouvrage auquel j'annexe ces notes. J'ai dit dans cet
ouvrage la conduite de M. Ph. Hutin envers moi, envers cette demoiselle et les suites qui en résultèrent.
Voici avec quelle maturité, quelle réflexion a procédé
M. Hutin, il nous le dit lui-même.

« M. Turck me parlât de quelques graviers rendus. Je
ne les ai pas vus, je ne les ai pas niés, je n'ai porté

aucun jugement sur leur nature. J'attachai du reste peu d'intérêt à cette circonstance qui me paraissait ne devoir jouer qu'un rôle fort secondaire dans les graves accidents que nous avions sous les yeux, etc. » Je n'avais pas seulement parlé à M. Ph. Hutin de calculs venus par l'urétère du rein droit de cette jeune fille. Je les lui avais montrés, ils sont restés plus d'un an d'ailleurs dans la pharmacie de M. Gentilhomme. M. Hutin nie aujourd'hui les avoir vus. *Il dit le contraire de ce qu'il sait être la vérité*, c'est chez lui une vieille habitude. Mais admettons un instant que je n'aie fait que lui parler de ces calculs : est-ce qu'il n'eût pas été alors même de son devoir, comme médecin, d'étudier avec soin ce grave accident? Comment M. Ph. Hutin savait que Melle L. H. avait rendu des calculs, que tout devait faire croire qu'ils venaient du rein droit, qu'aux douleurs qu'avaient accusées cette malade, on avait pu très-souvent suivre leur passage à travers l'urétère, et il dit qu'il attachait peu d'intérêt à cette circonstance ! Eh bien! il a manqué à tous les enseignements de nos maîtres, à tous les préceptes de la science.

Je pourrais accumuler ici les citations ; je me bornerai à rapporter le jugement de M. Chomel, sur les calculs des urétères. Après avoir dit que souvent leur progression est en quelque sorte marquée par la douleur qui se fait sentir successivement dans tous les points de l'urétère, intermédiaires au rein et à la vessie, il ajoute : « Le diagnostic de ces calculs est presque toujours obscur, le pronostic grave, les remèdes insuffisants. « Et c'est un accident de cette nature que M. Ph. Hutin a traité avec une si coupable légèreté ! Et il ose dire que je suis jaloux de lui ! Oh! Dieu me garde d'une aussi misérable passion et inspirée par un pareil homme! Non! je n'étais point jaloux de lui, je n'étais que profondément peiné du mal qu'il faisait à Melle L. H., et de même que j'avais annoncé l'affection calculeuse bien longtemps avant la sortie des calculs dès le premier jour du traitement de M. Hutin, j'annonçai au père de la malade la terminaison fatale qui en serait l'inévitable résultat. Je lui dis que les secousses de la voiture, conseillées comme remède, amèneraient infailliblement un abcès du rein qui s'ouvrirait très-probablement dans le péritoine, et tuerait alors sa fille après quelques heures d'effroyables souffrances; et les choses se sont ainsi passées : à 5 heures du matin, le 7 ou le 9 février 1847, Melle L. H. se senti une douleur déchirante dans le côté droit du ventre ; 12 heures après elle mourait dans d'horribles tortures.

Mais elle a succombé, dit M. Ph. Hutin, à un cancer d'estomac. Comment! elle a été au bal à la fin du mois de septembre, elle y a beaucoup dansé, elle allait très-bien, elle était grasse et fraîche, elle l'avait été pendant toute sa maladie, et quelques semaines après, elle succombait à un cancer d'estomac! Cette assertion est si ridicule qu'elle ne mérite pas d'être relevée.

Je pourrais citer ici d'autres faits où la délicatesse de M. Hutin brille d'un aussi pur éclat. Je me contenterai de dire que l'année dernière il était chaudement recommandé par une somnambule qu'il magnétisait, et que cette femme, après avoir conseillé une foule de remèdes et entre autres *l'autopsie*, avait bien soin de dire que pour que ces remèdes fussent efficaces, il fallait qu'ils fussent administrés, dirigés, surveillés par le savant docteur Hutin; devant une autorité de cette importance, nous devons nous incliner tous et dire qu'en chimie, en physique, en médecine et en procédés délicats, M. Ph. Hutin est d'égale force.

CHAPITRE PREMIER.

L'eau thermale, l'eau savonneuse et l'eau ferrugineuse.

Les eaux minérales ont été considérées de tout temps comme un des plus puissants remèdes à opposer aux maladies chroniques. Mais ces maladies sont très-variées, et les eaux minérales elles-mêmes présentent de grandes différences qui tiennent à leur température plus ou moins élevée, aux substances qui les minéralisent et aux lieux d'où elles sortent.

Beaucoup d'hommes distingués nous ont laissé de précieux ouvrages sur cet important sujet, mais ils sont bien loin de l'avoir épuisé. C'est que la médecine est encore une science à faire : elle a manqué jusqu'ici de méthode rigoureuse ; elle n'a envisagé les faits que d'une manière incomplète, et elle a laissé à l'avenir la grande tâche de revoir et de modifier profondément presque toutes ses doctrines.

L'ouvrage que je publie aujourd'hui sur les eaux de Plombières vaudra-t-il mieux que ceux qui l'ont précédé? Je le désire sans oser l'espérer ; je ferai sans doute tous mes efforts pour qu'il soit digne de notre époque, mais alors même que j'atteindrais à ce but, je dois me hâter de dire qu'il serait bien loin encore du degré de perfection que la médecine peut et doit acquérir comme science de faits presque tous matériels.

Nous avons à Plombières trois espèces d'eaux minérales : l'eau thermale, l'eau savonneuse et l'eau ferrugineuse. Toutes trois sortent des terrains granitiques sur lesquels on a bâti notre ville. C'est donc à tort que M. A. Duponchel, dans le *Dictionnaire d'histoire naturelle* de d'Orbigny, les fait sortir de terrains de sédiments inférieurs.

L'eau thermale est inodore ; elle est légèrement onctueuse au toucher, ce qu'elle doit à la soude qui la minéralise, ainsi qu'à la glairine ou barégine qui s'y rencontre. Sa température s'élève de 26 à 56 degrés Réaumur ou de 32 à 70 degrés centigrades, suivant les sources où on la puise. Ces sources sont très-nombreuses. Beaucoup sont encore à recueillir, et je ne crois pas me tromper en évaluant l'eau thermale, actuellement employée par l'administration des bains, au tiers seulement de celle qu'elle pourrait utiliser.

Cette eau contient par livre, d'après l'analyse de Vauquelin,

Carbonate de soude . . . . gr. j $\frac{1}{12}$
Sulfate de soude. . . . . gr. j $\frac{1}{6}$
Hydrochlorate de soude. . . . . gr. 0 $\frac{5}{8}$
Carbonate de chaux . . . . gr. 0 $\frac{1}{4}$
Silice. . . . . gr. 0 $\frac{2}{3}$
Matière azotée, dite glairine ou barégine. gr. 0 $\frac{13}{24}$

Faisons observer que, dans cette analyse, les sels ont été supposés à l'état de cristallisation.

Chaque baignoire, au bain des Romains par exemple, contient 500 litres d'eau, dans laquelle il y a donc 145 grammes de sels de soude, dont le carbonate de cette base forme à lui seul près de la moitié. Mais partout 145 grammes de sels de soude dans un bain chaud auraient déjà une action très-puissante, et à Plombières cette action est bien augmentée par la grande élévation du pays.

Chacun de ces bains contient en outre 27 grammes de glairine ou près d'une once, dose habituellement prescrite quand on ajoute la gélatine aux bains sulfureux. Mais cette glairine agit-elle comme médicament ? le carbonate de chaux et la silice que nôtre eau thermale tient également en dissolution forment-ils ; avec la glairine et les sels de soude, un composé que l'art de l'homme ne saurait reproduire, et qui constituerait ainsi un remède plus énergique que l'analyse chimique ne semble l'indiquer ? Nul ne le sait encore, et les amis des hypothèses peuvent à cette occasion se donner carrière, mais les esprits exacts se contenteront de ce que la science indique, et cela leur suffira pour classer les eaux de Plombières au 1er rang des eaux thermales alcalines. Nos eaux thermales ne sont donc pas puissantes seulement par leur chaleur, comme le prétend mon bon et savant confrère, M. le docteur Bailli fils, ce que je ne lui contesterai pas pour les eaux de Bains, mais c'est surtout à leur minéralisation qu'elles doivent leurs principales propriétés et la bonne et vieille réputation dont elles jouissent en Europe. Les sels de soude qu'elles contiennent sont aussi les sels du sang de l'homme, sels chargés de maintenir ce sang à un degré convenable de liquéfaction.

M. le docteur Hutin a voulu peser les sels de nos eaux chaudes. Trois fois il a refait ces pesées, en 1833, 1838 et 1841, et toujours il a eu des résultats différents et inférieurs à ceux de Vauquelin et d'autres chimistes. M. Gentilhomme, pharmacien à Plombières et mon ami, évapore en grand nos eaux thermales, pour fabriquer des pastilles avec les sels qu'elles contiennent, et ses résultats en grand concordent parfaitement avec ceux de Vauquelin. M. le docteur Hutin s'est donc trompé dans ses pesées, expériences très-délicates et que les chimistes et les physiciens seuls peuvent bien faire.

L'eau savonneuse est inodore comme l'eau thermale ; sa température varie, suivant les sources, de 11 à 13 degrés Réaumur, ou de 14 à 16° 50 centigrades. Les substances qu'elle tient en dissolution la rendent légèrement visqueuse ; et c'est à cette viscosité qu'elle doit son nom. L'eau savonneuse est minéralisée, comme l'eau thermale, par le carbonate, le sulfate et l'hydrochlorate de soude, le carbonate de chaux, la silice et la glairine ; mais ces substances s'y trouvent en quantité moitié moins considérable. Il serait à désirer qu'elle ne fût plus employée dans nos bains, et qu'on la remplaçât par de l'eau thermale que l'on aurait laissée refroidir. Cette amélioration est facile à réaliser, et d'autant plus désirable, que l'eau savonneuse varie beaucoup en volume et en qualité, suivant l'humidité ou la sécheresse de la saison, ainsi que cela a lieu pour toutes les sources superficielles.

L'eau ferrugineuse est froide ; sa saveur est très-prononcée. On trouve, dans le bassin qui la reçoit, un dépôt rouge briqueté assez abondant.

D'après Fodéré, cette eau contient par pinte,

Carbonate de soude, ...	gr. $0 \frac{1}{4}$
Carbonate de chaux, de magnésie et silice,	gr. $0 \frac{1}{3}$
Oxide de fer, ...	gr. $0 \frac{1}{2}$

Cette analyse est inexacte.

Si la teinture de noix de galle donne à notre eau ferrugineuse une couleur noire très-prononcée, lorsqu'on a fait bouillir cette eau avant de la traiter par cette teinture, elle ne la colore plus ou ne lui donne que la couleur vert de mer, ce qui prouve que le fer est à l'état de carbonate ferreux et non pas d'oxide ferreux, tout en montrant aussi la présence d'un alcali ou du carbonate magnésique. D'ailleurs l'oxide ferreux ne donne aucun goût à l'eau, et notre eau ferrugineuse a une saveur atramentaire caractéristique.

Comme il y a, non loin de notre source ferrugineuse, un filon de sulfure de fer, j'avais pensé d'abord que notre eau pouvait contenir de l'acide sulfurique et du sulfate de fer ; mais, ainsi que je l'ai dit, après l'ébullition, la teinture de noix de galle ne la colore plus, ce qui aurait encore lieu si elle contenait du sulfate de fer. Traitée par l'hydrochlorate de baryte, il n'y a point de précipité de sulfate de baryte, ce qui arriverait si le fer était sulfaté. Enfin les sels de plomb n'y démontrent pas non plus la présence de l'hydrogène sulfuré que l'odorat tendrait à y faire reconnaître, l'odeur atramentaire de cette eau se rapprochant un peu de celle de l'acide hydro-sulfurique.

CHAPITRE II.

Des fonctions de la peau.

Pour expliquer d'une manière satisfaisante le mode d'action de notre eau thermale, lorsqu'elle est employée en bains, il est indispensable, dans l'état actuel de la science, d'indiquer, sommairement au moins, les principales propriétés de la peau; de dire quel rôle cet organe joue dans l'économie, et quelles modifications il éprouve dans les affections chroniques que nos eaux peuvent guérir.

Cette nécessité est d'autant plus grande que, quelqu'accessible que soit la peau à toutes nos recherches, nous avons entièrement ignoré, jusque dans ces derniers temps, les principales fonctions de cette vaste membrane.

Depuis Sanctorius, dont les expériences avaient prouvé que la peau est chargée de rejeter du corps la plus grande partie de nos aliments et de nos boissons (les cinq huitièmes, si on ne tient pas compte du moins de l'exhalation pulmonaire) (1), la science n'a fait à cet égard aucun progrès réel, et la médecine n'a même pas profité de l'une des plus importantes observations de Sanctorius, prouvant que la transpiration rend le sang plus fluide. Aussi rien n'est plus vague et moins applicable à la thérapeutique que les enseignements des physiologistes à cet égard.

D'après Richerand, il y aurait similitude de fonction entre la peau et la muqueuse pulmonaire, toutes deux excrétant de l'acide carbonique. La peau serait en outre chargée de refroidir

---

(1) On doit à Séguin et Lavoisier des recherches intéressantes, destinées à faire évaluer l'importance relative de la transpiration cutanée et de l'exhalation pulmonaire. D'après ces savants, la première de ces sécrétions serait en moyenne à la seconde, comme onze est à sept. (*Ann. de chimie, t.* 90, *page* 14).

le corps à l'aide de sa transpiration continuelle. Enfin cette transpiration qui se trouverait, suivant lui, en antagonisme habituel avec la sécrétion des reins, aurait encore pour objet de lubréfier la membrane dans laquelle le sens du toucher réside.

Adelon donne, d'après Thénard et Berzélius, l'analyse de la transpiration cutanée ; comme Richerand, il rapporte les expériences que Sanctorius faisait au commencement du XVIIe siècle, celles qui ont été répétées depuis cet habile et infatigable observateur pour mieux constater les siennes ; il regrette que la chimie n'ait pas mieux éclairé ce sujet ; il regarde la transpiration cutanée comme destinée non-seulement à entretenir la souplesse de la peau et une égale température du corps, mais comme une sécrétion dépurative et décomposante, partageant ces importantes propriétés avec la sécrétion urinaire surtout. Il en induit l'extrême importance de cette fonction, et il explique diverses maladies, telles que les rhumatismes, l'hydropisie, la dyssenterie, les catarrhes, etc., par le transport, sur d'autres organes, de la matière qu'elle devait excréter.

L'illustre Broussais, mon maître, qui a fait faire à la médecine de si grands progrès, autant et plus encore peut-être en détruisant de vieilles erreurs qu'en proclamant des vérités inconnues jusqu'à lui, Broussais, dans sa physiologie, après avoir parlé de l'anatomie de la peau, de ses sécrétions et de son importance comme organe du toucher, termine cet article par un exposé des phénomènes de relations des fonctions tactiles de la peau et de l'influence qu'elles exercent tout à la fois sur le cerveau et sur les viscères.

Ces opinions des physiologistes sur les fonctions de la peau sont vagues, incomplètes et souvent erronées. Ainsi ce n'est point entre la peau et les reins, comme le prétend Richerand, qu'il y a antagonisme. Bien loin de là, il y a entre ces organes similitude de fonctions, ou plutôt concours pour l'accomplissement de la même fonction, comme nous le verrons plus tard en déterminant alors les véritables antagonistes de la peau.

La transpiration cutanée n'est pas non plus destinée principalement à refroidir notre corps, puisque le repos, en diminuant beaucoup l'énergie de cette fonction, bien loin d'augmenter notre chaleur, est une des causes les plus puissantes de refroidissement ; puisque les malades et les vieillards , dont la peau étiolée ou couverte de rides ne fonctionne plus que d'une manière imparfaite, sont on ne peut pas plus accessibles au froid ; et si la peau est chargée surtout, comme le prétend Adelon, de la décomposition du corps, si elle n'a pas à remplir un rôle bien plus important et méconnu jusqu'ici, comment expliquer l'amaigrissement des gens avancés en âge, qui mangent et boivent souvent beaucoup, digèrent bien et transpirent peu ?

Comment, avec les idées actuellement admises par les physiologistes sur les fonctions de la peau, expliquer à leur aide les sueurs critiques des malades, tantôt si bienfaisantes et tantôt si funestes ? Comment expliquer aussi la production des rhumatismes , celle de la pleurésie, qui vient assaillir un homme alors qu'il se repose dans un endroit frais, à la suite d'un violent exercice, pendant la durée duquel il aura cependant transpiré, en une heure de temps , plus peut-être qu'il ne l'aurait fait dans l'état ordinaire en tout un jour ? Comment enfin, indépendamment d'une multitude d'autres phénomènes aussi inexplicables avec les théories actuelles, comment se rendre compte du mode d'action des eaux minérales ? On en est réduit avec Alibert à se dire qu'il y a dans ces sources quelque chose de divin. Nous gagnons à cela , nous, médecins des eaux, la dignité de prêtres, mais qu'y gagnent les malades ?

Et avouons ici que, si la physiologie connaît peu les véritables fonctions de la peau , elle n'est malheureusement pas beaucoup plus avancée dans la connaissance des fonctions des autres organes. Cela vient de ce que les études médicales remontant aux premiers âges de l'homme, chaque siècle a légué ainsi ses erreurs au siècle qui le suivait, et de ce que les sciences naturelles étant dans les premiers temps trop incomplètes pour expliquer les phénomènes de la vie, les médecins se sont trop souvent efforcés, à l'envi les uns des autres, de repousser leur concours : beaucoup croiraient encore déroger aujourd'hui s'ils empruntaient à la physique et à la chimie les moyens d'arracher notre art à tout ce qu'il a eu jusqu'ici de vague et de conjectural. Et cependant nos organes, tout matériels qu'ils sont, ne peuvent certes pas échapper aux grandes lois qui régissent la matière : si jusqu'ici ces lois n'ont pas été reconnues, la faute en est à nous seuls.

Aussi, pour revenir à la question qui fait l'objet de ce chapitre, remarquons tout le vague qui existe dans les traités de médecine qui ont pour objet le mode d'action des eaux minérales : remarquons avec quel empressement leurs auteurs évitent la partie véritablement philosophique des questions qu'ils traitent, pour abonder dans l'empirisme et nous raconter des faits que nul lien scientifique ne rattache les uns aux autres, et devant l'explication desquels ils se taisent, impuissants qu'ils sont.

Cette impuissance, je la partageais avec eux et je faisais contre elle d'inutiles efforts. Je dois aux travaux de mon frère (1) d'avoir pu lui échapper, d'avoir bien compris ou d'avoir beaucoup mieux compris du moins les véritables fonctions de la peau, ses rapports avec l'organisation et la manière d'agir de nos eaux sur elle.

La peau n'est pas destinée seulement à refroidir le corps à l'aide de la transpiration qu'elle exhale ; ses fonctions ne se bornent pas non plus au rejet de substances usées par la vie et désormais nuisibles à nos organes ; enfin la fonction du tact, dévolue à la peau surtout, est bien loin encore de l'importance d'une de ses autres fonctions jusqu'ici méconnue, je veux dire du dégagement de l'une des deux électricités qui constituent notre fluide nerveux, et qui, par suite, sans aucun doute, d'une volonté première et toute-puissante, produit de la vie, président à sa conservation et à l'accomplissement d'admirables phénomènes.

Chez l'homme en bonne santé, les sécrétions de la peau sont acides. Or les acides soumis à l'action d'une pile sont repoussés par le pôle négatif et attirés par le pôle positif, donc la peau

____

(1) Voyez ses mémoires à l'Institut, son *Traité de la goutte et des maladies goutteuses*, son *Médecin des douleurs*.

qui sécrète et repousse de son tissu des acides, est un organe doué d'électricité négative : et ici remarquez bien que je ne discute pas cette loi, aujourd'hui admise par tous les chimistes, qu'il n'y a point de changement chimique sans dégagement d'électricité : remarquez bien aussi que je suppose également admise par mes lecteurs cette loi qui reconnaît l'électricité comme un des produits de la vie, et que mettent hors de doute les travaux des Cotugno, des Galvani, des Aldini, des Humboldt, et en dernier lieu, ceux si importants de mon frère.

La peau est donc un organe acide ou chargé de produire l'électricité négative du corps, avec les reins, les uretères, une portion de la vessie et la plus grande partie du tube intestinal. Mais dans cette production d'électricité, la peau, à raison de sa grande étendue et de l'activité de ses fonctions, joue le premier rôle. Aussi le froid intense, en agissant sur elle, produit-il une véritable asphyxie en suspendant l'action d'un des pôles de la pile, dont les poumons, une partie des séreuses, le foie, la rate, les organes génitaux, le tissu cellulaire, et les os constituent le pôle opposé ou le pôle positif. Ces organes sont liés entre eux par le moyen des nerfs et du cerveau. Le sang forme leur conducteur humide.

Cependant l'électricité, produit le plus important des sécrétions animales, ne se comporte pas toujours comme celle qui est dégagée par une pile. Elle existe souvent à l'état de tension sur l'une des surfaces d'un organe membraneux; elle attire sur l'autre l'électricité de nom opposé, et elles se dissimulent l'une par l'autre, comme dans la bouteille de Leyde et dans l'électrophore. Mais pour plus de détails je renvoie aux ouvrages de mon frère, ne pouvant ici perdre de vue mon sujet.

De toutes ces considérations on doit nécessairement induire que, si la peau ne fonctionne pas assez, que, si la transpiration cesse d'être acide ou ne l'est pas suffisamment, ou que, si au contraire elle fonctionne avec trop d'activité, il y aura trouble dans le reste de l'économie : d'un côté, une tension morbide dans les organes alcalins, de l'autre, une consommation trop rapide des deux électricités, qui pourra amener plus ou moins promptement la mort.

Tous les faits pathologiques confirment cette loi. Voyez en effet les poumons, le foie, le tissu cellulaire, les os et les grandes cavités séreuses, devenir le théâtre habituel des plus graves accidents, chez les hommes dont la peau blanche et lymphatique n'a pas assez de force de résistance pour lutter avantageusement avec les causes, si nombreuses dans nos climats, de refroidissement et d'affaiblissement.

Voyez au contraire, dans les pays chauds, les maladies devenir promptement mortelles sous l'influence d'une trop violente excitation de la peau, ou voyez ce dernier organe tombant dans l'atonie, ainsi que le tube digestif, sous l'influence d'une excitation trop longtemps continuée ; voyez alors le foie et les séreuses s'entreprendre, et la vie s'éteindre plus lentement par suite de l'inflammation chronique des organes alcalins, dont l'électricité ne peut plus se neutraliser en se combinant à celle de la peau, qui ne se produit plus qu'en quantité trop peu considérable.

Mais là ne se bornent pas, pour ce vaste et important organe, les enseignements des doctrines électro-chimiques, et mon frère a prouvé que la loi en vertu de laquelle une électricité tend toujours à appeler à elle l'électricité contraire, s'appliquait à notre organisation comme au reste de la nature, et que des lotions alcalines, par exemple, sur une peau trop peu acide, lui rendaient son acidité normale, rétablissaient ses fonctions dans toute leur plénitude, tandis que des lotions acides pouvaient diminuer son énergie lorsqu'elle avait été exagérée. Mon frère montrera, dans une série d'ouvrages auxquels il travaille maintenant, toutes les applications que la médecine peut faire de cette loi si importante pour la guérison de maladies jusqu'à présent regardées trop souvent comme incurables.

Si donc les lotions alcalines ont cette propriété remarquable de rétablir les fonctions de la peau, en y faisant un appel d'électricité négative, et en mettant ainsi en liberté dans l'économie ce fluide, sans lequel la vie est impossible, on conçoit facilement le mode d'action de nos eaux, agissant tout à la fois sur la peau par leur température et par leurs principes alcalins.

On conçoit encore mieux cette action quand on se souvient que Plombières est élevé à plus de 1,300 pieds au-dessus du niveau de la mer, et que l'air, pesant dès lors beaucoup moins sur la peau que dans les pays de plaine, le sang, son excitateur naturel, y arrive avec beaucoup plus de facilité, et rend ainsi bien plus puissante l'action des médicaments qui ont pour objet de rétablir ses fonctions. Le fait suivant en est une preuve extrêmement remarquable.

PREMIÈRE OBSERVATION.

Madame D., de Nancy, âgée de trente ans environ, mariée sans enfants, avait depuis deux ans une ascite qui avait résisté à tous les moyens employés contre elle et qui avait nécessité déjà 32 ponctions, dont plusieurs avaient fourni plus de quinze litres de sérosité. Madame D. était dans le marasme, son tube digestif était d'une susceptibilité extrême et tout présageait sa fin prochaine lorsqu'elle vint à Plombières en 1836. Je dus, peu de jours après son arrivée, lui faire la trente-troisième ponction, qui fournit plus de onze litres de sérosité. Le foie était hypertrophié, mais il l'avait été davantage. Il paraissait maigrir avec le reste du corps. La peau de cette dame était pâle et aride. Des étuves, prises à Nancy et portées jusqu'à 50 degrés R., n'avaient pu triompher de sa sécheresse; les urines étaient à peu de chose près nulles.

Pendant six semaines je fis prendre à madame D., tantôt tous les jours, tantôt tous les deux jours seulement, une étuve à 36 degrés R., dans laquelle elle était plongée jusqu'au cou, et dans laquelle elle restait aussi longtemps que la circulation ne s'activait pas trop. Je secondais ce traitement par de l'eau de bourrache et de tilleul, et par un régime doux en rapport avec l'état des voies gastriques. Peu à peu les fonctions de la peau se rétablirent en même temps que celles des reins et du tube intestinal. A la fin de son traitement, madame D. transpirait beaucoup, urinait de même et digérait parfaitement bien. Je l'ai revue deux mois après à Nancy. L'épanchement abdominal

avait entièrement disparu , madame D. était grasse et forte ,
complétement guérie enfin.

Ce fait curieux montre combien nos étuves ont de supériorité sur celles où l'atmosphère pèse davantage que la nôtre ,
en même temps qu'elle montre aussi les liens étroits qui unissent entre eux les organes doués d'une même électricité , puisque
l'on a vu se rétablir tout à la fois , en n'agissant que sur la
peau , les fonctions de cette membrane , celles du tube intestinal
et des reins , en même temps aussi que se rétablissaient sans
doute , dans la cavité abdominale , les fonctions de la portion
des séreuses qui , enveloppant les organes alcalins du ventre ,
doit être négative et chargée de l'absorption de la sérosité positive que sécrète le reste du péritoine.

CHAPITRE III.

Du bain chaud et du bain tempéré.

Dans le traitement de madame D. , nos eaux n'ont agi que par leur température et non pas par leur minéralisation : on verra, dans le cours de cet ouvrage, un grand nombre d'exemples où ce dernier mode d'action l'emporte au contraire sur le premier, et cependant je crois devoir recommander à tous les praticiens qui auront l'occasion de prescrire nos eaux, de tenir un grand compte de leur température élevée. A son aide, ils triompheront souvent des maux les plus graves. Qu'ils se souviennent qu'un des thermes les plus renommés de France, le Mont-d'Or (1), ne doit ses propriétés, souvent héroïques, qu'à la température de ses eaux, puissamment secondées aussi par la diminution de pression atmosphérique ; mais qu'ils n'oublient jamais que le bain chaud, par cela même qu'il est un puissant remède, est un remède qui, prescrit mal à propos, peut devenir très-dangereux.

« Le bain très-chaud à 34 , 38 degrés Réaumur, dit Martinet dans son *Traité des maladies chroniques*, agit très-énergiquement et même plus que l'étuve au même degré ; ce bain très-chaud convient bien dans les engorgements et obstruction des viscères, ainsi que dans toutes les maladies où il faut atténuer puissam-

(1) Le célèbre inspecteur des eaux acidules du Mont-d'Or, M. le docteur Bertrand, insiste beaucoup dans son ouvrage sur la nécessité d'employer ses eaux en bains chauds. Ce conseil est d'autant mieux fondé que, sous une pression atmosphérique plus forte, des eaux en tout semblables à celles du Mont-d'Or, mais administrées en bains tièdes seulement, nuiraient beaucoup à la plupart des maladies que le docteur Bertrand voit guérir chaque année. La température de l'eau (45 degrés centigrades), la grande élévation des thermes, plus de trois mille pieds au-dessus du niveau de la mer, et le mérite bien connu du docteur Bertrand, sont les seules causes de la réputation du Mont-d'Or.

ment la masse humorale et stimuler vivement les solides , soit pour corriger une sécheresse grande de la peau , soit pour rétablir une transpiration anéantie , soit pour attirer à la peau des humeurs qui engouent ou irritent les viscères.

» Le docteur Fischer prétend avoir vu produire à ce bain des effets admirables , même dans des cas de pleurésie et de péripneumonie, en déterminant une expectoration que tous les autres remèdes n'avaient pu amener. »

Le bain très-chaud l'emporte de beaucoup en activité sur l'étuve même , à égalité de température. Cela s'explique et par là densité de l'eau , bien plus grande que celle de sa vapeur, et par sa minéralisation, car les substances que notre eau contient ne sont point volatiles. Le bain très-chaud peut devenir une espèce de supplice , mais il est, comme je l'ai dit , un des plus puissants remèdes connus. Toutefois , pour lui comme pour l'étuve , que le médecin redoute une action trop prolongée , trop réitérée surtout, qui aurait l'inconvénient grave d'affaiblir le malade par des sueurs excessives et d'augmenter souvent ainsi le mal que l'on voulait guérir. J'ai l'habitude d'accompagner toujours au bain les personnes à qui je le prescris très-chaud , et de passer avec elles les quelques minutes qu'elles peuvent y rester. Je fais de même pour les premières étuves , et souvent je ne conseille ces moyens que de deux jours l'un.

Il arrive quelquefois que je suis forcé de prescrire un repos semblable , alors même que j'administre notre eau thermale en bains tièdes seulement ; elle peut , même sous cette forme , stimuler violemment encore la peau et l'économie entière de certains malades doués d'une très-grande irritabilité : les faits suivants en sont la preuve.

DEUXIÈME OBSERVATION.

Madame de R. vint , en 1828, passer l'été à Plombières. Elle était affectée d'une gastrite chronique grave. Elle espérait la combattre avantageusement à l'aide de nos eaux , mais le premier bain , quoique tiède et fort court, développa chez madame de R. une éruption miliaire générale. Pendant son séjour à Plombières , je lui fis prendre plusieurs fois des bains de jambes tièdes , de notre eau thermale et à son insu. Chaque fois les jambes de cette dame devinrent presqu'érysipélateuses, tandis que les bains de jambes ordinaires et à la même température ne produisirent jamais cet effet. Madame de R. quitta Plombières entièrement rétablie , mais sans le secours de nos eaux, qui avaient sur elle une action si puissante, si rare et si remarquable.

TROISIÈME OBSERVATION.

Madame de....., d'un tempérament lymphatique sanguin , âgée de 45 ans environ , prit pendant six semaines , en 1833 , de nos bains à 26 degrés Réaumur, pour combattre à leur aide une gastroduodéno-hépatite chronique. Chaque cinq ou six jours elle était obligée de les interrompre. Sa peau devenait toute érysipélateuse.

C'est aux substances alcalines qui minéralisent nos eaux que ces faits doivent être attribués , c'est à elles aussi, comme nous l'avons déjà démontré, que sont dues en grande partie les cures si nombreuses que nous obtenons ici. C'est à elles encore que nous devons attribuer la poussée ou gale des eaux , qui, après douze ou quinze bains tièdes , attaque le quart environ de nos baigneurs; mais disons , avant de terminer ce chapitre , quels sont les effets du bain tiède et comment il est modifié par les substances qui minéralisent nos eaux.

Le bain tempéré a beaucoup plus de puissance que ne se l'imaginent la plupart des médecins modernes. Selon eux , l'effet en est peu marqué , très-difficile à caractériser ; ce n'est qu'un moyen hygiénique , et cependant il était pour les anciens la principale ressource contre les maladies chroniques. Au moyen âge il jouissait encore de la plus grande réputation. Aussi Savonarole disait-il : *Balneum quidem angustiam pororum aperit et materiam eo evacuandam evacuat. Evacuat enim totum corpus mediante cute.* Et Prosper Alpin nous raconte, dans sa *Mé-*

decine égyptienne, que le bain a la propriété de changer les tempéraments bilieux en sanguins, et les sanguins en pituiteux.

Dans le siècle dernier, le docteur Pome obtint de bains tièdes prolongés pendant dix, douze ou quinze heures, la guérison d'une foule de maladies chroniques, regardées comme incurables.

Cette action du bain tiède prolongé est due à deux causes dont le médecin doit bien connaître l'influence. La première c'est la soustraction continuelle de l'électricité de la peau par l'eau qui la baigne, et qui, en imbibant l'épiderme, lui fait perdre en grande partie sa propriété isolante. N'oublions pas cependant que chaque point du tissu de la peau, partageant la propriété isolante dont jouissent toutes les mailles du tissu cellulaire, l'électricité ne peut s'en écouler jamais que lentement. Cette première action est donc débilitante de la peau.

Mais pendant la durée du bain, la peau absorbe beaucoup d'eau, qui est entraînée dans le torrent de la circulation et qui se mêle à toutes nos humeurs. Or les expériences de M. Magendie ont prouvé que l'action de l'eau mêlée au sang est toute sédative.

En injectant deux livres d'eau à trente degrés Réaumur dans une veine du bras, il fit, en moins de vingt minutes, tomber le pouls de cent cinquante à quatre-vingts pulsations; et il calma un délire grave qui avait tous les caractères du délire hydrophobique; ce qui tient sans doute à ce que le sang étendu d'eau fournissait, sous un même volume, une moindre quantité de sels aux sécréteurs et à ce que ces derniers ne pouvaient plus produire autant d'électricité.

C'est en partie sans doute à cette absorption de l'eau par la peau, pendant la durée du bain tiède, qu'est due l'augmentation si remarquable de la sécrétion de l'urine. Mais cette augmentation reconnaît aussi pour cause et pour cause puissante la diminution qu'éprouve alors la transpiration insensible.

Si l'eau du bain tiède est alcaline comme l'est la nôtre, elle soutire de l'électricité à la peau, comme le ferait l'eau non minéralisée, et avec plus de facilité encore; elle est du reste absorbée comme cette dernière : cependant elle a une action bien différente de l'eau ordinaire. En effet, entraînée dans le torrent de la circulation, elle rend le sang plus alcalin et plus fluide ; il est habituellement trop épais chez les personnes qui ont des maladies chroniques ou qui avancent en âge. Elle donne au sang des qualités telles que les fonctions de tous les sécréteurs acides, la peau, le tube intestinal et les reins, s'exécutent avec plus de facilité et de puissance.

Plus donc le bain tiède sera prolongé, plus l'absorption de l'eau sera considérable, plus les effets du bain seront marqués. L'expérience l'avait appris aux anciens. A la fin du moyen âge on prenait encore des bains d'une grande durée.

Fabrice de Hilden *(Epistola ad Croquerum*, p. 660*)*, après nous avoir décrit l'horrible situation de Pfeffers et l'établissement d'un hôpital où, en plein midi, on était obligé de se servir de lumières à cause de la grande quantité de vapeurs, ajoute : « *Hinc evenit ut multi, dies noctesque thermis non egrediantur, sed cibum simul et somnum in his capiant ; ditiores id propter voluptatem quam ex ipsis thermis percipiunt, pauperes autem propter penuriam hospitii faciunt.* » De sorte qu'à Pfeffers, au XVIe siècle, les riches et les pauvres passaient les jours et les nuits dans l'eau.

De nos jours même, l'usage des bains prolongés s'est conservé dans quelques thermes. A Baden, en Suisse, à Schintznach, et surtout à Louesche, on se baigne habituellement encore de cinq à douze heures par jour. Enfin, au rapport de Berthemin, au XVIIe siècle, les Allemands qui fréquentaient beaucoup Plombières, s'y baignaient, la plupart, depuis le matin jusqu'au soir. « Ils y grenouillaient, dit l'auteur, y faisaient même apporter leur soupe quand ils se sentaient faibles. »

Dans le cours de cet ouvrage, on verra les effets que j'ai obtenus de nos bains tièdes plus ou moins prolongés (1), et je

----

(1) **M.** le docteur Hutin, dans son *Guide des baigneurs*, a cru devoir consacrer un chapitre à ce qu'il appelle l'action physiologique de nos eaux, qu'il prétend n'avoir pas été étudiée avant lui. On trouve dans tous les dictionnaires de médecine, ce qu'il raconte de l'effet des bains tièdes et chauds sur la circulation et sur la sécrétion

dirai alors dans quelles circonstances ils me paraissent devoir être prescrits : je me bornerai ici, en terminant ce chapitre, et pour montrer l'extrême attention que le médecin doit apporter dans la fixation du degré du bain, à rapporter le fait suivant.

QUATRIÈME OBSERVATION.

Madame de R., des environs de Metz, me fut adressée, en 1834, par mon ami M. le docteur Mareschal fils, pour achever la cure d'une subinflammation de l'utérus avec léger abaissement de cet organe. Cette jeune dame était d'un tempérament très-nerveux, et elle était venue à Plombières malgré elle et par pure soumission aux prescriptions doctorales.

Je lui prescrivis d'abord des bains de trois quarts d'heure de durée et à 24 degrés Réaumur. Ces bains la mirent dans une agitation extrême : elle pleurait convulsivement ; elle avait de violents spasmes ; elle maudissait Plombières. Après cinq ou six bains à cette température, je crus devoir les prescrire à 23 degrés seulement, et dès lors ils produisirent tout l'effet désiré.

Les accidents nerveux disparurent, ainsi que la tristesse qu'ils occasionnaient. L'embonpoint fit en peu de jours de remarquables progrès, et madame de R., après trois semaines seulement de séjour à Plombières, le quitta dans un excellent état de santé.

Il est probable que chez cette dame les fonctions de la peau devenaient trop actives dans ses premiers bains, et que l'abaissement de température dans ceux qui les suivirent, quoique fort léger et presqu'insignifiant en apparence, suffit pour rétablir l'équilibre que la maladie avait précédemment rompu.

des reins. Ses expériences à cet égard n'ont donc rien appris ; il pouvait s'amuser à répéter celles de nos devanciers, mais il y a une étrange prévention de sa part à se donner ici comme ayant fait une découverte. Quant à ce qu'il dit des propriétés organo-leptiques de nos eaux, en vérité je ne le comprends pas. Emploie-t-il ce mot barbare et non accepté dans notre langue comme le fait le savant M. de Blainville ? Mais notre eau n'a pas d'action particulière sur l'odorat ni sur le goût. Quand on suit le conseil de Berzelius pour apprécier la saveur de l'eau minérale, qu'on la goûte avec une bouche pure de mauvais goût.

Souvent on demande s'il faut donner la préférence aux bains pris dans les bassins ou à ceux que l'on prend dans les baignoires autour des bassins et dans les cabinets. Cette question a plus d'importance qu'on ne le pense habituellement : l'eau minérale est sans doute la même dans les bassins et dans les baignoires ; et avec un peu d'attention, il est facile d'entretenir l'eau dans les baignoires à une température égale comme dans les bassins, de sorte que l'on pourrait croire qu'il est à peu près indifférent de se baigner de l'une ou de l'autre manière. Il est loin cependant d'en être toujours ainsi.

D'abord nous n'avons pas de piscines au-dessous de 26 degrés 1/2 Réaumur ou 33 degrés centigrades, et souvent il faut aux malades des bains plus frais. Ensuite il arrive assez fréquemment que les malades ne peuvent pas supporter l'agitation de l'eau du bassin, qu'ils ne peuvent pas non plus entendre, sans en souffrir beaucoup, le bruit inévitable dans un bain public, et que la température élevée de l'atmosphère de ces bains leur nuit beaucoup. Il faut donc à tous ces malades des bains en baignoire, soit autour du bassin, soit dans des cabinets séparés, sans cela leur traitement échouerait complétement. Souvent aussi les dames malades sont beaucoup mieux les jambes étendues dans une baignoire que si elles étaient assises dans un bassin, et cette année, une de mes malades, une dame de Troyes n'a pas obtenu de son séjour ici le bien que j'en espérais, parce que, voulant lui faire prendre des bains longs, je l'avais envoyée dans un bassin où elle était incommodément assise, ce que je n'ai reconnu que l'avant-veille de son départ. Je dois dire aussi que le traitement de cette dame a été beaucoup trop peu prolongé : trois semaines sont bien loin de suffire toujours à la guérison d'une maladie chronique et grave.

D'un autre côté, un malade disposé à la tristesse sera généralement mieux dans un bain public que dans un bain particulier, et s'il a besoin d'un bain prolongé, il le prendra bien plus facilement dans le bassin commun que dans une baignoire ; il le prendra aussi à moins de frais, ce qui, pour beaucoup de personnes, est encore une considération importante. Si ce malade est infirme, il entrera dans le bassin et il en sortira bien plus facilement. S'il a une ankylose incomplète des articulations des membres abdominaux, ou une autre affection de ces articulations qui en gêne les mouvements, il pourra, dans le bassin commun, supporté par l'eau, soutenu par ses voisins, essayer d'un exercice rendu ainsi bien plus facile. S'il se baigne au bain Tempéré, il pourra passer de l'un ou de l'autre des bassins dans le bain chaud des goutteux, dont la température est habituellement de 33 à 34 degrés Réaumur ou de 41 à 42 degrés centigrades. J'envoie la plupart de mes malades du bain Tempéré terminer leur bain dans cette piscine, où les uns ne restent qu'une ou deux minutes, les autres 10, 15 ou 20 minutes, et d'où ils sortent tous avec la peau chaude, halitueuse, condition très-désirable pour le plus grand nombre d'entre eux, mais qu'il faut obtenir rapidement et sans surexciter trop le cœur et les centres nerveux. Après les bains tièdes et chauds, les douches chaudes et les étuves, il est généralement indispensable que les malades se couchent dans un lit plus ou moins chaud et pour un temps plus ou moins long, suivant les conseils du médecin. Il faut aussi qu'ils évitent de s'endormir alors : beaucoup d'entre eux se réveilleraient avec la tête lourde, et puis ce sommeil du matin serait un vol fait à la nuit suivante, et dont presque tous auraient encore à se repentir.

Dans le choix de leur logement, les personnes qui arrivent à Plombières ne doivent pas seulement donner la préférence à celui qui réunit le plus de conditions de salubrité, mais ils doivent s'occuper beaucoup aussi de leur lit qui doit toujours, être suffisamment couvert. Enfin il faut à nos baigneurs, même au milieu de l'été, des vêtements bien chauds : ceux que, dans les pays de plaine, on porte à la fin de l'automne ; et, quoique bien vêtus, tous nos malades devront éviter de se promener après le coucher du soleil, à l'heure de la chute du serein.

CHAPITRE IV.

Des douches.

Chacun sait que la douche consiste en une colonne d'eau plus ou moins grosse, d'une température plus ou moins élevée, tombant sur telle ou telle partie du corps, ou s'introduisant dans les cavités qui peuvent la recevoir : l'anus et le vagin.

De là trois espèces de douches : les douches descendantes, la douche vaginale et la douche intestinale.

Les douches descendantes se divisent en douches en colonnes serrées, si je puis ainsi dire, en douches en arrosoir et en douches écossaises.

La douche descendante ordinaire n'a pas uniquement pour objet de stimuler la peau, ce à quoi elle est cependant merveilleusement propre ; elle agit aussi et souvent avec une énergie puissante sur les organes que la peau recouvre.

Si on la dirige de manière à ce que les secousses qu'elle imprime retentissent surtout dans les organes hypertrophiés par suite d'une inflammation chronique, alors elle peut rendre aux veines et aux lymphatiques l'action qu'ils avaient perdue, et en même temps que les fonctions de la peau, ordinairement affaiblies dans ces sortes de cas, reprennent leur énergie première, l'absorption se rétablit également, les organes alcalins et acides s'équilibrent mieux, et peu de jours suffisent souvent pour détruire des *obstructions* considérables.

Nous aurons, dans le cours de cet ouvrage, plus d'une occasion de justifier cette loi. Disons toutefois que des douches trop fortes peuvent produire les accidents les plus graves et amener rapidement à l'état de suppuration les tumeurs que l'on voulait combattre. Je ne saurais recommander au médecin trop de prudence dans la prescription de ce moyen puissant ;

je ne saurais recommander non plus aux malades trop d'attention à ne pas aller au-delà de ce qui leur aura été prescrit
à cet égard. D'ailleurs, la plupart du temps il suffit, pour
amener la résolution des engorgements chroniques, de faire administrer la douche partout ailleurs que sur la région malade,
et bien souvent encore la douche sur cette région peut devenir
un obstacle grave à la guérison. M. le docteur Gromier, secrétaire
de la société médicale d'émulation de Lyon, dans un savant
mémoire sur différentes eaux sulfureuses (1), donne sur l'action
de la douche les meilleurs conseils, je vais les transcrire ici.

« La douche doit-elle être générale ou locale ? J'ai vu sous
ce rapport commettre les plus grandes imprudences et je n'ai
pas su moi-même m'en préserver. Une pratique banale, admise
chez les baigneurs, consiste à faire administrer la douche précisément sur l'endroit correspondant à la douleur. Eh bien !
c'est là un très-grave abus, qui devient la source d'une foule
d'accidents. Je me suis assuré que, toutes les fois qu'une affection
même chronique conservait encore un certain degré d'excitabilité,
la douche locale est dangereuse, en réveillant les douleurs et
l'inflammation au-delà du point nécessaire pour en opérer la
résolution ; et bien qu'il soit établi et reconnu, depuis Bordeu,
qu'une inflammation chronique ne guérit qu'à la condition de
repasser à l'état aigu, on se tromperait d'une manière étrange
en envisageant cette proposition comme absolue, et en se fi-
gurant qu'il suffit d'abandonner au hasard le soin d'en régler
l'intensité. La douche locale est rarement applicable ; elle ne
devient nécessaire que dans les cas où l'état chronique est
très-invétéré, et s'accompagne d'un état d'atonie qu'il est important de stimuler d'une manière vigoureuse. Dans toutes les
autres circonstances, l'excitation produite par la douche générale sur la peau et tout l'organisme, devient en général suffisante pour dissiper une affection locale, en raison de ce
principe physiologique que, toutes les fois qu'un organe est dans
un état de souffrance, c'est sur lui en particulier que vont re-
tentir toutes les stimulations subies par le malade. »

(1) *Mémoires de la société médicale d'émulation de Lyon*, tome 1er.

Comparons à ces sages conseils d'un excellent praticien ceux que donne M. le docteur Hutin dans son *Guide des baigneurs à Plombières.*

« Dans les affections chroniques de l'estomac et des entrailles, dans les engorgements du foie, on peut compter à la fois sur l'action directement styptique et doucement stimulante de l'eau prise en boisson, et sur ses effets révulsifs à la peau ; il faut, en de tels cas, prendre des bains prolongés de quatre, cinq, six heures, pendant lesquels on peut boire un verre d'eau de trente en trente minutes, et terminer la séance par une douche sur les diverses régions de l'abdomen. Dans ces circonstances, on se trouve bien aussi de prendre et conserver, en se recouchant, un grand lavement d'eau thermale. » Eh bien ! qu'armé de ce livre, un malade veuille, comme cela arrive souvent, se soigner lui-même et qu'il se fasse administrer la douche sur le ventre, pour se guérir d'une inflammation chronique d'un ou de plusieurs des viscères abdominaux, ne courra-t-il pas le risque de voir tous ses maux augmenter, de rendre souvent ainsi une maladie mortelle, de très-guérissable qu'elle était ? Et s'il boit en outre un verre d'eau thermale toutes les demi-heures, alors que son estomac sera doué d'une grande irritabilité, n'ajoutera-t-il pas encore beaucoup à la somme de ses maux ? Et puis ce bain de 5 ou 6 heures ne pourra-t-il pas être infiniment trop long ? Enfin le grand lavement d'eau minérale ne pourra-t-il pas augmenter encore l'irritation causée par ce traitement si légèrement prescrit ? Du reste, où M. Hutin a-t-il vu que nos eaux thermales étaient styptiques ? Jamais elles n'ont eu cette propriété, et elles l'ont eue pour M. Hutin moins que pour personne, ainsi qu'il le raconte aux pages 107, 108 et 109 de son livre.

Nous avons à Plombières des douches descendantes nombreuses. Il est à regretter souvent qu'elles n'aient pas un volume plus considérable. Nous avons des eaux beaucoup plus chaudes que celles d'Aix en Savoie : mieux recueillies qu'elles ne le sont, nous pourrions avoir des douches qui ne le céderaient en rien à celles si renommées de ce therme célèbre.

La source de soufre et la source d'alun d'Aix en Savoie, sources toutes deux styptiques celles-là, ont de 44 à 45 degrés centigrades seulement, et fournissent 26,000 hectolitres d'eau par jour. Notre source du bain Romain a 70 degrés centigrades, et fournit, dans le même espace de temps, 7,200 hectolitres, et ce n'est là qu'environ le quart de l'eau thermale de Plombières.

Il faudrait encore, comme à Aix, amener les masseurs jusque dans les cabinets de douches. J'avais introduit cette amélioration et je n'avais qu'à m'en applaudir pour mes malades ; mais mes masseurs et mes masseuses n'avaient pas d'abri pour se tenir au chaud dans l'intervalle d'une douche à l'autre, mes malades ne se succédant pas toujours dans le même cabinet. A la fin de l'été, mes masseurs et mes masseuses toussaient tous. L'année suivante, ils voulaient recommencer ce dangereux métier, mais je m'y suis opposé dans leur intérêt : ils seraient tous morts phthisiques.

Il faudrait aussi à Plombières de meilleurs appareils de douche à température toujours uniforme, ce qui serait bien facile. La position du malade, quand il reçoit la douche, mérite aussi une grande attention de la part du médecin : en général, il vaut beaucoup mieux que le malade reçoive sa douche étant couché sur un lit de sangle, la tête et le haut du corps plus ou moins élevé, qu'étant assis ou debout. Il faut, pour que la douche produise tout son effet, que les muscles et la peau soient dans le plus grand relâchement possible ; que les muscles, par conséquent, soient à demi fléchis, et que le malade s'abandonne sans aucun effort. J'insiste beaucoup sur ces derniers conseils, ils ont une grande importance.

De la douche écossaise.

La douche écossaise, ou douche alternativement froide et chaude, agit bien moins par sa force d'impulsion que par ses changements brusques et fréquents de température, lorsqu'en vingt ou trente secondes, elle passe de 20 degrés Réaumur, par exemple, à 30 degrés. Au moment où l'eau froide cesse de couler, la peau tend à réagir contre l'impression qu'elle a produite ; l'eau chaude vient augmenter cette réaction de tout son effet ; et quand revient l'eau froide, elle trouve déjà une peau plus vivante, si je puis ainsi dire, et plus disposée à réagir contre elle. Ces actions et ces réactions ont donc pour effet d'appeler à la peau plus de sang, et de faire produire, par conséquent, à cet organe une plus grande quantité d'électricité négative.

Pendant la durée de la douche écossaise, douche que l'on ne connaissait pas avant moi à Plombières, je fais prendre souvent un bain de jambe de 30 à 32 degrés Réaumur, pour empêcher ainsi toute surexcitation cérébrale.

Je ne connais pas de moyen plus capable de fortifier les malades chez lesquels l'affaiblissement de la peau a produit des accidents nerveux et des troubles plus ou moins graves dans les fonctions des différents organes.

La douche écossaise est un remède précieux, que l'on devrait employer souvent dans la pratique habituelle de la médecine.

De la douche intestinale, autrement dite douche ascendante.

Il est rare que cette douche produise à Plombières des accidents hémorroïdaux. On le conçoit quand on sait que le rectum est un organe alcalin et que nos eaux, en activant surtout les fonctions des organes acides, s'opposent aux tensions morbides des organes alcalins, par suite de l'accumulation sur eux d'une trop grande quantité d'électricité positive. Il faut donc, pour que la douche ascendante produise ici un flux hémorroïdal, que le malade y soit naturellement très-disposé ; mais cette douche, traversant le rectum, va remplir et distendre le côlon, provoquer l'évacuation des matières alvines qu'il renferme, provoquer aussi une sécrétion plus abondante de substances acides à la surface de sa muqueuse. Une partie de l'eau thermale dont elle remplit le gros intestin est absorbée et agit comme altérant. Enfin cette douche, en dilatant l'intestin et en le mettant ainsi en contact avec tous les organes qui l'environnent, provoque une multitude de phénomènes électriques, dus à l'électricité par influence, qui contribuent souvent beaucoup à ramener à l'état normal les organes digestifs et leurs annexes. Mais cette douche ne doit jamais être prescrite tant que le médecin ne s'est pas assuré que le rectum et le côlon de sou malade pouvaient en supporter l'action.

De la douche vaginale.

Les maladies de la matrice et de ses dépendances sont encore bien peu connues, et nous en avons la preuve dans la désespérante lenteur que nous mettons à les guérir. Ce ne sont pas de ces inflammations pures et simples, que la saignée et la diète et que la nature aussi suffisent à guérir promptement.

Si cela était, les savants mémoires que mon ami M. le docteur Treille a publiés, il y a longtemps déjà, sur cette matière, n'auraient rien laissé à désirer ; et cependant empressons-nous de dire que rien de plus sage ni de plus complet n'a été écrit jusqu'à présent sur ces affections si communes et souvent si graves.

Mais cela suffit-il ? non, bien certainement non, et nous arriverons à une époque où les maladies de matrice, beaucoup moins fréquentes, disparaîtront en quelques jours quand nous aurons bien constaté leur nature, quand nous saurons bien à quelle cause et à quel trouble de sécrétions elles doivent leur naissance.

La douche vaginale est un puissant moyen contre beaucoup de ces maladies ; mais elle a besoin d'être employée avec une grande prudence. Sa température doit être surveillée avec beaucoup de soin ; il en est de même de sa force d'impulsion, que l'on modifie facilement en diminuant ou en augmentant l'ouverture du robinet que l'eau traverse : en général il vaut mieux la prescrire faible que forte, et en régler l'ouverture avant l'introduction de la douche. Pour avoir négligé cette précaution, j'ai connu une dame qui a été fortement blessée par le choc de la canule que l'eau poussait devant elle.

CHAPITRE V.

De l'étuve.

L'étuve est un des meilleurs remèdes que le médecin puisse opposer à la plupart des maladies chroniques. Elle convient si bien à l'homme que tous les vieux peuples en ont conservé l'usage habituel comme un des plus puissants moyens de l'hygiène, ainsi qu'on peut le voir chez les Asiatiques, les Russes d'Europe et tous les Africains de la civilisation barbare.

Les Grecs et les Romains avaient l'étuve en très-grand honneur. Au rapport de Strabon, les premières étuves furent dédiées à Hercule. *Exstat apud Pisandrum calida balnea fuisse cognominata herculea, quod Minerva olim fesso Herculi sudatoria parasset*, dit Baccius. Ainsi c'était au dieu de la force que les anciens avaient dédié les bains de vapeur : tout le monde sait comment les prenaient les Grecs et les Romains, et comment les prennent encore les Orientaux, les Africains et les Russes.

Ces peuples ne se contentent pas d'échauffer la peau par la haute température de la vapeur, ils l'excitent encore par des lotions d'eau, plus ou moins froide, prise en bain très-court ou en arrosement, eau tantôt pure, tantôt mélangée d'essences ; ils se frictionnent avec des savons parfumés, et tous ont recours au massage dont je parlerai plus loin.

Toutes ces pratiques ont pour effet d'augmenter les fonctions de la peau, qui sont d'une telle importance que, chez les Arabes, lorsqu'on s'aborde, on ne se demande pas comment on se porte, mais comment on sue : *ente haar?* et malheur à celui qui répond : *ma fisch haar*, je ne sue pas.; une maladie grave, la mort même le menacent !

L'étuve convient donc au traitement de presque toutes les maladies chroniques, dans lesquelles les fonctions de la peau sont affaiblies ; elle convient surtout aux personnes dont le sang est devenu trop plastique, trop riche ; entre les mains d'un médecin habile, elle est un des meilleurs remèdes pour combattre les incommodités de la vieillesse, pour en retarder la venue et pour augmenter ainsi la durée de la vie.

Nous avons à Plombières une masse énorme d'eau thermale, et si elle était bien recueillie depuis le bain des Romains jusqu'à la hauteur de l'église seulement, on en aurait là plus de mille litres par minute ou 1,500,000 litres par jour, et cette eau a de 60 à 70 degrés centigrades. Avant de la faire servir aux bains, on pourrait donc échauffer à son aide de vastes étuves, qui régneraient sous la rue dans toute cette partie de la ville et qui attireraient à elles seules, chaque année, des milliers de malades.

Ce n'est pas que la vapeur de notre eau ait des propriétés différentes de celles de la vapeur d'eau ordinaire, rien au moins ne l'indique. Les sels que notre eau contient ne sont pas volatils : aussi, quand M. le docteur Hutin dit que la vapeur de l'eau de Plombières est alcaline, qu'il s'en est assuré, il commet une erreur, et du reste il aurait dû nous dire par quel procédé il avait acquis cette certitude. Je sais bien que, dans une étuve salement tenue, la vapeur peut devenir promptement ammoniacale, mais cette ammoniaque n'est qu'un accident dû au défaut de soins et non pas à l'eau elle-même.

M. Hutin dit que l'on trouve une notable quantité de carbonate de chaux dans la vapeur de notre eau. Comme plusieurs de nos cabinets d'étuve ont à la partie supérieure de leurs voûtes quelques stalactites de ce sel, notre confrère a pensé sans doute qu'elles étaient déposées par la vapeur, tandis qu'elles sont produites par la filtration de l'eau à travers les mortiers des voûtes. Pour expliquer la présence de ce carbonate de chaux et de sels de soude dans la vapeur, il suppose aussi la volatilisation de la glairine qui entraînerait ces sels dans ses mailles : ce ne sont que des suppositions. Toutefois, nos étuves sont de beaucoup préférables à celles des pays de plaine, à cause de la grande élévation de notre ville, qui, en diminuant beaucoup la pression de l'atmosphère sur la peau, permet au sang de s'y porter avec bien plus de facilité qu'il ne le pourrait sous une pression atmosphérique plus forte. Ensuite, la peau des personnes qui font usage de nos étuves est presque toujours préparée à cette médication par l'action de nos bains ; déjà ceux - ci ont modifié la composition des humeurs, ont agi comme altérant, ou cette action a été produite par la boisson de notre eau si les bains ont été défendus ; enfin nos étuves n'éprouvent pas les nombreuses variations de température auxquelles sont habituellement sujettes les étuves chauffées artificiellement, et cela est encore une considération très-importante. Chez beaucoup de personnes, il est nécessaire que les bains et les étuves n'éprouvent pas de brusques changements. Nos bains peuvent être administrés à une température toujours égale ; ils ont toujours le même degré de minéralisation ; nos étuves ne peuvent pas non plus varier beaucoup, et si elles étaient mieux construites, elles auraient à peu près toujours la même température, qui, du reste, ne s'élève jamais au point de dépasser le but à atteindre et de produire une violente surexcitation.

Le bain de vapeur convient à une foule de malades, et cependant il a besoin d'être surveillé de très-près, et pour sa température et pour sa durée. Toutes les fois que je le prescris, j'accompagne mes malades, aussi longtemps du moins qu'ils ne sont pas habitués à ses premiers effets et qu'ils ne savent pas encore le temps qu'ils peuvent le supporter sans risque. Pendant la durée de ce bain, je fais souvent laver les jambes et les pieds, tout le corps même du malade avec l'eau qui échauffe nos étuves et qui agit bien plus puissamment encore que la vapeur. En général, dès que le pouls atteint de 100 à 110 pulsations par minute, je fais cesser le bain ; mais souvent aussi j'empêche, par des aspersions d'eau plus ou moins froide, le pouls d'atteindre cette vitesse, et ces aspersions sont très-facilement supportées par les personnes les plus délicates, à la condition d'en modifier la température en raison de l'irritabilité des malades. M. le docteur Hutin a tort de donner, comme règle générale, que le corps se couvre en quelques minutes, à l'étuve de Plombières, d'une humidité remarquablement visqueuse ; il a tort d'attribuer cette viscosité, quand elle existe, à la glairine contenue suivant lui dans la vapeur, ce qui n'a pas lieu du tout. Cette sueur visqueuse se remarque surtout chez les personnes dont la peau est mauvaise, et principalement sur les membres affectés de douleurs rhumatismales.

Les faits suivants montreront toute la puissance de l'étuve dans des cas que le plus grand nombre des médecins considéreraient comme entièrement au-dessus des ressources de l'art.

CINQUIÈME OBSERVATION.

M. P..., âgé de 60 ans, conseiller à la cour royale de Metz, me fut adressé par mes deux confrères et mes amis MM. Mareschal fils et Scoutetten, pour entretenir chez lui de dernières illusions et lui faire espérer encore une guérison que tout semblait rendre impossible. M. P.. avait fait une chute violente sur le siége ; deux mois après il avait commencé à se plaindre de douleurs dans la région épigastrique et dans l'hypocondre droit. Bientôt on avait reconnu l'existence d'une tumeur très-volumineuse, située au-dessous du grand lobe du foie ; puis de la fluctuation s'était présentée vers la tubérosité sciatique du côté droit : on avait ouvert, et un abcès fistuleux, donnant un pus ichoreux très-fétide, avait succédé à cette opération. On pensa que la chute avait déterminé la fracture d'une portion de vertèbre, que la tumeur abdominale était un abcès par congestion en rapport avec la fistule ; on considérait ce cas comme inévitablement mortel.

A son arrivée à Plombières, un an environ après sa chute, M. P... avait une anasarque s'élevant déjà jusqu'à la hauteur de l'ombilic. Il était dévoré par la fièvre hectique et il était, comme on le pense, d'une grande faiblesse.

Dans cet état, M. P... voulait se baigner : il croyait que nos bains seuls avaient la puissance de le guérir. Ce ne fut pas sans difficulté que j'arrivai à lui faire comprendre que les bains ne pourraient qu'augmenter l'hydropisie déjà si menaçante et qu'aggraver son mal. Je lui prescrivis des bains de vapeur d'une durée de dix à quinze minutes. Il les supporta très-bien ; l'atmosphère de l'étuve devenait promptement très-fétide ; elle avait l'odeur du pus qui sortait par la plaie fistuleuse. Après trois semaines de ce traitement, M. P.. retourna à Metz beaucoup mieux ; mes confrères continuèrent à lui faire prendre des bains de vapeur et bientôt il fut entièrement rétabli. Il mourut 5 ans plus tard, tué par une apoplexie foudroyante.

Ce fait est bien curieux et il mérite d'être médité par les praticiens. Il montre combien la nature et l'art sont puissants encore dans des cas en apparence désespérés ; l'observation suivante offre tout autant d'intérèt.

SIXIÈME OBSERVATION.

M. Charles Génin, de Charmes, fils du docteur Génin, médecin distingué et mon ami, était à 15 ans au collége à Lunéville, lorsqu'il eut une tumeur assez volumineuse et mobile, située à l'hypocondre droit. Nos eaux prises en bains et en douches la firent disparaître, et le jeune malade paraissait entièrement rétabli, lorsqu'à la fin de l'automne il éprouva de vives douleurs abdominales, beaucoup de fièvre, du dévoiement. Bientôt on reconnut l'existence d'une grosse tumeur, située à 5 ou 6 centimètres au-dessous des côtes à droite, et plongeant profondément dans la fosse iliaque interne de l'épine antérieure de l'os des iles. Un prolongement d'une dureté osseuse, de 6 ou 7 centimètres de large, s'étendait jusqu'à la ligne blanche. A ce mal si grave on opposa les saignées locales, les applications et les boissons émollientes ainsi que la diète, puis on arriva aux fondants de toute nature ; mais le mal allait toujours en empirant. Je vis à la fin de l'hiver notre jeune et intéressant malade : sa peau était sèche et *poudreuse,* ce qui tenait à ce qu'elle ne fonctionnait presque plus. Je conseillai des bains alcalins et surtout nos eaux.

Mon confrère m'écrivit plusieurs fois au mois de mai pour me dire qu'il ne savait pas si son fils vivrait encore le soir, et qu'il ne savait comment me l'envoyer ; enfin il arriva roulé sur lui-même, les talons collés au siége ; il était dévoré par une fièvre ardente ; il avait la tête brûlante et les extrémités glacées ; le dévoiement continuait toujours ainsi que de vives souffrances. Le marasme était arrivé à ce point chez ce jeune homme que, bien qu'il fût de grande taille et qu'avant sa maladie il pût peser déjà 65 kilogrammes, la servante de sa mère le portait au bain sur son bras et le rapportait de même. Je lui prescrivis des bains de 28 à 29 degrés. Réaumur et l'étuve. En 65 jours qu'il passa à Plombières, il prit 55 étuves et partit entièrement guéri. Il avait augmenté à Plombières d'environ 15 kilogrammes ; depuis lors il n'a pas cessé de jouir de la meilleure santé. -

Si l'on avait continué à faire chez ce jeune homme de la médecine locale, à traiter ses tumeurs par des saignées et des fondants, il aurait promptement succombé ; mais j'avais constaté chez lui un affaiblissement très-considérable des fonctions de la peau ; j'avais reconnu que c'était à cette grave lésion qu'il fallait attribuer la maladie toute entière, et le succès vint confirmer bientôt la bonté de mon diagnostic.

CHAPITRE VI.

De l'eau thermale de Plombières en boisson.

Pour expliquer le mode d'action de l'eau thermale appliquée sur la peau, nous avons été obligés de décrire longuement les fonctions de ce vaste organe. La même nécessité se présente pour l'estomac, si nous voulons apprécier le mode d'action de notre eau thermale prise en boisson.

Nous avons vu tout à l'heure les physiologistes impuissants à expliquer les fonctions de la peau ; ils n'ont pas été plus heureux dans les efforts qu'ils ont faits pour se rendre compte des fonctions du tube digestif.

Depuis les expériences ingénieuses de Réaumur et de Spallanzani, qui avaient prouvé l'existence du suc gastrique et sa propriété de dissoudre les aliments, et d'opérer même hors de l'estomac une digestion artificielle, à l'aide d'une température convenable, la science n'avait pas fait de progrès réels, et même on pourrait l'accuser d'avoir fait des pas rétrogrades, si, dans ces derniers temps, nous n'avions pas eu les beaux travaux de Gmelin et Tiedman, travaux provoqués par l'Institut et mal appréciés cependant par cette illustre société (1).

Ces savants ont prouvé que, chez tous les animaux vertébrés, les aliments mis en contact avec l'estomac obligeaient ce viscère à sécréter un suc d'autant plus abondant et plus acide qu'ils étaient eux-mêmes en plus grande masse et plus stimulants ; que ce suc avait la propriété de dissoudre les aliments et de les réduire en chyme, et que ce chyme, malgré son mélange avec la bile et le suc pancréatique, conservait souvent son acidité dans toute la longueur du tube intestinal. Ils ont prouvé

(1) *Recherches expérimentales physiologiques et chimiques sur la digestion*, *etc.*, par Tiedman et Gmelin. Paris, Baillère, 1827.

aussi que, hors de la présence des aliments, quand l'estomac n'était plus stimulé par eux, le liquide qui baignait sa membrane muqueuse était neutre ou à peu près neutre ; mais ils n'ont pas su à quoi attribuer cette faculté qu'avait l'estomac de sécréter des sucs tantôt acides et tantôt neutres ; ils ne voyaient pas l'économie d'assez haut : ils ont préparé les pierres de l'édifice, ils n'ont pas su le construire. Mon frère, toujours guidé par le flambeau des doctrines électrochimiques, a montré comment l'estomac, organe acide de même que la peau, et par conséquent organe négatif comme elle, dès qu'il était distendu par les aliments et rapproché ainsi du foie et de la rate, organes positifs, s'électrisait par influence, laissait écouler le long de ses nerfs le fluide positif, qui neutralisait auparavant son fluide négatif et séparait du sang qui baignait son tissu les substances négatives comme lui, pour les repousser et en faire la matière de sa sécrétion ; tandis que pour se nourrir, il s'assimilait les principes positifs, en vertu de cette loi qui veut qu'une électricité attire toujours à elle l'électricité contraire.

Dès lors, on conçoit, et le rôle, jusqu'ici ignoré, de la rate et une partie de celui du foie. On comprend cette admirable prévoyance de la nature qui n'a pas voulu que l'estomac, dans l'état de vacuité, sécrétât des sucs acides, qui auraient corrodé sa membrane que les acides peuvent dissoudre. On comprend aussi comment la muqueuse intestinale peut séparer du chyme un liquide alcalin, le chyle, dont par conséquent l'électricité est opposée à la sienne. On comprend que la salive, la bile et le suc pancréatique aient pour fonction principale de fournir au chyme les substances alcalines qui doivent plus tard se retrouver dans le chyle, substances qui doivent encore stimuler la muqueuse gastro-intestinale, en y faisant un plus puissant appel de l'électricité de nom contraire. Maintenant aussi on peut comprendre le fait remarqué déjà par Hippocrate, mais inexpliqué jusqu'à ce jour, que l'*aliment fortifie, puis est assimilé*. Il fortifie dès qu'il touche aux parois de l'estomac, parce qu'indépendamment de son contact, qui est déjà une cause puissante du développement de l'électricité négative, en rapprochant l'estomac de la rate et du foie, ces différents organes s'électrisent mutuellement par influence, et fournissent ainsi à l'économie les fluides électriques ou nerveux qui commençaient à lui manquer.

Lors donc que notre eau thermale vient, à la température de 38 à 42 degrés Réaumur, distendre l'estomac, elle doit agir nécessairement sur lui comme le ferait l'aliment, développer son électricité négative, et par suite de son simple contact, et par suite aussi de son alcalinité et du rapprochement qu'elle occasionne entre les parois de l'estomac, la rate et le foie. Il y a donc, dans le même moment, production nouvelle des deux électricités, augmentation des forces de l'économie. Il y a aussi une absorption plus puissante des matières contenues dans le reste du tube intestinal, absorption provoquée tout à la fois par la stimulation d'une eau chaude et alcaline, et par la sécrétion d'une quantité plus considérable de bile et de suc pancréatique. N'oublions pas de remarquer ici que cette absorption a pu être augmentée déjà par l'action de l'eau prise en bains. Car, ainsi que mon frère l'a encore démontré, toutes les fois qu'un organe acide un peu important, et la peau l'est beaucoup, reçoit une forte stimulation, tout le reste de l'appareil acide du corps la partage. C'est en partie à cela sans doute que nous devons attribuer la grande quantité d'urine que sécrètent nos malades. Les reins, organes éminemment acides aussi, et à l'égard desquels les capsules surrénales remplissent probablement des fonctions analogues à celles de la rate et du foie sur l'estomac, les reins partagent la tension de la peau et du tube intestinal, leur sécrétion devient plus abondante et plus acide.

Mais l'alcalinité de votre eau est-elle suffisante, me dira-t-on peut-être, pour la rendre comme boisson un médicament de quelque valeur, et n'agit-elle pas seulement comme le ferait de l'eau ordinaire chauffée à la même température ? Non certes. J'ai déjà démontré que notre eau est suffisamment alcaline pour agir puissamment sur la peau des personnes qui s'y baignent : elle agit également par son alcalinité sur le tube digestif quand elle est prise en boisson. Beaucoup de malades en boivent un litre ou cinq verres, qui contiennent près de 30 centigrammes de sels de soude, dont plus du tiers est formé de sous-carbonate de cette base; or l'eau seconde de chaux, que l'on administre avec un grand succès dans le traitement de beaucoup d'affections chroniques des voies digestives, agit puissamment déjà à la dose de 30 grammes, et 30 grammes d'eau ne peuvent pas dissoudre tout à fait 4 centigrammes de chaux, cet alcali n'étant soluble que dans 758 fois son poids d'eau, ainsi que l'a expérimenté Thompson, et étant bien moins actif que la soude. Mais, dira-t-on, la chaux dans l'eau seconde est caustique et la soude dans l'eau de Plombières est à l'état de sous-carbonate. Je n'en disconviens pas; mais indépendamment de ce que l'acide carbonique est loin d'enlever à la soude toutes ses propriétés alcalines, tout le monde sait que la chaux, introduite dans l'estomac, est neutralisée à l'instant par les acides que contient ce viscère, de même que le sous-carbonate de soude y est décomposé par ces mêmes acides.

On voit donc que notre eau thermale en boisson peut exercer sur l'économie une grande influence; mais par cela même, il ne faut la prescrire qu'à propos. Elle peut faire beaucoup de bien, et elle peut faire aussi beaucoup de mal.

Alors que la peau et le tube intestinal sont affaiblis, alors que le tube intestinal ne réagit plus avec assez d'énergie sur le bol alimentaire, l'eau du Crucifix, et mieux encore celle du bain des Dames, doivent être prescrites en boisson. On pourra, à leur aide, hâter beaucoup le rétablissement du malade, et faire disparaître souvent des accidents qui simulaient une inflammation profonde des voies gastriques, et qui étaient dus au contraire à un état tout opposé.

Mais si les voies digestives étaient surexcitées, si elles étaient le théâtre habituel d'une *tension électrique* trop grande, notre eau thermale en boisson pourrait devenir funeste. Alors, tandis qu'il faudrait peut-être stimuler médiocrement la peau par des bains et des douches, il faudrait aussi prescrire des boissons acidules et un régime dont on écarterait avec soin tous les stimulants de cet état morbide.

Je dois faire observer encore que la boisson de notre eau thermale peut devenir dangereuse aux personnes chez lesquelles

les sécréteurs acides n'ont pas fonctionné depuis longtemps avec assez d'énergie, et chez lesquelles, par conséquent, il y a, dans le torrent de la circulation, une quantité d'acides trop considérable. Ces personnes ont alors le sang très-plastique ; elles sont disposées aux congestions organiques et une stimulation trop vive des organes abdominaux pourrait en produire de très-graves. Avant donc de prescrire la boisson de nos eaux, étudions avec soin l'état des sécrétions de nos malades, et nous pourrons alors, mais seulement alors, leur donner des avis que la science avouera et dont la pratique confirmera l'utilité.

Beaucoup de personnes, qui ne peuvent pas digérer l'eau thermale au bain, la digèrent facilement sous l'excitation de la promenade. C'est avant le bain qu'il faut que ces malades aillent boire l'eau, et jamais il ne faut qu'ils en boivent une nouvelle dose tant que la première accuse encore sa présence dans l'estomac.

CHAPITRE VII.

De l'eau savonneuse et de l'eau ferrugineuse en boisson.

Eau dite savonneuse.

De tout temps on a mêlé l'eau savonneuse à l'eau thermo-minérale pour abaisser la température de cette dernière, lorsqu'on l'emploie en bains ou en douches. On ne pourrait, sous ce rapport, que lui attribuer des propriétés négatives, si l'on ne savait qu'à raison de sa composition chimique, elle peut produire une excitation salutaire ; je m'en suis quelquefois avantageusement servi en l'employant en bains et en douches, sans mélange d'eau thermale. Elle agissait alors de la même manière que le bain froid, comme tonique ou antiphlogistique suivant sa durée ; mais son effet tonique était légèrement accru par sa minéralisation.

Un grand nombre de malades en font usage en boisson ; pour la digérer sans peine, il est souvent nécessaire de la mélanger avec un sirop qui en relève la saveur, car cette eau est naturellement fade, ce qu'elle doit autant à sa composition chimique qu'à sa température ; elle devient ainsi une excellente tisane pour la cure de beaucoup d'inflammations des reins et de la vessie ; elle aide la sortie des *graviers* que contient trop souvent ce dernier organe ; par ses sels alcalins elle active la sécrétion de l'acide urique, s'oppose ainsi à la précipitation des phosphates de chaux et ammoniaco-magnésiens, en même temps qu'en étendant l'urine, elle diminue l'action trop excitante que ce liquide exerce souvent sur la muqueuse vésicale.

L'eau savonneuse en boisson peut hâter beaucoup aussi la guérison des gastrites chez les malades habitués à une nourriture et à des boissons stimulantes, qui suivent ici un régime doux, et remplacent par l'eau savonneuse le vin, le café et les liqueurs dont ils faisaient usage. Cependant je ne la conseille, dans ce cas, qu'aux personnes qui veulent absolument boire de l'eau minérale, et auxquelles l'eau thermale et l'eau ferrugineuse ne pourraient point convenir, administrées sous cette forme.

Eau ferrugineuse.

L'eau ferrugineuse de Plombières ne s'emploie guère qu'en boisson. C'est un excellent tonique, qui convient parfaitement dans les cas de débilité de l'estomac.

Lorsqu'une croissance trop rapide, une habitation humide et sombre, une vie trop sédentaire, ou d'autres causes produisant les mêmes mauvais effets, ont laissé l'économie dans un tel état de faiblesse que la menstruation ne peut s'établir chez les jeunes personnes, notre eau ferrugineuse pourra rétablir l'équilibre et amener les plus heureux résultats. Un régime doux, l'air pur et léger de nos montagnes la seconderont puissamment, en favorisant le rétablissement des fonctions du tube intestinal et de la peau. Mais avant de conseiller l'eau ferrugineuse, examinons avec attention l'état des viscères ; ne négligeons pas non plus l'examen, si important dans ce cas, des organes de la circulation, et en prescrivant à nos malades un exercice inaccoutumé, prémunissons-les soigneusement contre le danger d'un exercice trop violent d'abord, qui pourrait occasionner des désordres irréparables.

CHAPITRE VIII.

Des ventouses et du massage.

Les ventouses scarifiées et sèches.

Les ventouses sont un des remèdes le plus anciennement connus, et l'un de ceux qui étaient, au moyen âge, le plus employés aux eaux thermales. Il paraît qu'à Plombières, au siècle dernier encore, on regardait leur application comme le complément nécessaire du traitement de nos eaux, et que tous les baigneurs s'y faisaient ventouser, au moins une fois, pendant leur séjour. C'était abuser d'un excellent moyen, et cet abus avait fini par le mettre dans un discrédit tel, qu'à mon arrivée à Plombières, on ne connaissait plus les ventouses que de nom. J'ai contribué beaucoup à les remettre en honneur, et je dois avouer ici que je leur dois un grand nombre de guérisons remarquables. Dans les inflammations chroniques, alors que de fréquentes applications de sangsues ne peuvent être supportées par les malades, on peut prescrire sans crainte les ventouses scarifiées, dont on modère à volonté l'écoulement. Elles ont sur les sangsues le grand avantage de ne point affaiblir autant les malades. Mais comment agissent-elles? Tous les praticiens savent que l'application d'une seule ventouse, même non scarifiée, suffit souvent pour enlever d'atroces douleurs. Certes, ce n'est pas à la légère irritation qu'elle peut déterminer sur la peau qu'il est possible d'attribuer un effet semblable, voyons donc si nous n'en trouverons pas la cause ailleurs. La peau, qui se trouve soustraite sous la ventouse à la pression de l'atmosphère, est à l'instant même gonflée par un afflux considérable de sang, qui bientôt, brisant les vaisseaux qui le contiennent, vient teindre la peau en noir plus ou moins foncé et produire une véritable ecchymose. Cet effet est partagé plus ou moins profondément par le tissu cellulaire sous-cutané. Qu'en résulte-t-il? Ces tissus, habituellement non conducteurs de l'électricité, le deviennent à l'instant même à un haut degré, et l'électricité opposée à celle de la peau et dont la tension trop forte produisait la douleur, vient s'écouler à la surface du corps et occasionne ainsi un soulagement souvent aussi prompt que la pensée.

C'est de cette manière seulement qu'agissent les ventouses sèches, et cela ne doit pas empêcher les praticiens de les compter au nombre des meilleurs et des plus puissants remèdes.

SEPTIÈME OBSERVATION.

Madame V., de Plombières, avait depuis longtemps la santé la plus délabrée. Enceinte, elle avait eu pendant tout le cours de sa grossesse une ascite et une anasarque. Trois jours après ses couches, elle se leva et marcha sans chaussure sur un pavé humide et froid, et elle eut à l'instant même une hémiplégie complète.

L'état de son pouls, tous ses précédents ne me permettaient pas de recourir à la saignée générale. Je lui couvris les cuisses et les jambes de ventouses sèches, et en une demi-heure, la compression cérébrale et les accidents qu'elle avait produits avaient entièrement cessé.

A côté de cette preuve remarquable de la puissante action des ventouses sèches, je pourrais en citer une foule d'autres, et les montrer surtout comme le moyen le plus prompt de faire cesser instantanément d'atroces douleurs abdominales, qu'elles soient dues à une affection du tube digestif ou de ses annexes.

Je pourrais dire aussi que les ventouses sont encore un des remèdes le plus en vogue chez les Allemands, et que tout paysan russe sait en appliquer au besoin, en se servant pour cela des pots de terre ou de fonte qui meublent sa chaumière; mais ne nous écartons pas trop de notre sujet.

Du massage.

Le massage, si bien apprécié par les Orientaux qu'il est tombé chez eux dans le domaine de l'hygiène publique, est à peine connu en France, et cependant son action est des plus fortes, son influence des plus heureuses.

Bien plus puissant que les simples frictions, il peut donner à la peau la plus grande énergie. A son aide, on guérit une foule d'irritations chroniques du tube intestinal ; à son aide aussi, on peut se débarrasser de rhumatismes anciens. Beaucoup d'asthmatiques lui devront de longs relâches à leurs maux. Les personnes qui ont une grande tendance à l'apoplexie, lui devront un soulagement plus réel qu'aux saignées dont on est si porté à abuser dans ce cas. Les vieillards enfin, à son aide, prolongeront souvent beaucoup leur vie. C'est au massage et aux étuves suivies de bain froid, que les Russes de toutes les classes prennent chaque semaine par suite de leurs idées religieuses, c'est à ces moyens surtout qu'ils doivent de compter un si grand nombre de vieillards vieux comme les patriarches.

Le massage fixera bientôt l'attention du monde médical en France, et bientôt aussi on le rangera au nombre des remèdes les plus utiles. J'ai habitué à masser plusieurs individus des deux sexes, que j'ai choisis jeunes et forts, et je puis dire que cet utile moyen a rendu déjà de grands services à beaucoup de mes malades, sans nuire à aucun.

Il y a plusieurs manières de masser, le massage des Chinois est le plus facile : il consiste en trois coups cadencés, frappés avec la main du masseur sur les membres et le bas du tronc ; celui des autres orientaux consiste surtout en frictions exécutées, a l'aide de deux doigts seulement, le long des muscles sous-cutanés que l'on pince plus ou moins fortement. Ce massage bien exécuté peut en quelques minutes développer une sueur abondante. Les Russes se massent dans leurs étuves avec des balais de bouleau garnis de leurs feuilles.

Le massage avec les deux mains enveloppant tout le membre et le pressant très-doucement, en exécutant une légère friction toujours dirigée de haut en bas, est un remède excellent à opposer à la plupart des entorses. Un quart d'heure de ces frictions en apparence si peu puissantes suffit souvent pour faire disparaître la douleur et le gonflement, quelque considérables qu'ils soient, et en les renouvelant deux fois par jour, il faut moins de jours pour guérir ces accidents, habituellement graves, qu'on n'emploie ordinairement de semaines à l'aide d'autres traitements.

Le massage a tant de puissance qu'exercé en frictions douces de haut en bas, le long du corps et des membres, même par dessus les vêtements, il suffit souvent pour enlever en quelques minutes de grandes fatigues.

CHAPITRE IX.

Des causes des maladies, ou de l'étiologie.

La connaissance des causes des maladies est une partie très-importante et beaucoup trop négligée maintenant de l'art de guérir. La médecine moderne accorde généralement toute son attention aux effets des maladies et elle perd ainsi ses plus puissants moyens d'action. Cela est vrai pour le traitement des maladies chroniques tout aussi bien que pour celui des maladies aiguës. Les premières même ne doivent la plupart du temps leur longue durée qu'à la persistance d'action des causes qui les ont fait naître. Souvent, par exemple, un malade souffre du tube intestinal parce qu'il a l'habitude de manger trop vite ou trop, ou bien à des heures irrégulières ; souvent ses souffrances tiennent à l'usage de tel ou tel mets indigeste ; à ce qu'il boit trop en mangeant, ne serait-ce que de l'eau pure ; un autre a des douleurs rhumatismales qu'il doit à une habitation humide, à des vêtements insuffisants ; celui-ci a les jambes et les pieds habituellement froids et il souffre ou du ventre ou de la poitrine ou de telle autre partie du corps ; celui-là a vu se supprimer une sueur habituelle des pieds, des aisselles ou de tout le corps, et il est en proie à une maladie grave qui peut résulter aussi de la suppression ou de la diminution d'autres sécrétions. Dans tous ces cas et dans tant d'autres, que pourra le médecin s'il ne sait pas, par un examen sévère, remonter à la cause même du mal et bien comprendre son mode d'action ? « S'il est malheureusement vrai, dit M. Bouillaud, que dans l'état actuel de la science, le mécanisme d'un bon nombre de causes soit enveloppé des plus profondes ténèbres, il s'ensuit que les mêmes ténèbres doivent envelopper la nature intime des maladies produites par les causes dont il s'agit. » M. le docteur Bouillaud prouve bien par ce passage toute l'importance de l'étiologie.

Sans doute il y a encore bien des causes de maladies donc l'action est pour nous un mystère, mais le nombre de ces causes tend à diminuer chaque jour et diminuera d'autant plus vite que nous nous en occuperons davantage. Du reste, si au temps d'Hippocrate les bons praticiens accordaient déjà la plus grande importance à cette branche de la médecine, à combien plus forte raison ne devons-nous pas le faire aujourd'hui ! Tant que pour connaître une maladie nous nous bornerons à apprécier les ravages qu'elle a fait dans l'économie, les ruines qui signalent son passage, nous ne saurons rien : c'est à la cause qui l'a développée et à la manière dont cette cause a dû agir qu'il faut que nous arrivions le plus vite possible. Pour cela le médecin a besoin de patience et d'un bon jugement. Il faut souvent, pour arriver à la vérité, présenter au malade les mêmes questions sous les formes les plus différentes, et à la fin de ses réponses l'obliger, sans qu'il s'en aperçoive, à les contrôler les unes par les autres.

Ne nous bornons donc plus à envisager les maladies chroniques d'après les altérations organiques qui les accompagnent; ne nous bornons pas à consulter pour elles les enseignements si souvent trompeurs de l'anatomie pathologique; mais étudions-les dans leurs causes, et nous ferons ainsi de la médecine moins riche en mots barbares, mais infiniment plus riche en utiles applications.

CHAPITRE X.

Maladies de la peau. Atonie de cette membrane.

D'après ce que j'ai dit au commencement de cet ouvrage, on conçoit que les maladies de la peau, qu'elles soient primitives ou sympathiques, doivent se diviser en deux grandes classes. La première renfermera les maladies produites par l'affaiblissement de la fonction sécrétoire de la peau ; la seconde renfermera, au contraire, celles qui seront le résultat de l'accroissement exagéré et plus ou moins étendu de cette fonction.

Et ces deux classes, pour ne pas embrasser presque toutes nos maladies, auront besoin d'être arbitrairement bornées ; car la plupart de nos maux reconnaissent pour principale cause, des modifications apportées par les agents extérieurs dans les fonctions de la membrane qui nous enveloppe.

Atonie de la peau.

Lorsque la peau pèche par faiblesse, lorsque ses sécrétions sont diminuées, qu'elle se décolore, qu'elle se refroidit, et qu'indépendamment du trouble habituellement grave qui résulte pour l'économie toute entière d'une production trop peu considérable d'électricité négative, le sang trop acide, trop coagulable, circule avec plus de lenteur à travers des organes affaiblis, exposés à des concentrations morbides contre lesquelles ils sont sans force de réaction ; alors nos eaux peuvent produire d'admirables effets.

Cet affaiblissement des fonctions de la peau est dû pour l'ordinaire à l'influence d'habitations humides et obscures, au défaut d'exercice, à une croissance trop rapide, *à l'hérédité*, à des passions tristes, ou à d'autres causes agissant de la même manière. Et l'on comprend que je n'entends point m'occuper ici de la faiblesse de la peau due à des concentrations morbides sur d'autres organes, parce qu'alors elle n'est que le symptôme d'une autre maladie. Lors donc que cette atonie est idiopathique, sous son empire, la peau se décolore et se refroidit. Elle ne produit plus qu'en quantité insuffisante l'électricité négative dont elle est la source principale. Alors le sang peut acquérir une plasticité funeste, les muscles sont sans énergie. Le tissu cellulaire, les os, les poumons et les membranes séreuses peuvent devenir le théâtre des plus fâcheux accidents; alors aussi peuvent apparaître des névroses très-douloureuses, toutes les fonctions se font mal, la vie est incessamment menacée.

Dans ce cas, nos bains très-chauds, mais courts, des douches fortes, mais peu prolongées, des douches écossaises surtout, l'exercice sur nos montagnes, le massage, les ventouses sèches, l'eau thermale en boisson et un régime doux et analeptique, approprié à la faiblesse générale, rétablissent bientôt l'équilibre et guérissent des malades que l'on croyait désespérés.

HUITIÈME OBSERVATION.

Je fus consulté, en 1823, par M. le capitaine Og..., de Fougeroles. Ce malade avait alors les jambes et les bras œdématiés. Des ulcères scrofuleux avaient envahi les jambes : on en retrouvait de semblables au col et sur les mains; mais ceux de la main droite avait déjà détruit, en partie, la seconde phalange du pouce et altéré la seconde phalange du médius. Le troisième os du métacarpe était partagé en deux, ce que l'on reconnaissait facilement à l'aide de la sonde. Le quatrième os du même métacarpe était presque aussi malade; jusqu'alors tous les remèdes avaient été inutiles, et le dernier médecin consulté par M. Og... s'était prononcé pour l'amputation du poignet; elle paraissait en effet inévitable.

En remontant aux causes qui avaient déterminé cette maladie si grave, je ne pus pas en reconnaître d'autre que le défaut de vitalité de la peau, amené par l'habitation d'un pays froid et humide, surtout si on le compare à l'Espagne, où M. Og... avait fait longtemps la guerre. Ce défaut de vitalité de la peau me parut aussi produit par le passage d'une vie très-active à une vie très-sédentaire : sous l'influence de ces causes, qui, chez beaucoup d'individus, auraient produit de violents accès de goutte, le tissu cellulaire de notre malade s'entreprit, et agissant avec énergie sur un sang trop acide, il s'enflamma d'autant plus qu'une nourriture abondante venait ajouter à tous ces désordres.

Le tube digestif était légèrement irrité, ce qui était dû autant au chagrin que causait la maladie, qu'aux sympathies morbides exercées par les nombreuses ulcérations dont j'ai parlé.

Un régime doux, des applications modérées de sangsues et de ventouses scarifiées autour des ulcérations, des cataplasmes émollients, avaient amélioré la position de M. Og..., mais il était loin d'être guéri ; sa guérison même pouvait paraître encore très-problématique. Je le fis venir à Plombières pour y prendre les eaux.

D'abord j'ajoutai à nos bains de la farine de lin ; et je ne les lui fis prendre que tièdes. Bientôt il put les supporter sans addition de mucilage et plus chauds ; alors je leur adjoignis des douches générales, puis enfin des étuves, et en quarante-un jours M. Og... vit terminer une maladie qui pouvait paraître au-dessus de toute ressource. Sa guérison date de près de cinq années, elle est parfaite depuis cette époque ; les fonctions de la peau rétablies se sont soutenues à l'aide d'un exercice suffisant et d'un régime sain.

Un an après l'époque où je publiai cette observation, je fis voir ce malade à mon ami, M. le docteur Champion, de Bar-le-Duc, qui reconnut à chacune des cicatrices toutes les ulcérations dont j'ai parlé. Le capitaine Og... succomba, en 1829, à une cardite chronique. Cette dernière maladie reconnaissait les mêmes causes que la première affection, et si, à son début, au lieu de l'attaquer surtout par les saignées générales et locales et par une diète sévère, je l'avais combattue dans sa cause si j'avais rétabli les sécrétions languissantes de la peau, j'aurais probablement pu sauver une seconde fois ce malade ; mais la science alors n'avait pas les ressources qu'elle possède aujourd'hui.

NEUVIÈME OBSERVATION.

Mlle L. , d'une famille qui compte quelques scrofuleux, du reste bien développée, grande, forte, aux cheveux châtains, mais à la peau blanche et aux yeux largement fendus, fut affectée, en 1830, d'engorgements scrofuleux du cou et de la région parotidienne gauche, à la suite d'un refroidissement. On employa contre cette affection tous les moyens alors indiqués, et cependant on ne put empêcher ces tumeurs de s'abcéder. On attendait inutilement depuis plusieurs mois la cicatrisation des ulcères qui les avaient remplacés, lorsque je prescrivis des douches écossaises. En moins de trois semaines j'obtins, à leur aide, la guérison complète de cette dégoûtante infirmité. Mlle L. s'est mariée depuis, et elle a un enfant qui, jusqu'ici, n'a eu aucun accident de la même nature que ceux dont j'ai guéri sa mère.

Je pourrais facilement multiplier les observations de ce genre, mais celles-là suffisent, je le pense, pour montrer combien, dans les affections scrofuleuses dues à l'inertie de la peau, nos eaux peuvent avoir de puissance.

La plupart des autres accidents scrofuleux, étant dus à l'affaiblissement des sécrétions cutanées, ce serait peut-être dans ce chapitre que je devrais les placer; mais comme ils peuvent aussi reconnaître, quoique rarement, d'autres causes, telles que des affections intestinales ou des contusions, et comme du reste, en les réunissant aux maladies de la peau, je m'écarterais trop des idées actuellement reçues, ce sera dans un chapitre à part que nous examinerons les ressources qu'offrent alors nos eaux minérales.

Des dartres.

La peau est exposée à une foule d'affections : les plus communes sont les dartres. Ces maladies peuvent être avantageusement traitées à Plombières, et trouver dans nos eaux une heureuse et puissante médication. Mais le médecin devra étudier d'abord en quoi elles auront pu modifier les fonctions de la peau. Sans cette étude préliminaire, il ne pourrait faire qu'une médecine empirique ; ce ne serait que par hasard que son traitement pourrait réussir , et ce ne sera pas aux fonctions de la peau qu'il bornera son étude : il devra rechercher avec soin les liaisons sympathiques qui peuvent exister entre ces affections et les organes internes. Il y a une foule de maladies de la peau qu'il est dangereux de faire disparaître. Elles sont souvent des crises heureuses qu'il faut savoir respecter. Quand on est décidé à les guérir, si d'autres organes que la peau ont été primitivement malades, on les surveillera avec l'attention la plus soutenue, et pour l'ordinaire on procèdera avec lenteur dans les modifications à apporter à la sensibilité du système dermoïde. On aura recours d'abord aux bains tièdes et prolongés, quelquefois aux saignées générales et souvent aux ventouses scarifiées. Alors aussi, on devra prescrire un régime d'autant plus sévère que la maladie sera plus opiniâtre et plus étendue, et cependant on craindra, en affaiblissant trop le malade, d'occasionner des désordres plus graves souvent que ceux que l'on avait à prévenir.

Un exercice soutenu et proportionné aux forces est alors de rigueur. Dans le plus grand nombre des cas, rien ne seconde mieux que l'exercice l'action des moyens médicaux , lorsqu'il s'agit de rétablir, dans les sécrétions, l'équilibre rompu sous l'influence d'une maladie chronique.

Enfin, lorsque les principaux accidents sont diminués ou ont disparu, ou bien lorsque l'on n'a pas à redouter de métastases funestes par la guérison trop prompte de l'affection cutanée, les bains plus chauds, auxquels on peut ajouter souvent alors des chlorures ou des sulfures alcalins, les douches chaudes et les douches écossaises viennent, avec nos étuves, offrir une série de moyens puissants pour compléter la cure quand on les juge nécessaires.

Si les maladies de la peau dont nous nous occupons ici, et que l'on vient guérir à Plombières, sont dues à une cause externe, telle que l'impression du froid humide, le contact de tissus rudes ou sales, etc., alors, à moins de contre-indications fournies par le tempérament du malade, on pourra prescrire beaucoup plus vite les bains chauds, les douches et les étuves. Contre ces maladies, la boisson de l'eau thermale est souvent aussi un précieux moyen.

Mais il ne suffit pas, dans le traitement de ces affections, de les faire momentanément disparaître. Il ne faut pas que les malades guéris en apparence, en quittant les eaux, retrouvent chez eux toutes leurs infirmités; il faut les armer contre les récidives longtemps à craindre dans ces cas, et on ne peut le faire, on ne peut donner d'utiles avis au malade qu'après que l'on est parvenu à reconnaître les lésions de sécrétions qui occasionnaient, qui entretenaient la maladie.

Si beaucoup d'affections de la peau peuvent trouver à Plombières un remède efficace, disons cependant qu'en général ce remède est loin de valoir les eaux sulfureuses qui sont en quelque sorte le spécifique de ces maladies. Il y a près de Besançon les bains sulfureux de Guyon, dont mon savant confrère et ami M. le docteur Coyot est inspecteur et qu'il est de mon devoir de recommander aux dartreux. Nous avons aussi en Suisse, à 15 lieues de Bâle, les eaux sulfureuses de Schinsnach qui sont également d'une grande valeur.

DIXIÈME OBSERVATION.

Marguerite, pauvre fille de la commune des Granges de Plombières, âgée de 21 ans, régulièrement développée, d'un tempérament lymphatique, avait depuis plusieurs années, une dartre pustuleuse qui lui couvrait la face, et la rendait un objet de dégoût pour ceux qui l'entouraient. Cette dartre ne paraissait pas réagir sur le tube intestinal; elle ne faisait pas maigrir la malade, mais cependant elle exerçait sur elle assez d'influence pour s'opposer au développement de la menstruation. Dès son entrée dans ma maison de secours, je prescrivis une application de sangsues au pourtour de la dartre et des cataplasmes émollients pour la recouvrir; j'eus recours aussi aux saignées générales. A ces moyens, j'ajoutai l'usage de demi-bains chauds de notre eau thermale, ainsi que des pédiluves, des bains de vapeurs sur les parties inférieures du bassin, des douches sur les jambes et les cuisses et des vésicatoires à leur partie interne ; plus tard je remplaçai par des liniments légèrement astringents les cataplasmes de graine de lin, et je prescrivis notre eau ferrugineuse en boisson. Sous l'empire de ce traitement, la dartre disparut en trois mois, et bientôt après les règles s'établirent. La guérison de cette fille date maintenant de plus de 20 années.

ONZIÈME OBSERVATION.

Mme ***, de Plombières, âgée de 28 ans, régulièrement développée, d'un tempérament lymphatique nerveux, bien réglée, mais exposée à de fréquentes migraines, déterminées chez elle par une irritabilité trop vive du tube digestif, irritabilité entretenue par un régime trop excitant, avait, à la fin de l'été, des dartres squammeuses qui envahissaient une partie des épaules et des bras, et que l'on retrouvait encore sur quelques partics de la figure. Consulté pour cette maladie, je prescrivis une saignée du bras, des bains très-tempérés de notre eau thermale, de deux heures de durée chacun, et un régime doux ; ces moyens ayant calmé l'irritation morbide de la peau sans l'avoir fait entièrement disparaître, je fis alors ajouter aux bains du sulfure de potasse ; en vingt jours, Mme *** fut guérie, et sa guérison date de plus de 20 ans.

DOUZIÈME OBSERVATION.

M. M***, régulièrement développé, âgé de vingt-trois ans, d'un tempérament lymphatique, eut recours à mes conseils en 1825, pour se débarrasser de dartres pustuleuses qui avaient envahi tout son corps, à l'exception de la face, des mains et des jambes. Cette maladie, déjà ancienne, avait résisté à tous les remèdes employés contre elle. Je conseillai à M. M*** de rendre nos bains mucilagineux par l'addition de farine de lin, de les prendre frais et longs, et d'enduire les portions les plus malades de sa peau avec un liniment composé de jaune d'œuf, d'huile d'olive et de mucilage. Il aida l'action de ces moyens par un régime très-doux et par des promenades sur nos montagnes. En quarante jours, il fut délivré de sa dégoûtante infirmité, et s'il a continué le régime que je lui ai prescrit, je ne doute pas que sa guérison ne se soit parfaitement soutenue.

TREIZIÈME OBSERVATION.

M. ***, âgé de vingt-six ans, avait depuis son enfance des dartres crustacées qui occupaient habituellement les cuisses et les jambes, et qui s'étendaient souvent aux avant-bras, aux poignets, et même à la face. On avait considéré cette affection comme constitutionnelle et on avait craint de la guérir, jusqu'à ce que M. *** vint à Plombières comme employé du Gouvernement. M'ayant consulté sur sa triste position, j'espérai pouvoir au moins l'améliorer beaucoup, et je fus assez heureux pour tenir plus que je n'avais promis. Des saignées du bras répétées tous les mois, des bains tièdes de trois heures de durée tous les jours, des ventouses scarifiées (sur les doigts on se bornait aux scarifications : la place manquait pour appliquer les ventouses) sur toutes les dartres deux fois par semaine ; plus tard des douches tièdes sur le tronc et les membres, un régime doux, la privation absolue de boissons excitantes, le guérirent complétement dans l'espace de quelques mois, et sa guérison date déjà de plusieurs années.

CHAPITRE XI.

Des érésipèles et des sueurs exagérées.

Ce ne sont pas les érésipèles à l'état aigu que l'on vient guérir à Plombières, et cependant nos bains tièdes prolongés peuvent être opposés avec succès à ces maladies quelquefois si graves; mais quand l'érésipèle est développé sur la tête, il faut ajouter au bain de fréquentes lotions d'eau acidulée froide *loco dolenti*.

On vient assez souvent à Plombières pour se débarrasser d'érésipèles qui, revenant fréquemment, surtout à la face, affaiblissent les malades et les défigurent en grossissant leurs traits. Cette affection se remarque plutôt chez les femmes que chez les hommes, quelquefois dès l'époque de la puberté et plus souvent vers l'âge du retour. Il faut, comme pour toutes les autres maladies, en rechercher avec soin la cause. L'habitude de manger vite ou trop, une vie sédentaire, le froid des extrémités inférieures qui en est la suite, des vêtements insuffisants, une habitation humide et le chagrin, cette source si féconde et malheureusement si commune de tant de maladies, sont, avec le tempérament lymphatique, les causes les plus ordinaires de l'affection qui nous occupe.

Après avoir autant que possible fait disparaître la cause de la maladie, nous la traiterons avec succès par des bains tièdes, qui seront terminés chaque jour par un demi-bain très-chaud, de 34 à 36 degrés R. et de 5 à 15 minutes de durée. En en sortant, les malades s'asseoiront dans un lit très-chaud, se couvrant bien le buste, mais de façon à suer, surtout des extrémités inférieures, pendant une demi-heure ou trois quarts d'heure au plus.

L'après-midi, alors que la digestion du déjeuner sera faite, ces malades devront prendre un bain de jambes au bain chaud des Capucins et de 15 à 30 minutes de durée; ils iront de là se promener pendant quelques minutes au bain des Romains., pour éviter de se refroidir en s'exposant trop tôt au grand air.

Leur régime sera surveillé avec soin, car lui aussi constitue une partie très-importante du traitement. L'exercice sera prescrit dans les lieux secs, frais et boisés. Le traitement sera continué pendant deux mois au moins, et répété, si cela est possible, l'année suivante. Les médecins ordinaires prescriront du reste aux malades, à leur retour des eaux, un traitement analogue : des demi-bains alcalins, salés et chauds, pris deux fois par semaine au moins, et le plus possible l'éloignement des causes morbides.

Quelquefois, sans aucune altération de tissus et tous les viscères étant sains, la peau contracte une disposition à la sueur souvent fort incommode. Cette sueur est inodore et n'est presque pas acide. Avant de la guérir il faut de bien mûres réflexions ; car, à la place d'une infirmité peu grave, on pourrait facilement avoir à combattre plus tard ou de violents accès de goutte, ou, ce qui serait bien plus redoutable, des accidents apoplectiques.

QUATORZIÈME OBSERVATION.

M. L., de Paris, âgé de 60 ans, d'un tempérament sec, n'ayant aucune lésion viscérale apparente, me consulta, à la fin de l'année 1825, pour le guérir de sueurs nocturnes excessives, qui, sans cause connue, le tourmentaient depuis près d'un an. Ces sueurs étaient telles que M. L., couvert d'un seul drap, mouillait complétement chaque nuit un épais matelas. Des bains chauds et des douches générales le guérirent en trente jours de cette pénible infirmité. Depuis, M. L. a, pendant longtemps, joui d'une très-bonne santé ; mais il est revenu aux eaux douze ans plus tard, avec des douleurs rhumatismales et des vertiges qui m'ont fait beaucoup regretter pour lui ses bienfaisantes sueurs d'autrefois.

Aujourd'hui on prescrirait le quinquina dans un cas semblable, et on n'aurait pas besoin de recourir à l'action des eaux. M. L.

avait très-probablement une fièvre intermittente, que son médecin ordinaire et moi nous avons méconnue, mais que nos eaux ont guérie.

Les femmes sont plus fréquemment exposées que les hommes à ces sueurs, qu'accompagne très-souvent chez elles une éruption miliaire qu'elles déterminent.

Ces sueurs reconnaissent des causes diverses. Elles sont souvent artificiellement produites par trop de précautions contre le froid ; elles exigent, dans tous les cas, de la part du médecin chargé d'en débarrasser les malades, l'attention la plus soutenue.

CHAPITRE XII.

Maladies du tube digestif, pharyngites chroniques et gastralgies.

Les maladies du tube digestif et de ses annexes sont au nombre de celles qui exercent sur le moral l'influence la plus marquée. Les inflammations chroniques de l'estomac, des intestins et du foie, développent souvent une tristesse qui peut aller jusqu'à l'horreur de la vie. Tel est le spleen des Anglais, qu'ils doivent attribuer autant à un régime et à une thérapeutique incendiaires, qu'à leur climat humide et froid.

Quand on étudie l'influence des climats sur la santé des hommes, il faut toujours faire une grande attention à la pression atmosphérique qui vient les modifier puissamment ; ainsi, en Angleterre, la grande pression d'une atmosphère descendant presque partout au niveau de la mer, en rendant les fonctions de la peau plus difficiles, vient ajouter aux inconvénients du froid et de l'humidité, et multiplier beaucoup les affections goutteuses et tuberculeuses.

Cette tristesse, si naturelle aux êtres souffrants, est loin d'être toujours proportionnée à la douleur. Bien souvent cette dernière est à peine sentie, ce qui arrive dans un grand nombre de gastro-duodéno-hépatites chroniques et d'entérites chroniques, et cependant les idées les plus affligeantes viennent assaillir le malade et lui peindre sa position avec les couleurs les plus sombres.

Cette réaction du physique sur le moral est loin d'être insignifiante dans la cure de ces maladies ; en effet, le moral réagissant à son tour sur le physique, en augmente l'excitation morbide et devient souvent ainsi un puissant obstacle à la guérison. C'est dans ces circonstances surtout que nos eaux sont nécessaires ; en vain emploieriez-vous le traitement le mieux dirigé, si vous ne dépaysez votre malade, si vous ne l'arrachez à des lieux, à des habitudes qui ne font que lui rappeler ses souffrances, qu'entretenir son découragement, tous vos efforts seront inutiles.

En vain chercherez-vous alors à imiter la composition de nos eaux. En vain essaierez-vous, au milieu de Paris, de dépayser un Parisien hypocondriaque ; inutilement aussi chercherez-vous à remplacer les heureux effets d'un long voyage, de l'espoir longtemps soutenu d'une guérison prompte et sûre, et de cette tranquillité d'esprit dont le malade jouit dès l'instant où il se trouve débarrassé du fardeau de ses affaires. Vous perdrez en outre l'action si puissante de l'air des montagnes.

La membrane muqueuse qui tapisse l'intérieur de la bouche, du pharynx et de l'œsophage, peut devenir le siége d'inflammations qui, passant à l'état chronique, sont traitées avec succès par nos eaux, employées en bains généraux, en douches et en pédiluves, et secondées par un régime composé d'aliments doux et de facile digestion. Des saignées générales ou locales sont quelquefois indispensables pendant le traitement de ces affections.

QUINZIÈME OBSERVATION.

Pharyngite chronique.

A la suite de plusieurs pharyngites aiguës, M. le comte de S. contracta une inflammation chronique de la muqueuse pharyngienne, dont les cryptes prirent un grand développement.

Cette inflammation ayant résisté à tous les moyens employés pour la combattre, M. de S. eut recours à nos eaux.

Aux bains chauds et à de fréquents pédiluves, j'ajoutai des applications réitérées de ventouses scarifiées à la région supérieure du cou. Je prescrivis un régime sévère, composé seulement de farineux et de fruits cuits. Je défendis le vin, le café, les liqueurs. Après vingt jours de traitement, ce mal,

qui durait depuis deux ans déjà, était considérablement diminué.
M. de S. quitta Plombières alors, et beaucoup plus tôt que je
ne lui conseillais. Cependant, ainsi que m'en a informé depuis
une dame de sa famille, sa santé a continué à s'améliorer par
l'action consécutive de nos eaux.

Les inflammations chroniques de la muqueuse de la bouche,
du pharynx et de l'œsophage, deviennent rarement assez graves
pour nécessiter le traitement des eaux minérales. Aussi voyons-
nous peu de ces affections à Plombières. En revanche, une
foule de personnes y viennent pour se guérir de maladies d'estomac, d'intestins, du foie ou d'autres annexes du tube
intestinal, contre lesquelles nos eaux ont la plus grande effi-
cacité.

Ces maladies sont de nature diverse; les unes peuvent être
classées parmi les névroses, les autres parmi les inflammations
chroniques; les premières, bien plus communes qu'on ne le
pense généralement, doivent être presque toujours précédées
et entretenues par un trouble quelconque dans les sécrétions.
En effet, d'après ce que nous avons dit, d'après les travaux
de Wilson, d'une foule d'autres savants, et d'après ceux surtout
de mon frère, on sait que les nerfs sont dans l'économie des
organes à peu près passifs, chargés seulement de conduire, à
travers les différents tissus, comme le feraient des fils métalliques, l'électricité que dégage chaque portion vivante du corps
dans ses mouvements continuels de composition et de décomposition. On comprend dès lors comment ces nerfs peuvent devenir malades, ou transmettre d'un organe à l'autre des causes
de maladies, alors qu'un organe a éprouvé une lésion quelconque,
qui, modifiant ses sécrétions, l'oblige à fournir, ou moins ou
plus du fluide électrique qui lui est propre, ou bien à fournir
le fluide opposé à celui qu'il devait produire; on comprend
aussi que presque toujours il suffira, pour guérir de graves
affections nerveuses, de rétablir les sécrétions dans leur état
normal.

Les névroses des organes digestifs ne seront donc plus des
êtres insaisissables, comme le pense le docteur Barras, et leur
traitement ne sera plus à l'avenir abandonné à toutes les chances

de l'empirisme. Ces névroses s'étendent souvent des surfaces gastriques jusque dans le canal vertébral, ainsi que j'ai eu l'occasion de le constater un très-grand nombre de fois depuis plus de quinze ans que je me livre à ce genre de recherches. En effet, sur un très-grand nombre de malades tourmentés par des affections abdominales chroniques, on rencontre une sensibilité morbide des vertèbres dorsales, là justement où la moëlle épinière reçoit les nerfs qui viennent des ganglions où aboutissent les branches du grand splanchnique, qui vient lui-même, comme on le sait, du plexus solaire, et cette sensibilité morbide est démontrée facilement, chez beaucoup de malades, par la douleur que détermine la simple pression des apophyses transverses des vertèbres, chez d'autres, par la chaleur plus vive qu'ils ressentent dans les parties affectées, alors qu'à la manière de Copeland, on promène, le long du rachis, une éponge imbibée d'eau chaude.

Cette variété des affections gastro-intestinales est extrêmement remarquable ; je crois être le premier ou un des premiers médecins qui en aient parlé. Du reste, rien ne s'explique mieux que cette propagation de la maladie d'un organe sécréteur le long des cordons par lesquels il envoie au centre nerveux l'électricité qu'il dégage. Dans ce phénomène d'une sensibilité morbide de la moëlle épinière, en rapport avec une lésion des organes digestifs, il est probable que la peau elle-même joue un rôle fort important. Mon frère montrera comment la sciatique est ordinairement produite par une maladie de la peau. D'autres observateurs détermineront peut-être quelles lésions cet organe éprouve dans les maladies qui font le sujet de ce chapitre. Quoi qu'il en soit, on remarquera dans les faits qui vont suivre quelle influence heureuse exerce alors le traitement qui a pour objet surtout de rendre du ton, de l'énergie à notre enveloppe extérieure.

Ces affections, où le système nerveux devient secondairement malade, mériteraient peut-être d'être distinguées des simples inflammations abdominales, par les noms de gastralgie ou de gastro-entéralgie, mais ces noms ne représenteraient pas suffisamment encore les accidents dont nous avons à nous occuper ici. D'une autre part, en les considérant comme une variété de myélite, j'exciterais de nouveau les susceptibilités médicales d'un certain nombre de confrères, qui ne permettraient ce baptême que s'il était appuyé sur des preuves tirées de l'anatomie pathologique, preuves que ma position ne me met pas à même de leur fournir, et dont la valeur, du reste, a été ridiculement exagérée. Cependant je ne puis m'empêcher de faire observer qu'un homme dont l'opinion est d'un grand poids en pareille matière, Olivier, d'Angers, à qui la science doit un beau travail sur les maladies de la moëlle épinière, n'hésite pas à croire à l'existence de la myélite, lorsque, dans une foule d'affections chroniques des poumons, du cœur et de l'utérus, il rencontre une sensibilité morbide de la colonne épinière dans ses régions dorsale, cervicale ou sacro-lombaire. J'aurais donc le même droit de regarder comme le résultat d'une myélite cette même sensibilité morbide de la colonne épinière, dans celles de ses régions qui correspondent anatomiquement avec les organes digestifs, lorsque ceux-ci sont malades. Mais n'insistons pas tant sur les mots, accordons plus d'attention aux choses, et ne perdons jamais de vue, du reste, que cette sensibilité morbide de la colonne épinière n'est habituellement alors qu'un accident secondaire, et que c'est principalement sur les sujets faibles, à peau peu active, qu'on la rencontre.

SEIZIÈME OBSERVATION.

M. Pierre (1), de Remiremont, entrepreneur de bâtiments, âgé de trente-trois ans environ, d'un tempérament nerveux, travaillait à Paris il y a dix ans, lorsqu'il sentit sa tête fortement tirée en arrière et qu'il éprouva en même temps beaucoup

(1) Je viens de revoir ce malade ; il y a six semaines qu'il a quitté Plombières, et le mieux qu'il doit à nos eaux se soutient ; seulement, quand il oublie un jour de se faire masser les extrémités abdominales, ses jambes se refroidissent et sa respiration redevient plus pénible (*note de la seconde édition*).

d'oppression et de toux. Entré à l'hôpital Cochin, on le soigna pour une pneumonie aiguë, et il sortit au bout d'un mois complétement rétabli. Sa santé se soutint assez bonne pendant huit ans. Alors il eut de nouvelles suffocations, des douleurs presque constantes à l'épigastre, et peu à peu ses forces se perdirent; la marche lui devint très-fatigante, et tous les moyens employés pour combattre ce mal échouèrent entièrement. M. Pierre vint à Plombières faire usage de nos eaux, et il me chargea de diriger son traitement. Le palper ne me fit connaître aucune lésion abdominale; la langue était aussi dans son état normal; le cœur se contractait régulièrement, son volume ne paraissait point augmenté; les poumons étaient partout perméables à l'air, je dus dès lors, pour arriver à la cause des accidents dont se plaignait le malade, examiner sa colonne vertébrale. Le toucher était très-douloureux sur les troisième et quatrième vertèbres cervicales; il l'était un peu moins sur les quatrième, cinquième, sixième, septième et huitième dorsales. A ces symptômes je n'hésitai pas à reconnaître une double myélite, et aux bains tièdes, aux douches, je fis ajouter des applications réitérées de ventouses scarifiées sur les régions malades de la colonne épinière.

Plus tard, je voulus essayer d'un bain à 36 degrés, tel qu'on les emploie fréquemment au Mont-d'Or, espérant qu'une puissante dérivation à la peau hâterait le rétablissement de M. Pierre; mais je lui recommandai de m'attendre avant de prendre ce bain chaud, auquel je voulais et je devais assister.

M. Pierre, oubliant cette prescription, prit un bain chaud trop long, et, arrivé chez lui, après une lipothymie, il eut de violents accès d'étouffement, beaucoup d'engourdissement des jambes et une paralysie complète des bras, qui, heureusement, n'eut qu'une demi-heure de durée.

Cet accident, qui pouvait être si grave, est venu prouver que la douleur déterminée par la pression des vertèbres cervicales était bien, dans ce cas, un signe de myélite, ainsi que je l'avais jugé. Pourquoi contesterait-on maintenant que la moëlle épinière, alors qu'elle est malade, peut souffrir de la pression exercée sur les vertèbres qu'elle traverse dans la région dorsale, puisque c'est là que le canal rachidien est le plus étroit, que la moëlle épinière est le plus rapprochée des parois osseuses qui l'environnent ?

L'inflammation de la moëlle épinière chez M. Pierre n'est-elle pas évidente dans sa région cervicale ? La paralysie momentanée des bras ne l'a-t-elle pas rendue telle pour tout le monde ? Elle l'est également pour moi dans la région dorsale que j'ai indiquée. C'est à la myélite cervicale qu'il faut attribuer la faiblesse musculaire et peut-être aussi l'oppression, tandis que les douleurs d'estomac, que la nature des aliments n'augmente ni ne diminue, doivent être produites par la myélite dorsale.

M. Pierre va beaucoup mieux ; il pouvait faire à peine un quart de lieue en plaine, il peut maintenant faire deux lieues à travers les montagnes : son estomac est moins douloureux. S'il pouvait rester à Plombières autant de temps encore qu'il y en a passé déjà, il est probable qu'il se rétablirait complétement ; mais à défaut de nos eaux, des exutoires à la nuque et entre les épaules, de la laine sur la peau et des chaussons de flanelle et de taffetas gommé, pour rétablir la sueur des pieds très-abondante autrefois, le guériront entièrement, je l'espère.

DIX-SEPTIÈME OBSERVATION.

Mme P..., de Metz, vint cette année à Plombières pour combattre, à l'aide de nos eaux, des douleurs d'estomac augmentées par la digestion, et dont Mme P... avait à se plaindre depuis plus de deux ans déjà. Cette maladie n'avait pas dérangé le cours des règles habituellement abondantes. Une de ses principales causes était l'habitude qu'avait Mme P.... de manger très-vite en ne mâchant qu'à peine. L'épigastre était un peu douloureux à la pression, mais il n'y avait aucune tumeur abdominale. La langue était large et pâle, mais ses cryptes étaient développés à sa pointe et rougeâtres. La quatrième, la cinquième, la sixième et la septième vertèbres dorsales étaient douloureuses à la pression.

Je prescrivis, pour boisson, l'eau savonneuse ; je fis prendre à Mme P.... des bains tièdes, de trois à quatre heures de durée ; je lui fis faire deux applications de ventouses scarifiées à la région douloureuse du dos, et je lui recommandai de ne manger que des aliments doux, en quantité modérée, et surtout de les mâcher le plus parfaitement possible. Dès la première application de ventouses, Mme P.... éprouva le mieux le plus marqué ; elle a quitté Plombières dans un état très-satisfaisant, et je ne doute pas de son rétablissement complet, si elle reste dans de bonnes conditions hygiéniques.

Ici encore la myélite n'était-elle pas évidente ? et indépendamment de la douleur que causait la pression sur la portion surexcitée de la moëlle épinière, n'avons-nous pas, pour établir cette surexcitation morbide, une autre preuve puisée dans l'amélioration qu'éprouva Mme P.... immédiatement après l'application des ventouses *loco dolenti* ?

DIX-HUITIÈME OBSERVATION.

Mme P...., de la même ville que la malade qui fait le sujet de l'observation précédente, était âgée de vingt-cinq ans environ, lorsqu'elle eut, en 1832, vingt jours après ses couches, un affreux chagrin qui altéra profondément sa santé. Depuis lors, Mme P.... eut continuellement des digestions très-laborieuses, une constipation habituelle, beaucoup de pesanteur dans le bassin et des tiraillements douloureux dans les flancs.

Il y avait chez Mme P.... un léger abaissement de l'utérus un peu trop développé ; un engorgement fort ancien et indolore de l'S du colon, et probablement de quelques portions du péritoine dans le voisinage de cette région intestinale. L'épigastre était douloureux, la langue avait les cryptes de son extrémité développés et rouges, mais la colonne épinière était aussi très-douloureuse à la pression, dans l'étendue de la quatrième à la huitième vertèbre dorsale et dans toute la région lombaire.

Ai-je eu tort de regarder dès lors Mme P.... comme affectée d'une myélite double et d'inflammation chronique du tube in-

testinal et de l'utérus? Aux bains tièdes et longs, aux douches
de chaque côté du rachis et des membres et à un régime
doux, j'ajoutai deux applications de ventouses scarifiées sur
les régions dorsale et lombaire, et chaque fois elles produisirent
un mieux des plus marqués; la santé de Mme P.... s'améliora
beaucoup pendant son séjour à Plombières.

DIX-NEUVIÈME OBSERVATION.

M. M***, d'Aunai, âgé de quarante-trois ans environ, était
tourmenté depuis dix ans par une gastro-entérite chronique,
contre laquelle il avait eu déjà deux fois recours à nos eaux,
en 1827 et en 1828, sans un succès marqué. Cette maladie avait
également résisté à tous les moyens employés pour la combattre.
M. M*** revint cette année à Plombières, et il me chargea de
diriger son traitement.

M. M*** avait le teint jaune-paille; il était très-maigre, très-
faible, très-découragé, et il avait de fréquents dévoiements.
Ses digestions étaient habituellement si laborieuses, qu'il est
exact de dire qu'il passait sa vie à écouter son estomac digérer.
Le toucher ne me fit reconnaître aucune hypertrophie abdominale; il y avait peu de sensibilité à l'épigastre, mais les quatrième, cinquième, sixième et septième vertèbres dorsales étaient
douloureuses à la pression.

Je crus pouvoir ranger, au nombre des causes qui avaient
produit cette grave maladie, la funeste habitude qu'avait
M. M*** de manger très-vite. Je lui en fis reconnaître aisément
tout le danger; je lui prescrivis deux applications de ventouses
scarifiées par semaine, de chaque côté des vertèbres douloureuses au toucher, des bains tièdes de trois heures de durée,
des douches le long du rachis, de vingt-cinq à trente minutes,
et le massage par percussion. Après chaque application de ventouses, M. M*** éprouvait une amélioration très-marquée. Il
suivit ce traitement pendant un mois, et il quitta Plombières dans
l'état de santé le plus satisfaisant.

8

Chez ce malade encore, la myélite n'est-elle pas évidente, et par le siége de la douleur de l'épine dorsale, et par l'amélioration marquée qu'il obtenait de chaque saignée capillaire de la région douloureuse du rachis ?

VINGTIÈME OBSERVATION.

Mme de ***, de Joinville, vint à Plombières, en 1833, pour se guérir d'une inflammation chronique abdominale, causée par la frayeur du choléra et qui avait résisté jusqu'alors au régime le mieux observé. Mme de *** était âgée de trente-deux ans environ ; elle était bien réglée ; sa langue était large ; son ventre était souple, un peu douloureux vers la région ombilicale. Elle avait des coliques presque continuelles et des selles en dévoiement à heures fixes. Mme de *** était très-amaigrie et profondément découragée. L'examen de la colonne vertébrale me fit reconnaître, chez elle aussi, une sensibilité véritablement morbide, depuis la quatrième jusqu'à la septième vertèbre dorsale. L'eau chaude en boisson ne put pas être supportée ; les bains et les douches ordinaires, secondés par quelques applications de ventouses, ne produisirent qu'une très-légère amélioration. J'eus recours alors à la douche écossaise, ce précieux tonique de la peau ; dès ce moment la santé de Mme de *** se rétablit rapidement. Son embonpoint, ses forces, sa gaîté revinrent à la fois, et Mme de *** partit enthousiaste de ce remède.

J'ai revu depuis Mme de *** à Plombières ; sa santé était très-bonne encore.

VINGT-UNIÈME OBSERVATION.

Mlle de *** vint à Plombières en 1833, pour combattre, à l'aide de nos eaux, des palpitations, des suffocations, une toux convulsive, de fréquentes coliques utérines, des douleurs continuelles d'estomac s'exaspérant pendant la digestion ; toutes ces douleurs, tous ces accidents avaient une grande tendance à revêtir la forme intermittente, et ils étaient alors à peine modifiés par le quinquina. Agée de 28 ans, régulièrement réglée, et d'un tempérament éminemment nerveux, Mlle de *** faisait remonter l'origine de ses maux à de grands chagrins qu'elle avait éprouvés plusieurs années auparavant. Sans diminuer l'importance de cette cause, je dus tenir grand compte aussi de la funeste habitude qu'avait Mlle de *** de manger très-vite et très-chaud.

L'auscultation et lá percussion de la poitrine ne me firent découvrir aucune lésion à laquelle je pusse rattacher les suffocations, les palpitations et la toux ; le toucher ne me fournit aucun indice de lésions abdominales, mais je trouvai les huit premières vertèbres dorsales très-douloureuses à la pression, de même que toutes les vertèbres lombaires. Dès lors, je dus rattacher à une myélite les accidents dont se plaignait Mlle de ** ; et aux bains tièdes et prolongés, aux douches de chaque côté du rachis, j'ajoutai plusieurs applications de ventouses scarifiées sur les régions malades. Mlle de *** continua un régime doux, but tous les matins quelques verres d'eau savonneuse ; après son bain, je la faisais masser par percussion pendant un quart d'heure. Au bout de six semaines de ce traitement, cette malade se trouvait infiniment mieux, et ce mieux se soutint plusieurs mois ; de nouveaux chagrins vinrent ensuite annuler l'effet des eaux.

VINGT-DEUXIÈME OBSERVATION.

M.***, des environs de Mâcon, âgé de vingt et quelques années, luttait, en s'amusant, avec un jeune homme qui le renversa avec force sur l'angle d'une table. Il eut un coup violent sur les quatrième et cinquième vertèbres dorsales. La douleur qu'il en ressentit dura quelques jours. Un mois après il fut atteint d'une gastro-entérite grave, qui résista à tous les traitements employés contre elle.

Deux ans plus tard, M.*** vint à Plombières. Je reconnus l'existence de la myélite à la douleur que la pression développait sur les quatrième, cinquième, sixième et septième vertèbres dorsales ; j'appris alors les circonstances que je viens d'exposer, et qui jettent un si grand jour sur l'origine de cette maladie et sur la cause de son opiniâtreté.

A son départ, M.*** était un peu mieux ; mais si l'effet secondaire de nos eaux ne lui a pas été très-favorable, il n'aura retiré que peu de fruit de son voyage. Je lui ai conseillé, en partant, de recourir à de puissants exutoires. Il avait pris, pendant un mois de suite, des bains tièdes de trois heures, des douches d'un quart d'heure à vingt minutes ; et il avait eu, en outre, plusieurs applications de ventouses scarifiées, tant sur le dos que sur l'épigastre.

Cette observation est extrèmement curieuse. Jusqu'ici, en effet, nous n'avions rencontré cette sensibilité morbide des vertèbres dorsales que chez des malades où elle reconnaissait évidemment pour cause un trouble premier dans les sécrétions des muqueuses abdominales, soit une modification de la quantité de l'électricité que ces membranes doivent fournir à l'économie ; mais ici l'ordre est inverse : c'est du centre nerveux, devenu malade à la suite d'un coup, que l'irritation est partie pour s'étendre aux muqueuses avec lesquelles il se trouve en rapport ; et cette inflammation, due à une cause traumatique, présente cependant tous les symptômes des affections précédentes. Si on ne peut lui refuser le caractère des myélites, pourquoi ne l'accorderait-on pas aux autres ?

VINGT-TROISIÈME OBSERVATION.

Mme M..., de Paris, âgée de trente-huit ans environ, d'un tempérament éminemment nerveux, n'ayant jamais eu d'enfants, avait, depuis un grand nombre d'années, les plus violentes douleurs, qui attaquaient alternativement ou tout à la fois les organes contenus dans les cavités thoracique et abdominale, en simulant les lésions les plus graves. Tantôt, Mme M...., à la suite de toux convulsives, avait d'abondantes hémophtysies, tantôt un dévoiement dyssentérique ou une hématémèse. Elle était

habituellement tourmentée par des spasmes que la moindre
émotion faisait naître. Les nombreux médecins que Mme M...
avait consultés n'avaient pu reconnaître aucune lésion organique ;
et l'excessive sensibilité de la colonne vertébrale, dans ses régions
cervicale, dorsale supérieure et lombaire, n'avait fixé l'attention d'aucun d'eux. C'était cependant un des phénomènes les
plus apparents chez cette dame, c'était celui-là seul qui pouvait
expliquer tous ses maux et donner d'utiles indications. Mme M...
a retiré peu d'avantages de nos bains. Un mal aussi ancien et
aussi grave ne peut céder qu'à un traitement très-long. J'indiquai celui que Pomme conseillait en cas semblables. Depuis,
je n'ai plus eu de nouvelles de cette malade ; aujourd'hui je
commencerais par étudier l'état de ses sécrétions et j'arriverais
sans doute ainsi à lui donner de plus utiles conseils.

VINGT-QUATRIÈME OBSERVATION.

Mlle ***, âgée de trente-trois ans, d'un tempérament éminemment nerveux, affectée depuis plus de douze ans d'une gastrite
chronique qui avait résisté à tous les moyens prescrits en
pareil cas, vint cette année, pour la troisième fois, faire usage
de nos eaux.

Consulté par Mlle ***, je reconnus que sa langue était large et
son épigastre assez douloureux au toucher. Je ne rencontrai aucune tumeur abdominale ; mais, en revanche, la colonne épinière,
depuis la quatrième dorsale jusqu'à la huitième, était habituellement le siége de grandes douleurs, et le toucher de cette
région était insupportable. Mlle *** était bien réglée, et cette évacuation ne modifiait en rien son état habituel.

L'habitude de manger très-vite était encore ici une des causes
de cette maladie, que je n'hésitai pas à ranger parmi les gas-
tro-myélites. Après un mois de séjour et cinq heures de bain
par jour, Mlle *** allait mieux. J'aurais voulu qu'elle pût rester
deux fois plus longtemps à Plombières ; son état l'exigeait. J'ai
conseillé à son médecin ordinaire de recourir plus tard aux bains
frais et prolongés de Pomme, en attendant une nouvelle saison
des eaux.

De même que chez la malade qui fait le sujet de la 21ᵉ observation, j'aurais dû faire précéder ce conseil par l'étude des sécrétions chez cette demoiselle. Alors, au lieu de me borner à constater l'existence de son mal dans tel ou tel organe, je serais arrivé facilement à en reconnaître la nature. Alors aussi, et seulement alors, j'aurais pu donner des conseils véritablement utiles et avoués par la science. Mais cette science n'était pas alors assez avancée.

Toutes ces observations sont telles que je les ai publiées dans la 3ᵉ édition de cet ouvrage. Je crois avoir eu tort d'attribuer ces accidents morbides à une inflammation de la moelle épinière. Il est probable que ses enveloppes seules sont affectées alors, et la plupart du temps sans doute sans lésion de tissu ; nos bains de vapeur, les ventouses sèches, le massage, un régime alimentaire approprié à l'état de ces malades, un exercice en rapport avec leurs forces suffisent habituellement pour les guérir.

CHAPITRE XIII.

Gastrites et gastro-entérites chroniques.

Nous ne reviendrons pas ici sur ce que nous avons dit des fonctions de l'estomac et du reste du tube intestinal, non plus que des liens étroits qui unissent ces organes au foie, à la rate, au pancréas et aux glandes mésentériques. Ces données si neuves et si puissantes ne sont pas restées inaperçues du lecteur. Nous passerons donc à l'étude des gastrites et des gastro-entérites traitées à l'aide de nos eaux minérales.

L'inflammation chronique de l'estomac ou gastrite chronique est presque toujours accompagnée de celle d'une portion plus ou moins étendue des intestins grêles. Sous son influence, il y a toujours modification morbide dans les sécrétions de ces organes, et par conséquent modification dans la production des électricités qu'ils envoient au cerveau et à la moelle épinière. Ces centres nerveux peuvent aussi devenir eux-mêmes la proie de l'inflammation : dans tous les cas ils fonctionnent difficilement. Alors l'instinct se déprave, alors arrivent les hypocondries de tout genre et beaucoup de manies.

Cependant, un certain nombre de malades ont le cerveau assez puissamment organisé pour lutter avec avantage contre les surexcitations viscérales ; mais il n'en est que bien peu qui puissent s'affranchir de toute idée triste, lorsque les principaux organes de la digestion sont enflammés.

Excité par ces idées, le cerveau réagit sur la muqueuse gastro-intestinale avec une force proportionnée à la stimulation qu'il reçoit. Cette réaction sur des organes malades ne peut qu'en aggraver l'état, et comme le système nerveux est, plus qu'aucun autre, soumis à l'empire de l'habitude, pour peu que la gastro-entérite soit ancienne, alors même que les moyens employés pour la combattre ont réussi à la faire disparaître, si on ne parvient pas à changer les idées, le cerveau, tout en n'étant plus stimulé d'une manière anormale par les viscères abdominaux, en produit de semblables à celles qu'il formait pendant la maladie, et ces idées tristes peuvent souvent la rappeler.

L'inflammation de la muqueuse gastro-intestinale développe les sympathies les plus variées. Chez les uns, elle ne cause que de légères douleurs, chez les autres, elle en produit d'insupportables. Tandis qu'elle détruit l'appétit de l'un ou le déprave entièrement, elle augmente considérablement celui de l'autre. Chez l'un, elle détermine une maigreur excessive; elle accable l'autre sous le poids de la graisse; tantôt elle cause une soif inextinguible, tantôt le dégoût pour la boisson.

Ordinairement, dans cette maladie, la langue est rouge sur les bords, et terminée en pointe; quelquefois ses cryptes prennent un énorme développement; d'autres fois, la muqueuse qui la recouvre semble comme atrophiée; souvent aussi, plus large que de coutume, la langue porte à son pourtour l'empreinte des dents.

L'épigastre est ordinairement douloureux au toucher; mais; dans les gastro-entérites chroniques les plus graves, ce symptôme peut manquer entièrement; les selles sont ou plus rares ou plus abondantes; parfois elles sont accompagnées de glaires membraniformes que quelques malades ne voient qu'avec effroi, les prenant pour des portions d'intestins. Les selles peuvent encore éprouver beaucoup d'autres altérations dans leur couleur et dans leur densité.

On n'a pas oublié ce que j'ai dit dans le chapitre précédent de la propagation de la douleur des viscères jusque dans les vertèbres, ou leurs nerfs viennent se réunir à la moelle épinière.

Quelque variés que soient les symptômes de la gastro-entérite chronique, presque toujours le médecin la reconnaît facilement. Il doit s'attacher à remonter à la cause qui l'a produite, et la signaler à son malade, si elle existe encore. Sans doute l'axiôme *ablatâ causâ tollitur effectus*, est loin d'être toujours vrai en médecine; cependant, tant que dure la cause d'une maladie, les efforts du médecin sont frappés d'impuissance.

Nous avons vu combien le moral exerce d'influence sur les malades affectés de gastro - entérites chroniques ; aussi est - il bien souvent nécessaire alors de joindre la médecine de l'âme au traitement physique. Au reste, cette médecine ne doit jamais être négligée, car, à elle seule, elle a une puissance qui l'emporte quelquefois de beaucoup sur tous les autres moyens. C'est ainsi que les sorciers du moyen âge, que les enthousiastes des Cévennes, ceux du cloître Saint-Médard, et, dans ces derniers temps, les médecins homéopathes, comptent un grand nombre de guérisons merveilleuses, toutes dues à une action énergique exercée sur le moral. Emparons-nous donc de celui des malades affectés de gastro-entérites chroniques ; expliquons-leur, autant qu'ils sont en état de le comprendre, et leur maladie et le mode d'action présumable des moyens que l'on se propose d'employer pour la combattre. S'ils ont perdu l'espoir, il faut tout faire pour le leur rendre, sans toutefois promettre une guérison trop prochaine, de peur de s'exposer ainsi à perdre leur confiance et à les voir se désoler de nouveau, s'ils n'étaient pas rétablis dans le laps de temps indiqué à l'avance.

Quelquefois il faut modérer leur joie, lorsqu'un premier pas vers la guérison la rend trop vive. C'est alors qu'il faut les prévenir que, pendant la durée de leur traitement, ils doivent s'attendre à faire plus d'un pas rétrograde, que mille circonstances impossibles à prévoir peuvent déterminer. C'est alors qu'on doit leur faire comprendre la nécessité de supporter courageusement ces retours vers le mal, et leur dire pourquoi la nature emploie souvent ce moyen pour amener plus vite le rétablissement de la santé.

Il faut leur citer quelques exemples de l'influence fâcheuse du chagrin dans une position semblable, et réserver, pour les temps de découragement, l'histoire de maladies plus graves que celles dont ils se plaignent, et qui, malgré quelques exaspérations pendant le traitement, ont été parfaitement guéries sous la double influence du courage à supporter la douleur, et de l'attention à suivre avec sévérité les prescriptions médicales.

Souvent ces malades mettent à une bien forte épreuve la patience de leur médecin. Si un mot de ce dernier peut être interprété d'une manière défavorable, ils s'en saisiront avec empressement, ils le tourneront de cent manières pour y trouver un prétexte de s'affliger, de regarder leur position comme incurable. Dans ce cas, le médecin a besoin de toutes les ressources que lui fournissent son instruction et son humanité.

Un régime d'autant plus sévère que la maladie est plus grave, est une condition sans laquelle on ne peut raisonnablement, dans ce cas, espérer un effet avantageux de l'emploi de nos eaux. Il y a, pour la prescription de ce régime, une foule de considérations relatives au mode de sensibilité du malade, à ses goûts, à ses répugnances, mais toutes sont connues des médecins.

Des bains assez chauds pour exciter modérément la peau, mais assez tempérés toutefois pour ne pas stimuler vivement le cerveau, le cœur et l'estomac, conviennent parfaitement à ce genre d'affection : souvent il est avantageux d'en prendre deux dans la journée ; leur durée est toujours proportionnée à l'état du malade : le médecin seul peut la prescrire.

A leur arrivée à Plombières, un assez grand nombre des malades affectés de gastro-entérites chroniques doivent débuter par une saignée locale ; souvent il faut y revenir à plusieurs fois pendant le traitement.

Je me sers alors, avec un grand avantage, de ventouses scarifiées. Elles aident puissamment l'action dérivative de nos eaux.

Quelquefois, pendant le traitement de la gastro-entérite chronique, l'estomac passe de l'irritation à la faiblesse ; notre eau minéro-thermale alors, pure ou mêlée à quelque substance qui en modifie l'action, produit d'admirables effets. Alors aussi on peut conseiller également notre eau ferrugineuse. Dans ces cas, le médecin prudent ne doit jamais oublier que l'estomac passe, avec une grande facilité, de la débilité à la surexcitation morbide.

Si, dans cette maladie, les gros intestins ne sont pas irrités, et s'il n'existe pas dans d'autres portions de la muqueuse gastro-intestinale une sensibilité trop vive, des douches ascendantes, plus ou moins prolongées, peuvent être fort utiles. D'abord, elles combattent avantageusement la constipation, accident que nos eaux développent presque toujours ; ensuite, elles agissent comme un dérivatif souvent d'une grande puissance. C'est au médecin à en prescrire la force, la durée et la température. Vers la fin du traitement, des douches extérieures générales, et quelquefois même locales, peuvent être très-avantageuses.

Lorsque la gastro-entérite, en réagissant sur le foie, le pancréas et les glandes lymphatiques, a occasionné le développement morbide, l'hypertrophie de l'un de ces organes, ou même du tissu intestinal, aux moyens précédemment exposés il faut presque toujours ajouter la douche extérieure. Son objet n'est pas seulement de produire une action dérivative sur la peau ; elle a aussi pour but de modifier la sensibilité de l'organe malade, et lorsque celui-ci n'est plus sous l'influence d'une irritation trop vive, elle y détermine un mode d'excitation qui, bien dirigé, favorise à un haut degré l'absorption dans les tissus engorgés, et prépare dans tous les cas la voie aux exutoires. Mais si la douche peut être un remède héroïque contre ces maladies, lorsqu'on l'administre sagement, elle peut, au contraire, les aggraver beaucoup lorsqu'elle est imprudemment dirigée ; c'est dans ce cas surtout qu'il faut se rappeler l'axiôme *festina lente*.

Le massage des parties solides du tronc et des membres est alors aussi très-indiqué.

Les inflammations chroniques du tube intestinal étaient autrefois méconnues pour la plupart : aussi les traitait-on de la manière la moins convenable. A l'eau thermale en boisson, on ajoutait beaucoup de purgatifs et l'on croyait la cure complète, lorsque le malade, en quittant nos eaux, avait un grand appétit et peu de douleur. Mais bien souvent cette amélioration n'était qu'apparente ; comme elle ne résultait que d'une violente perturbation, causée par des médicaments trop souvent inopportuns, bientôt la maladie reparaissait beaucoup plus grave. Aujourd'hui, grâce surtout aux travaux de mon illustre maître, le docteur Broussais, nos eaux, mieux administrées, font plus de cures et des cures plus solides.

Assez souvent il arrive que les malades affectés de gastrites chroniques éprouvent, pendant l'usage de nos eaux, une surexcitation plus ou moins forte ; les personnes nerveuses y sont surtout exposées. On ne doit pas , pour cela, discontinuer toujours de prendre les eaux minérales. Souvent cette surexcitation produit les plus heureux effets; mais on doit cependant la surveiller avec la plus grande attention , la borner lorsqu'elle se développe trop , et écarter du régime du malade tout ce qui pourrait l'accroître ou l'entretenir. Quelquefois cette surexcitation n'arrive qu'après l'usage des eaux. Elle est ordinairement alors une crise salutaire, mais elle exige toujours les soins les plus suivis. On l'appelle le travail ou la crise des eaux.

Cette surexcitation est produite sans doute par l'augmentation des sécrétions de la peau , et par la production d'une quantité d'électricité négative , à laquelle les centres nerveux n'étaient plus accoutumés.

Les saisons qui conviennent le mieux au traitement de la gastro-entérite à l'aide de nos eaux , sont le printemps et l'automne. Les grandes chaleurs , en excitant fortement la peau , en activant la circulation et tout l'appareil nerveux , rendent le tube intestinal trop impressionnable et s'opposent souvent à l'emploi de bains chauds et de douches qui , sans elles, pourraient être fort avantageux. J'ai traité , à l'aide de nos eaux et avec un grand succès, au milieu de l'hiver, des malades affectés de gastrite chronique, et, pour certaines personnes , je préfère cette saison à l'été.

VINGT-CINQUIÈME OBSERVATION.

M. le curé B...., âgé de trente-trois ans , était depuis longtemps tourmenté par une gastro-entérite , que des purgatifs drastiques avaient extrêmement aggravée. Son médecin les lui avait inutilement défendus. L'impatience de souffrir le rendait le jouet et la victime de tous les charlatans. Déjà plusieurs hémorrhagies du tube intestinal avaient failli le tuer, lorsqu'il vint à Plombières au commencement de l'année 1825. Il était alors prêt à tomber dans le marasme : sa peau était d'un blanc mat, pénible à voir ; son pouls était petit, dur et fréquent; sa langue rouge à la pointe, et les régions hypocondriaques tendues et très-douloureuses au toucher ; les glandes mésentériques étaient considérablement tuméfiées.

M. B.... éprouvait le plus profond découragement ; il attendait la mort, il la désirait même comme un terme à 'ses maux. Ce n'était que pour satisfaire sa famille qu'il venait essayer un remède contre une maladie qu'il regardait comme incurable. Son estomac ne pouvait plus supporter aucune espèce d'aliments ; il les rejetait tous. Ses selles rares étaient mêlées d'abondantes mucosités et suivies d'épreintes douloureuses.

M. B..... avait une si grande faiblesse que les moindres efforts lui causaient des défaillances. Je m'attachai d'abord à lui rendre l'espoir qu'il avait perdu. Je lui expliquai comment de nombreux écarts de régime, comment le poison Leroi et quelques autres dont il avait fait usage, l'avaient amené à l'état auquel il se trouvait réduit. Je lui fis voir aussi l'influence fâcheuse que la tristesse pourrait exercer sur sa position. Je lui expliquai le mode d'action de nos eaux dirigées contre sa maladie, et les effets heureux d'un régime sévère ; enfin je lui promis de le guérir, et il crut à mes promesses. C'était un grand pas de fait ; la connaissance de sa position et celle des causes qui l'avaient produite, l'espoir de retrouver la santé, de renaître à la vie, me donnèrent sur lui un empire que j'exerçai en despote. Je lui interdis tout aliment solide, je ne le nourris que de décoctions féculentes, mesurées d'abord à la cuiller ; j'opposai à ses douleurs des fomentations émollientes et des ventouses scarifiées : je le mis bientôt en état de supporter nos bains, d'abord très-courts, puis suffisamment prolongés ; bientôt aussi il put digérer du lait, des farineux cuits à l'eau et au lait ; je lui fis manger ensuite des bouillons gélatineux ; bientôt aux promenades à âne sur nos montagnes, il put ajouter de longues promenades à pied. Il partit, après quarante bains, fort et rempli d'espérance ; il pouvait alors digérer des viandes blanches. Il continua quelques mois encore le régime qui lui avait été d'une si grande utilité, et depuis il n'a pas cessé de jouir d'une santé parfaite.

VINGT-SIXIÈME OBSERVATION.

M. le duc de V.... éprouva un violent chagrin, causé par la mort d'un homme qu'il chérissait (l'empereur Napoléon). Sous l'influence de cette profonde affection morale, son estomac, ses intestins s'enflammèrent. Il avait lutté toujours avec désavantage contre cette maladie, lorsqu'il vint me consulter à Plombières, pendant l'automne de 1826.

Sa langue n'offrait aucun signe particulier, le ventre était souple au toucher et point douloureux ; les selles étaient rares et sèches. M. le duc n'éprouvait aucune douleur de tête ; son esprit avait conservé toute sa vivacité, son caractère toute sa force, son jugement toute sa rectitude ; mais, sans être tourmenté par de grandes douleurs, il vomissait ordinairement tous les jours une partie de ses aliments et beaucoup de mucosités ; il n'était pas encore très-maigre, mais il éprouvait une grande faiblesse musculaire, inséparable compagne des affections graves des organes de la digestion. La gastrite chronique était évidente ; M. le duc en reconnaissait l'existence avec tous les médecins qu'il avait précédemment consultés ; lui-même, pour la combattre, s'était appliqué plusieurs fois des moxas sur le ventre.

Je lui prescrivis le régime sévère indiqué en cas semblables, des bains, des ventouses, des douches légères et un exercice proportionné à ses forces. Il suivit exactement mes prescriptions, au régime près, qui en était une des parties les plus importantes. Il ne voulut point renoncer au vin *généreux*, aux viandes noires, au café ; aussi ne retira-t-il aucune utilité de nos eaux, qui cependant pouvaient le guérir, car il était bien moins malade que M. B....., sujet de l'observation précédente. Il mourut au printemps suivant.

Je combattrais bien plus énergiquement aujourd'hui une pareille affection, produite par le chagrin ; elle était nécessairement accompagnée et beaucoup aggravée par l'affaiblissement de la peau. Les bains très-chauds et courts, les bains de vapeur, le massage, auraient eu sans doute de très-heureux résultats chez M. le duc de V... J'aurais pu recourir encore à l'acupuncture, cet admirable et puissant moyen de la médecine des Chinois et des Japonais, qui vient si bien confirmer nos doctrines électro-chimiques.

VINGT-SEPTIÈME OBSERVATION.

Mlle D... de F... vint à Plombières pendant l'été de l'année 1825. Elle était alors âgée de dix-huit ans. Elle avait pris, dans la pension où on la fit élever, plusieurs médecines et plusieurs vomitifs de *précaution*. De retour chez ses parents, elle se plaignit de douleurs d'estomac, de digestions pénibles. Le médecin qu'elle consulta, croyant qu'elle avait une faiblesse d'estomac, lui prescrivit des vins amers et une nourriture stimulante. Les accidents de Mlle D... augmentèrent; sa gastrite devint bientôt boulimique; bientôt aussi elle commença à vomir. Alors on reconnut sa maladie, et on luttait inutilement contre elle depuis près d'une année, lorsque, s'apercevant qu'une tumeur dure et volumineuse s'était formée au pylore, on lui prescrivit les eaux de Plombières.

Mlle D... était régulièrement développée, d'un tempérament lymphatique sanguin, et elle avait encore assez d'embonpoint, quoiqu'elle vomît tous les jours une grande partie de ses aliments.

L'épigastre était douloureux au toucher, la langue rouge à la pointe; les selles étaient rares et les règles notablement diminuées.

M'étant assuré que Mlle D... ne pouvait pas encore digérer les farineux, je lui prescrivis le lait pour seul aliment, et pour boisson des tisanes mucilagineuses. Je fis prendre à Mlle D.... des bains tempérés et longs : bientôt elle put supporter la douche; elle aida ces moyens par un exercice à pied, modéré mais soutenu. Immédiatement après les règles, on lui appliqua quelques sangsues au bas-ventre; bientôt les vomissements cessèrent. Après un mois de traitement, Mlle D... put ajouter des farineux à son lait ; et après deux mois de séjour à Plombières, la tumeur qui s'était développée au pylore n'était plus appréciable au toucher. Mlle D... avait augmenté en poids de quatorze livres ; depuis lors elle a joui d'une très-bonne santé.

VINGT-HUITIÈME OBSERVATION.

Madame la marquise de S..., âgée de trente-cinq ans, d'un tempérament sanguin nerveux, avait été vivement effrayée dans son enfance. Depuis cette époque, ses digestions furent toujours pénibles, toutes les émotions un peu fortes lui causèrent des nausées ; et depuis bien des années déjà, la vue des mets qu'elle appétait le plus, l'arrivée d'un ami, l'obligation de se trouver dans une société un peu nombreuse, tout provoquait chez elle cette sensation si pénible de la nausée.

Madame de S... n'ayant pu se guérir chez elle de cette malheureuse disposition, vint, en 1826, à Plombières où elle me consulta. L'abdomen n'était point douloureux au toucher ; la langue n'était pas rouge aux bords ; la menstruation était régulière ; Mme de S... avait presque l'embonpoint et les forces de la santé ; tout devait faire considérer sa maladie comme une névralgie, et bien des motifs paraissaient devoir indiquer l'emploi des sédatifs, si puissants contre beaucoup d'affections nerveuses. Tel ne fut point mon avis. Je ne crus pas qu'un estomac qui, depuis de nombreuses années, était continuellement excité par de douloureuses envies de vomir, pût être seulement en proie à une affection nerveuse. Je pensai que l'irritation morbide était partagée par toute la muqueuse, et je le crus d'autant mieux que l'on rencontre souvent des gastrites aiguës très-intenses, sans douleur à l'épigastre et sans réaction fébrile. Je prescrivis à Mme de S... des bains très-tempérés et prolongés, de fréquentes applications de ventouses scarifiées à l'épigastre, un régime très-doux, avec la recommandation de rejeter à l'instant tout aliment qui déterminerait des nausées. À tous ces moyens, Mme de S... ajouta l'exercice sur nos montagnes, en les proportionnant toujours à ses forces.

Quarante jours de ce traitement avaient suffi pour guérir Mme de S..... d'une maladie que l'on pouvait, à raison de son ancienneté, considérer comme constitutionnelle : mais six mois après avoir quitté nos eaux, cette dame s'étant exposée plusieurs jours de suite à un froid rigoureux, sa maladie reparut, moins forte cependant qu'elle n'était avant son séjour à Plombières.

Mme de S... fut obligée par là de revenir aux eaux l'année suivante; je lui fis suivre un traitement semblable au premier, et il produisit d'aussi heureux résultats. A la fin de l'automne, Mme de S... m'écrivit qu'elle jouissait de la santé la plus parfaite.

Cette observation est très-intéressante. Elle montre en effet que, même contre une maladie très-ancienne, la médecine peut encore être toute-puissante; elle montre aussi, à côté de l'action de nos bains, l'heureuse influence des ventouses, qui agissent surtout en permettant à l'électricité positive de s'écouler par la peau, ainsi que je l'ai expliqué dans le chapitre VIII de cet ouvrage.

VINGT-NEUVIÈME OBSERVATION.

Mme la vicomtesse de M... vint à Plombières, au commencement de l'automne de l'année 1826, pour se guérir d'une gastro-entérite chronique qui la tourmentait déjà depuis deux ans, et qui avait résisté jusqu'alors au traitement le mieux dirigé. Cette maladie était d'autant plus grave qu'elle était survenue à l'époque de la ménopause, et que Mme de M... était éminemment nerveuse. A son arrivée à Plombières, Mme de M.... pouvait à peine faire quelques pas dans son appartement. M'ayant consulté sur sa position, je n'eus à lui prescrire que des bains très-tempérés et des promenades à âne et en voiture, son régime habituel étant on ne peut pas plus convenable.

Quelque prudemment administrée que fût notre eau, elle ne laissa pas que d'agiter beaucoup cette dame et de lui causer parfois des accidents nerveux très-pénibles : ces accidents mêmes auraient été de nature à m'obliger à lui faire suspendre l'usage

9

de nos bains, si je n'avais eu la certitude que la moindre excitation pouvait développer chez elle des spasmes violents, qui
ne laissaient point de traces après eux, tandis que notre eau
minéro-thermale, en rétablissant l'action languissante de la peau,
en s'opposant au surcroît de congestion viscérale que l'hiver
pouvait occasionner, devait produire une amélioration durable ;
c'est aussi ce qui eut lieu. De retour chez elle, Mme de M...
éprouva un soulagement bien marqué. Elle revint au commencement de l'été de l'année suivante.

Quoique mieux que l'année précédente, elle souffrait beaucoup
encore, et elle éprouvait surtout une grande difficulté à marcher.
Je fus obligé, cette fois, de lui prescrire un régime un peu
plus sévère que celui qu'elle suivait à Paris. Cela ne suffit point ;
une saignée devint indispensable ; je l'obtins avec des sangsues,
la malade redoutant l'opération chirurgicale. J'ai revu Mme de
M... quelques semaines après son dernier séjour à Plombières ;
elle faisait aisément une demi-lieue à pied, et ses forces digestives avaient pris autant d'accroissement que ses forces musculaires.

TRENTIÈME OBSERVATION.

M. G....., de Nancy, d'un tempérament sanguin, âgé de
soixante ans, était depuis longtemps tourmenté par une gastro-
entérite chronique, accompagnée d'éructations nidoreuses et de
dévoiement. Il vint à Plombières au commencement de l'été
de l'année 1828, et il me consulta sur l'emploi de nos eaux. D'après
mes conseils, il prit des bains tempérés, des douches en arrosoir sur le ventre ; il ne se nourrit que d'aliments légers,
et s'abstint de boissons trop stimulantes ; il allait passer une
partie de la journée sur nos montagnes, dont l'air vif et pur
convient tant aux personnes affectées d'inflammation chronique
des viscères abdominaux. Ces accidents ayant cessé, il quitta
Plombières après un séjour de trois semaines ; mais bientôt,
son mal reparaissant, il fut obligé d'y revenir. J'employai cette
seconde fois les mêmes moyens que la première, et bientôt tous

les accidents morbides disparurent. De retour chez lui, son mal, qui avait en apparence cédé à nos bains, se montra avec plus de gravité peut-être qu'avant l'usage des eaux. Mais bientôt, à cet orage, succéda le calme le plus parfait.

M. G... a éprouvé, d'une manière salutaire, ce que l'on appelle vulgairement le travail des eaux ; cependant je suis persuadé que s'il avait sévèrement observé les prescriptions que ses médecins ordinaires et moi lui avions faites, il aurait facilement échappé aux chances toujours incertaines de ce travail vraiment critique.

TRENTE-UNIÈME OBSERVATION.

Mme G..., de Plombières, âgée de quarante-deux ans, d'un tempérament lymphatique sanguin, mère de nombreux enfants, régulièrement réglée, eut, par suite d'un travail trop pénible et de purgatifs inopportuns, employés contre des *embarras gastriques*, une duodéno-hépatite chronique, qui bientôt développa une jaunisse générale. Attribuant la couleur ictérique de la peau et tous les autres accidents de la duodéno-hépatite à l'abondance et à la mauvaise nature des humeurs, on purgea et repurgea cette malade à outrance pendant trois années, sans lui prescrire aucun régime; on lui fit avaler, sous forme d'électuaires, d'apozèmes et de pilules, tous les prétendus fondants et désobstruants que prodiguait l'ancienne médecine. Mais ces substances ne pouvaient qu'augmenter l'inflammation des intestins et du foie; aussi, lorsque Mme G.... vint me consulter, avait-elle un flux céliaque sans aucun mélange de bile ; sa peau était d'un jaune noir pénible à voir ; le ventre était très-volumineux et le foie considérablement hypertrophié. Le bord antérieur de cet organe se sentait à un travers de main au-dessous du bord des fausses côtes, et vers sa partie moyenne, il avait acquis, dans une étendue de deux à trois pouces de circonférence, la dureté du squirrhe ; les règles avaient presque complétement cessé. Tous les habitants de Plombières regardaient cette intéressante mère de famille comme perdue.

Changeant aussitôt son régime, je lui prescrivis, pour tout aliment, le lait et les farineux à l'eau et au lait, et pour boisson des décoctions mucilagineuses ; je lui fis prendre, pendant tout l'hiver, des bains longs et tempérés de notre eau minérale ; je couvris souvent la région épigastrique et l'hypocondre droit de ventouses scarifiées. J'eus quelquefois recours aux sangsues, que l'ancienneté du mal et la faiblesse de la malade ne me permettaient d'employer qu'avec beaucoup de réserve. J'aidai tous ces moyens par des douches légères sur toute l'habitude du corps et sur la région du foie. Bientôt le dévoiement cessa, le ventre diminua de volume, et la couleur ictérique devint moins foncée ; mais l'engorgement squirrheux persistant, j'appliquai un large séton immédiatement au-dessus de la région qu'il occupait, et je fis continuer les bains. En sept mois Mme G.... fut parfaitement rétablie, et elle n'a pas cessé depuis de jouir de la meilleure santé.

Les sétons, les cautères, les moxas ont sans doute une grande puissance comme sécréteurs accidentels ; mais s'ils l'emportent souvent de beaucoup sur les vésicatoires, c'est qu'ils agissent aussi à la manière des ventouses et des aiguilles chinoises, en devenant des conducteurs de l'électricité du tissu cellulaire et en procurant ainsi la décharge de ce tissu.

TRENTE-DEUXIÈME OBSERVATION.

Mme C..., de Vevay, âgée de cinquante et quelques années, de petite taille, avait joui constamment d'une bonne santé, lorsque la mort de son mari, la plongeant dans une affliction profonde, détermina chez elle une gastrite chronique intense, qui bientôt épaissit tellement les parois de l'estomac, que l'on sentait ce viscère comme s'il eût été moulé en plâtre. Les digestions étaient à peu près nulles et toujours très-douloureuses. C'était surtout vers la partie inférieure de l'œsophage et à l'orifice cardiaque que la malade ressentait le plus de mal. L'épigastre était immédiatement peu sensible au toucher ; mais, quelque temps après un tact léger, les douleurs devenaient beaucoup plus vives et se soutenaient ainsi pendant plusieurs heures.

Mme C... était d'une extrême faiblesse et d'une maigreur voisine du marasme. Ses médecins, MM. les docteurs Guisan et Convers fils, tous deux praticiens très-distingués, me l'adressèrent à la fin de l'été 1829, regardant les eaux de Plombières comme la seule chance de salut qui restât à leur intéressante malade, mais tremblant toutefois qu'elle n'eût pas la force de soutenir le voyage. Heureusement leurs craintes ne se réalisèrent pas. Dès son arrivée à Plombières, je fis prendre à Mme C... cinq à six heures de bain par jour, en deux séances. Quelques applications de ventouses scarifiées à l'épigastre, quelques douches sur les membres et les parties solides du torse, un régime très-doux, une mastication parfaite et quelques promenades sur nos montagnes, rétablirent Mme C... au-delà de toutes nos espérances. Après cinq semaines de traitement, l'estomac avait repris presque toute sa souplesse première, les digestions étaient faciles, le teint était bon, les forces étaient revenues.

Mme C... a fait encore usage de nos eaux en 1830. L'amélioration qu'elle avait obtenue l'année précédente s'est soutenue jusqu'à présent.

TRENTE-TROISIÈME OBSERVATION.

A la suite de beaucoup de fatigues, Mme de M...., de Lausanne, âgée de quarante-neuf ans, ayant cessé d'être réglée depuis deux ans, éprouva des douleurs d'estomac, puis bientôt des vomissements. Ces accidents s'aggravèrent beaucoup, et le médecin consulté par la malade, le savant et ingénieux docteur Mayor, reconnut l'existence d'un squirrhe du pylore.

Mme de M... me fut adressée au commencement de l'été de 1828. Elle était faible, considérablement amaigrie ; elle ne pouvait plus rien digérer. Indépendamment d'une tumeur facile à reconnaître, et que je rapportai, comme mon savant confrère, à une dégénérescence squirrheuse du pylore, j'en trouvai une assez considérable à la partie inférieure du grand lobe du foie, mais qui, au dire de la malade, existait depuis de nombreuses années sans l'incommoder en rien.

Je prescrivis à Mme de M... des bains tièdes prolongés, deux applications par semaine de ventouses scarifiées à l'épigastre ; pour toute nourriture et pour unique boisson du lait coupé avec moitié d'eau de mauve, et quelques douches légères sur les membres et le dos. En très-peu de jours, Mme de M... éprouva un mieux très-sensible. Au bout de vingt jours elle pouvait se promener sept heures de suite sur nos montagnes.

Elle quitta alors Plombières, mais y revint à la fin de novembre de la même année, continuant toujours à se nourrir de lait coupé d'eau de mauve. Cette fois, aux bains et aux ventouses scarifiées, j'ajoutai des moxas superficiels sur la région malade. Mme de M... passa encore cinq semaines à Plombières ; de retour chez elle, elle entretint ses moxas pendant plusieurs mois, et elle ajouta à son lait coupé quelques échaudés qu'elle digéra parfaitement bien. J'eus le plaisir de revoir chez elle, l'année suivante, cette excellente mère de famille, cette femme, sous tous les rapports, l'une des plus recommandables; elle était guérie, et aujourd'hui elle jouit encore de la meilleure santé.

TRENTE-QUATRIÈME OBSERVATION.

Mme D..., de Lausanne, âgée de trente ans environ, peu abondamment réglée, extrêmement irritable, petite, assez bien musclée, brune, mais ayant la peau très-pâle, était depuis plusieurs années sujette à des vomissements accompagnés d'accidents nerveux très-graves. Tous les remèdes avaient été inutilement employés, ou plutôt leur luxe avait nui beaucoup à la malade. Elle vint à Plombières, et me consulta en 1828 et 1829 ; je reconnus chez cette dame une surexcitation gastrique, qui, souvent et d'une manière instantanée, passait à une véritable atonie ; enfin, quelques autres symptômes me firent penser qu'à ces accidents se surajoutait une légère irritation du cerveau.

Je prescrivis à Mme D... un régime doux, autant d'exercice en plein air qu'elle pourrait en supporter sans fatigue, des bains tièdes et de l'eau du Crucifix en boisson, à la dose d'un à cinq ou six verres, lorsque la pâleur de la langue, la faiblesse du pouls et l'insensibilité complète de l'épigastre me faisaient reconnaître l'utilité de cette médication, à laquelle je substituai les boissons émollientes, la diète et quelques autres moyens analogues, quand les signes de l'irritation gastrique venaient à prédominer. J'ai revu depuis Mme D... jouissant d'une santé parfaite.

TRENTE-CINQUIÈME OBSERVATION.

Mme R.... de Genève, âgée de cinquante-sept ans, me fut adressée par le savant et célèbre docteur Butini, dans le courant de l'été de 1829. Cette dame avait éprouvé quelques dérangements dans ses digestions, et un médecin, à la campagne, lui ayant fait prendre pour cela de l'émétique, tous ses accidents s'aggravèrent beaucoup. Quelques semaines après, Mme R... alla consulter M. Butini, qui reconnut chez elle une tumeur au lobe moyen du foie, assez grosse pour qu'on pût l'apercevoir à travers les vêtements de la malade ; l'épigastre était douloureux et le teint ictérique.

M. Butini ordonna à Mme R... d'arriver en toute hâte à Plombières où je dirigeai sa cure.

J'aurais voulu débuter par une large application de sangsues, tant à l'épigastre que sur la tumeur ; mais la malade n'y consentit point. A des bains tièdes de trois à quatre heures de durée, à un régime doux et peu abondant, Mme R... voulut que j'ajoutasse la douche dès les premiers jours ; je la prescrivis faible et de courte durée, sur les membres et sur le dos, mais on la prit forte et longue sur la tumeur. Une inflammation des plus douloureuses fut le résultat de cette imprudence. Trente sangsues, *loco dolenti,* en triomphèrent, et diminuèrent de moitié la tumeur. Huit jours après, une même imprudence amena des résultats semblables, et de nouvelles sangsues produisirent une amélioration aussi marquée que la première fois.

Après quarante bains, Mme R... partit complétement débarrassée de sa tumeur. Je l'ai revue depuis à Genève et à Plombières; sa santé s'est parfaitement soutenue.

Cette observation prouve combien il peut être avantageux quelquefois de ramener à l'état aigu une inflammation chronique; mais, dans ce cas, Mme R... a joué sa vie à la loterie la plus hasardeuse; et jamais médecin prudent ne tentera la même fortune.

Depuis lors, pour éviter les graves accidents que l'indocilité des malades peut quelquefois produire, quand ils insistent trop près de moi pour que je leur prescrive un remède qui peut être accompagné de graves dangers, je les préviens que, suffisamment avertis du mal qu'ils peuvent se faire, ils sont libres d'en courir les chances; mais que, s'ils le font, ils doivent renoncer aussi à me prendre pour guide.

TRENTE-SIXIÈME OBSERVATION.

Gastro-entérite-chronique. Hypertrophie du foie et des glandes mésentériques.

Mme de M..., âgée de trente ans environ, grande et bien développée, avait, dès l'âge de quatorze ans, époque de sa première menstruation, commencé à souffrir de violentes douleurs d'estomac et d'intestins, qu'une médecine incendiaire ne fit qu'aggraver. A ces douleurs se joignirent bientôt une foule d'accidents nerveux. Aux médicaments, on ajouta l'usage d'un grand nombre d'eaux minérales à l'intérieur et à l'extérieur, mais le tout inutilement.

Lorsque Mme de M... vint pour la première fois à Plombières, en 1828, elle avait le ventre proéminent comme celui d'une femme grosse de huit à neuf mois, et depuis bien des années il ne diminuait plus; il était extrêmement douloureux au toucher ; le grand lobe du foie descendait jusqu'au niveau de l'ombilic ; on sentait dans le reste du ventre un grand nombre de glandes qui avaient, pour la plupart, la grosseur d'une noix.

Mme de M... éprouvait de vives et continuelles douleurs dans l'hypocondre droit et dans la région hypogastrique ; ses digestions lui causaient de grandes souffrances, sa langue était rouge au pourtour, ses selles étaient rares, sanguinolentes et muqueuses ; elle était mal réglée et perdait beaucoup en blanc.

Les moindres impressions lui causaient des accès de rire ou de pleurs convulsifs ; elle avait souvent de violentes crises nerveuses.

Je prescrivis un régime sévère, des boissons émollientes, des bains prolongés et des saignées capillaires, obtenues ordinairement à l'aide de ventouses scarifiées, quelquefois à l'aide de sangsues. Ces saignées furent répétées d'abord deux fois par semaine, plus tard on les éloigna davantage.

Mme de M..., après un séjour de six semaines à Plombières, continua, de retour chez elle, le traitement qu'elle avait commencé ici, et le suivit avec la plus grande sévérité.

Bientôt les accidents nerveux disparurent, bientôt aussi les douleurs diminuèrent beaucoup.

Au mois de mai de l'année suivante, Mme de M... revint à Plombières. Elle était pâle et faible, mais elle n'éprouvait plus de douleurs qu'alors qu'on la palpait ; le foie avait conservé son grand volume, les glandes mésentériques étaient toujours hypertrophiées.

Quelques bains de nos eaux rendirent des forces à Mme de M... et firent disparaître sa pâleur. J'eus alors recours aux moxas superficiels, appliqués sur les régions abdominales les plus malades ; cette dame les supporta très-bien ; elle en eut jusqu'à treize en suppuration à la fois.

Après six semaines de séjour à Plombières, Mme de M.... retourna chez elle, prit de temps eu temps quelques bains, continua son régime ; de loin en loin elle se fit poser des ventouses et se fit appliquer de nouveaux moxas jusqu'au printemps de l'année suivante, époque à laquelle elle revint à Plombières.

Son ventre avait repris son premier volume et perdu toute sa sensibilité, ses digestions étaient faciles, ses selles étaient bonnes, le foie et les glandes mésentériques étaient revenues à leur état normal, les règles arrivaient à époque fixe et sans douleurs ; en un mot Mme de M... était guérie, et maintenant encore elle jouit d'une santé parfaite.

TRENTE-SEPTIÈME OBSERVATION.

Mlle Marie P..., de Plombières, âgée de vingt et quelques années, d'un tempérament lymphatique, peu abondamment réglée, avait, en 1828, une gastrite chronique peu intense, que le médecin qui la soignait combattit à l'aide de purgatifs et de tartre stibié. Bientôt, sous l'empire de cette médication, le mal s'aggrava beaucoup, et lorsqu'en automne Mlle P.... vint me consulter, elle était d'une maigreur extrême ; elle avait les traits fortement décomposés : c'était un spectre ambulant, et chacun la regardait comme destinée à une mort prochaine. Ses règles ne paraissaient plus ; sa langue était très-rouge à la pointe, son épigastre très-douloureux au toucher, son pouls petit, vite et serré. Ses digestions étaient des plus pénibles ; du reste elle n'observait aucun régime.

Pendant les six premières semaines de son traitement, je prescrivis du lait caillé *pour unique nourriture*. Plus tard, des farineux à l'eau et au lait. Pendant les huit premiers mois, Mlle Marie P... prit deux bains tièdes par jour, d'une heure et demie à deux heures de durée.

Bientôt ses accidents diminuèrent d'intensité; ses traits, d'abord contractés par la souffrance, reprirent leur expression habituelle; son marasme aussi disparut. Au bout de huit mois de traitement, Mlle Marie P... digérait assez facilement le laitage. Elle avait repris presque l'embonpoint de la santé; mais pour peu qu'elle s'écartât de son régime, de violentes douleurs à l'épigastre venaient promptement l'en faire repentir. J'appliquai alors un petit moxa superficiel sur la région malade. Il produisit une prompte amélioration; Mlle Marie P... l'a remplacé depuis par un exutoire au bras. Il n'y a qu'un an que ses règles se sont rétablies. Elle mange des viandes légères ; mais le laitage est encore ce qui lui réussit le mieux. Elle a, du reste, depuis longtemps retrouvé toutes ses forces. Nos bains, le régime sévère qu'elle a eu la constance de suivre, les ventouses scarifiées et les exutoires l'ont arrachée à une mort inévitable sans cela.

Si, chez cette malade, nos bains minéraux, en modifiant, en activant les fonctions de la peau, ont exercé une heureuse influence, le lait caillé n'a pas été moins favorable. Il agissait sur le tube intestinal, à cause de sa légère acidité, d'une manière diamétralement opposée à celle de nos eaux sur la peau. Au lieu d'exciter la sécrétion du suc gastrique et des mucosités des intestins, il diminuait cette sécrétion, autant du moins qu'un aliment peut le faire ; il jouait ici le double rôle d'aliment et de sédatif.

TRENTE-HUITIÈME OBSERVATION.

Gastro-entéro-hépatite chronique.

Mme G..., de Plombières, âgée de quarante ans environ, avait depuis longtemps des douleurs d'estomac, des digestions difficiles, de fréquents dévoiements ; mais comme son appétit se soutenait, qu'elle était grasse et forte, elle accordait bien peu d'attention aux soins qu'exigeait son état : aussi finit-il par empirer beaucoup et par la mettre dans la nécessité de recourir à mes conseils. Depuis quelques mois tous les accidents s'étaient aggravés : Mme G... avait beaucoup maigri, elle était faible, son teint était ictérique, sa langue rouge aux bords et saburrale dans le reste de son étendue ; son ventre était très-volumineux.

En palpant cette dame, je reconnus une grande sensibilité de la région épigastrique et de l'hypocondre droit ; le foie descendait beaucoup au-dessous des côtes. Antérieurement il était presqu'au niveau de l'ombilic, il avait la dureté du squirrhe ;

du reste Mme G... était encore réglée. Je prescrivis un régime doux et peu abondant, nos bains tièdes et des applications réitérées de ventouses scarifiées sur les régions malades. Plus tard j'appliquai un séton sur la tumeur du foie. Mme G.... continua ses bains, son régime, et depuis dix ans sa santé est parfaitement rétablie. Certes, ici le séton a une grande part à la guérison de cette dame ; mais je suis convaincu que, sans l'usage de nos bains, elle aurait été beaucoup plus longtemps malade, peut-être même aurait-elle succombé à son mal.

J'ai déjà fait observer que le séton, agissant comme le cautère sur le tissu cellulaire sous-cutané, organe alcalin, soutire par lui l'électricité dans tous les organes électro-positifs ; il doit avoir dès lors sur le foie une action bien plus puissante que celle du vésicatoire qui n'intéresse que la peau. Cette action, du reste, est partagée aussi par le moxa, dont les anciens tenaient un si grand compte qu'ils regardaient comme incurables les maux que le feu ne pouvait guérir : « *Quod ignis non sanat insanabile,* » disaient-ils.

TRENTE-NEUVIÈME OBSERVATION.

Mme Ac... T..., de Genève, me fut adressée en 1825 pour la première fois par le docteur Butini. Cette dame, âgée de 70 ans environ, avait une forte irritation du tube intestinal, sous l'influence de laquelle s'étaient développées des tumeurs abdominales d'un grand volume. Elles étaient dures, inégales, insensibles au toucher. L'une d'elles existait dans le voisinage de la branche ascendante du colon, l'autre au-dessus du pylore, et la troisième, plus à gauche, semblait se confondre avec la rate. Ces tumeurs, dues probablement à l'hypertrophie de glandes mésentériques, rendaient fort grave la position de Mme Ac... On avait à craindre qu'en s'abcédant elles tuassent promptement cette dame.

Je compris que, dans un cas de cette nature, l'usage interne des eaux ne pourrait qu'être funeste, qu'aggraver l'inflammation des intestins, que redoubler l'activité du travail morbide qui s'opérait dans les glandes mésentériques. Je compris qu'il fallait opposer à l'entérite un régime sévère, observé pendant toute la durée de la vie de la malade, car je n'avais pas l'espoir qu'à un âge aussi avancé, nos eaux pourraient donner au système absorbant une puissance capable de ramener les glandes hypertrophiées à leur état primitif : je dus donc les considérer tout d'abord comme des ennemis qui menaceraient Mme Ac... pendant le reste de son existence.

Aux bains tièdes de deux heures de durée, à un régime n'admettant que des légumes, de la viande blanche et des fruits fondants, tels que le melon, les fraises, les pêches et les raisins, j'ajoutai la prescription d'un exercice modéré mais soutenu, toujours en rapport avec les forces. Plus tard je prescrivis des douches sur les parties solides du corps, mais la malade, quelque peu indocile, la prit aussi sur les tumeurs abdominales, et heureusement pour elle, elle n'eut pas à s'en repentir. Après deux saisons de nos eaux, Mme Ac... retourna chez elle parfaitement bien. Elle avait repris le coloris et les forces de la santé. Ses digestions étaient faciles. Le dévoiement et les coliques qui la tourmentaient à son arrivée avaient complétement disparu, mais les tumeurs avaient résisté.

Pendant dix ans Mme Ac.... revint chaque année à nos eaux. Elle arrivait toujours faible, pâle ; mais en peu de jours, l'air de nos montagnes, l'effet tonique de nos bains et le bonheur de retrouver un remède à ses infirmités, lui rendaient toutes ses forces. Elle se débarrassait ainsi du renouvellement d'irritation intestinale qu'amenaient le froid et l'humidité de l'hiver, saison si fatale aux vieillards, qu'amenaient aussi des écarts de régime auxquels la conviaient chaque jour d'imprudents amis, en prétendant qu'à son âge il fallait des aliments chauds pour se soutenir.

En 1836, cette dame, que regretteront longtemps tous ceux qui l'ont connue et qui ont pu apprécier comme moi toutes ses rares qualités, se laissant aller à ces malheureux conseils, prenant des glaces, des vins *généreux*, raviva l'inflammation abdominale que nous combattions depuis dix ans et arriva très-malade à Plombières.

Je lui défendis les douches, mais je ne pus réussir à la convaincre du mal qu'elles pourraient lui faire ; tout ce que j'obtins, ce fut qu'au moins elle ne les prendrait pas sur le ventre.

Mme Ac... se plaignait alors d'une douleur simulant une sciatique du côté droit. Mais cette douleur remontait jusque l'aine, et vu le dépérissement de la malade, l'état habituellement fébrile de son pouls, quoique le toucher ne fît reconnaître aucune modification dans les tumeurs du ventre, on avait à craindre leur dégénérescence cancéreuse.

Mme Ac.... fit alors une chute violente. Elle tomba de sa hauteur sur le pavé. Dès ce moment tous ses accidents redoublèrent et elle arriva mourante à Genève, où mes habiles confrères crurent pendant quelques jours avoir affaire aussi, entre autre chose, à une sciatique grave ; mais bientôt la fluctuation vint prouver que les glandes étaient en suppuration et que les jours de Mme Ac... étaient comptés. On ouvrit la tumeur, ce qui n'empêcha pas la malade de succomber quelque temps après. Elle avait plus de 80 ans.

Cette observation est remarquable en ce qu'elle montre combien, dans les graves affections abdominales, nos eaux conservent de puissance, même chez les personnes âgées. Mais n'est-ce pas aux vieillards principalement qu'elles conviennent ? En rétablissant les fonctions languissantes de leur peau, de leurs reins, de tous les organes acides, ne sont-elles pas pour eux une véritable fontaine de Jouvence ? Si tous mes lecteurs ne sont pas pénétrés de cette vérité, si chaque jour des faits nombreux ne viennent pas la confirmer, c'est que, d'une part, je n'aurai pas clairement exposé mes opinions, et que, d'une autre, il n'y aura plus de certitude scientifique.

Quoique l'observation suivante n'appartienne pas au même genre de maladies que celles qui la précèdent, je crois devoir terminer par elle ce chapitre, afin d'appeler l'attention de mes confrères sur certaines fièvres intermittentes, qui, fort légères en apparence, produisent cependant les désorganisations les plus graves.

QUARANTIÈME OBSERVATION.

Cardite intermittente, suivie d'hypertrophie du foie.

Mme N..., d'Herpont, vint à Plombières dans le courant de l'été de l'année 1829, pour se guérir d'une hépatite chronique très-grave, qui avait amené un énorme développement du foie.

Ce viscère occupait tout l'abdomen et me parut devoir peser de quinze à vingt livres. Mme N..., âgée de trente ans environ, grande, brune, très-irritable, était alors fort maigre, son teint était d'un jaune foncé, sa langue était saburrale dans le milieu et rouge au pourtour. Tout le ventre était douloureux au toucher. Les selles étaient blanchâtres et muqueuses ; les règles n'étaient point supprimées. La maladie de Mme N... datait de trois ans déjà.

Elle avait consulté d'habiles médecins, mais aucun n'avait pu triompher de la maladie du foie, qui était arrivée au point de compromettre gravement sa vie.

Je lui prescrivis d'abord neuf heures de bains par jour, en deux séances, quelques applications de ventouses scarifiées sur l'abdomen, des boissons émollientes et un régime doux et peu abondant. J'obtins ainsi quelque amélioration.

Comme la maladie de Mme N.... était très-grave, je visitais plusieurs fois par jour cette malade : je remarquai bientôt que, vers deux heures de l'après-midi, elle éprouvait habituellement d'assez fortes palpitations. J'en fis l'observation à cette dame, et je la priai de me raconter de nouveau son histoire, sans omettre, autant que possible, la moindre circonstance.

J'appris alors que, pendant plusieurs mois, elle avait été obligée de voir, tous les après-midi, une femme qu'elle haïssait beaucoup ; bientôt elle eut des spasmes violents, qui se reproduisirent toujours à peu près aux mêmes heures, lorsqu'elle fut délivrée de la présence de son ennemie ; bientôt ses digestions se dérangèrent ; bientôt aussi son foie commença à augmenter de volume, et depuis, les accidents nerveux ayant cessé, elle et ses médecins n'avaient point fait attention aux palpitations, du reste exemptes de douleurs, qui avaient remplacé les accès spasmodiques.

Je compris dès lors le peu de succès que l'on avait obtenu chez Mme N.... des soins qu'on lui avait prodigués, et, négligeant pour un instant l'état du foie, tout en continuant les bains prolongés, je combattis l'irritation intermittente du cœur par des lavements de sulfate de quinine et par des frictions de pommade stibiée. J'obtins promptement une amélioration marquée. Lors du départ de Mme N...., je lui mis deux sétons à l'hypocondre droit, et dans une notice très-détaillée, je fis part à son médecin de l'heureuse découverte que j'avais faite. On suivit mes conseils, et deux mois après, le mari de cette intéressante mère de famille m'écrivit que les palpitations avaient complétement cessé, que le foie était diminué des deux tiers, que les digestions étaient faciles et que tout présageait une prompte guérison.

CHAPITRE XIV.

Du relâchement des parois abdominales.

J'ai examiné déjà, et le premier peut-être, la propagation de la souffrance des organes abdominaux jusqu'à leurs centres nerveux. J'ai à signaler encore un genre de douleurs des voies digestives et de leurs annexes, dont la cause échappe à peu près toujours à l'attention des malades et à celle des médecins. Je ne l'ai vue indiquée nulle part. C'est l'affaiblissement des parois abdominales, qui les empêche de soutenir suffisamment les viscères qu'elles contiennent.

Le premier malade chez qui j'ai eu l'occasion d'observer cette affection était un maître de forges du département des Ardennes, qui s'était guéri d'anciennes et vives douleurs de l'estomac en portant une ceinture qui serrait la région hypogastrique et qui, à sa partie antérieure, renfermait trois ou quatre kilogrammes de métaux de différentes natures, dont le poids comprimait fortement le bas-ventre, en refoulant vers le diaphragme la masse intestinale. C'était à l'électricité développée par ces métaux divers que ce monsieur attribuait son rétablissement, qui n'était dû qu'à la pression exercée par la ceinture et par le poids qu'elle contenait.

Depuis lors j'ai souvent rencontré des malades qui éprouvaient la cessation complète de leur malaise, dès l'instant où j'appuyais fortement ma main sur leur bas-ventre en remontant un peu les intestins. Une ceinture suffisait presque toujours à leur guérison. Les bains froids et courts, la douche écossaise, les lotions astringentes et un régime tonique sont de très-bons moyens aussi à prescrire dans ces cas.

10

QUARANTE-UNIÈME OBSERVATION.

Un jeune homme souffrait depuis plusieurs années d'assez vives douleurs qu'il rapportait au grand lobe du foie. Il croyait avoir une affection très-grave qui abrégerait beaucoup sa vie. Il était habituellement fort triste ; ses douleurs n'étaient dues qu'à la faiblesse des parois abdominales; une ceinture les fit disparaître ainsi que sa tristesse.

Cet accident, que l'on rencontre souvent chez les hommes, est bien plus commun encore chez les femmes, où il se complique presque toujours alors d'un abaissement de l'utérus. J'en ai observé un cas bien remarquable.

QUARANTE-DEUXIÈME OBSERVATION.

Une dame *** avait eu plusieurs enfants et avait beaucoup maigri après avoir été très-grasse. Depuis trois ans cette malade avait perdu la voix. On croyait chez elle à une paralysie du larynx. Ses digestions étaient toujours douloureuses et très-lentes ; elle était très-affaiblie. En l'examinant, je fus frappé de l'extrême relâchement de ses parois abdominales. Dès que cette dame, étant couchée sur le dos, s'inclinait un peu à droite ou à gauche, à l'instant toute la masse intestinale se précipitait du côté de l'inclinaison et semblait abandonner entièrement le côté opposé. Soutenant le ventre à deux mains, en refoulant en haut les intestins, j'éprouvai l'agréable surprise d'entendre cette dame me dire à haute voix qu'elle ne souffrait plus. Son aphonie était due sans doute au malaise qu'éprouvait le diaphragme qui, dans ses mouvements d'abaissement, n'ayant plus à repousser les organes abdominaux, n'était plus soutenu par eux. Une ceinture abdominale apporta à cette dame le plus grand soulagement, et lui rendit la voix qu'elle perdait de nouveau dès qu'elle ôtait sa ceinture.

Je pourrais ajouter beaucoup d'autres faits à ceux-ci, mais ils suffiront, je n'en doute pas, pour fixer désormais l'attention sur un genre de souffrances bien faciles à guérir quand on en connaît la cause, et devant lesquelles les médicaments les plus variés et le régime le plus sévère étaient tout à fait impuissants.

Cet affaiblissement des parois abdominales est probablement une des causes les plus puissantes du développement de l'emphysème pulmonaire et une de celles de l'agrandissement des cellules des poumons des vieillards, ainsi que de la diminution du nombre de ces cellules : il peut naître souvent de la mauvaise habitude de dormir le haut du corps fortement relevé par d'épais oreillers : il mérite une grande attention de la part des malades et des médecins.

CHAPITRE XV.

De l'hydrothérapie et de la médecine de M. Raspail.

Je ne peux pas passer ici sous silence l'hydrothérapie de Prietznitz, non plus que la doctrine du savant M. Raspail, toutes deux ayant la prétention de guérir, beaucoup mieux que ne le font les médecins, les gastrites et la plupart des autres maladies.

L'hydrothérapie, qui avait eu un moment de grande faveur, est déjà tombée à peu près partout ; on a remarqué que, pour un petit nombre de guérisons solides, elle avait beaucoup d'insuccès dus, soit à la fatigue qu'entraîne la réaction puissante, nécessitée par ce traitement, soit et plus encore à l'absence de réaction, quand celle-ci ne peut plus avoir lieu. « *Et oportet ut ille qui vult balneari in aquâ frigidâ*, disait Avicennes, *sit juvenis, ut ejus caliditas sit sufficiens ad resistendum aquæ frigidæ, etc.* » L'opinion de l'illustre Arabe était celle de toute l'antiquité ; aussi une des grandes autorités médicales de notre époque, Hufeland dit-il : « Ainsi la méthode tant vantée, qui a pour but de rendre l'homme plus robuste par l'usage fréquent des bains froids, l'habitude de s'exposer presque nu aux intempéries de la saison rigoureuse, et celle de supporter les plus grandes fatigues, cette méthode, dis-je, ne produit d'autres effets que de rendre nos organes plus raides, de les durcir davantage, de les mettre plutôt hors de service, et par suite d'accélérer la vieillesse et la mort, au lieu de prolonger l'existence. »

Les bains russes, la douche écossaise et les simples lotions d'eau froide suivies de frictions sèches l'emportent de beaucoup sur l'hydrothérapie, soit comme moyens purement hygiéniques, soit comme moyens de la thérapeutique. En lisant les observations contenues dans cet ouvrage et celles qui ont été publiées par d'autres médecins, on verra aussi un grand nombre de guérisons obtenues, à l'aide des eaux thermales, dans des cas beaucoup plus difficiles que ceux où l'hydrothérapie a réussi, mais les guérisons dues aux eaux thermales sont plus rapides, plus solides, on les obtient avec bien moins de peine de la part des malades et sans les exposer à hâter beaucoup l'arrivée de la vieillesse.

La doctrine de M. Raspail, en crédit dans le monde, n'est pas admise par les médecins, non pas parce qu'elle est due à un savant distingué, dont le nom en impose au public en même temps que ses prétentions blessent un peu nos susceptibilités médicales, mais parce que cette doctrine, qui, à l'aide de la voie si trompeuse et si facile de l'analogie, veut tout expliquer, n'est pas mieux fondée ni moins dangereuse que celle de Priet-znitz.

En 1834, M. Renucci, alors élève en médecine, ayant montré comment les femmes de son pays enlevaient au bout d'une épingle l'acare de la gale, on pria M. Raspail de démontrer cet insecte microscopique à l'hôpital Saint-Louis, ce qu'il fit avec beaucoup de distinction; mais parce que d'un grand nombre de pustules de gale part un petit sillon au fond duquel se cache l'acare, en inférer que les neuf dixièmes de nos maladies sont dues à des causes semblables, que si ce ne sont pas des acares, ce sont les diverses variétés d'helminthes ou d'autres animaux qui les occasionnent, alors qu'on n'apporte à l'appui d'une semblable assertion aucune espèce de preuve, c'est, il faut en convenir, avoir une imagination bien vive, bien poétique, bien orientale, mais faire bon marché des règles de la logique ou compter beaucoup sur la crédulité du public. D'abord M. Raspail aurait dû démontrer que l'acare de la gale est la cause de cette maladie et non pas l'un de ses effets, ce qui est encore à dé-terminer; ensuite il aurait dû faire voir, dans la fièvre ty-phoïde par exemple, les animaux quelconques qui, suivant lui, rongent et ulcèrent les intestins; dire pourquoi ces prétendus animaux s'attaquent plus particulièrement à l'ileum et aux parties déclives de cet intestin; il aurait dû faire la même démonstration pour toutes les autres affections qui reconnaissent, suivant lui,

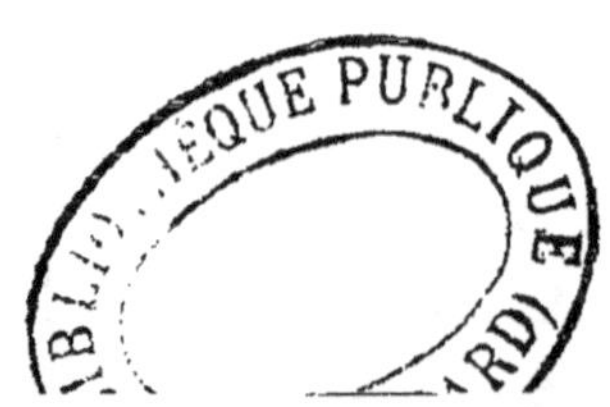
BIBLIOTHÈQUE PUBLIQUE

des causes animées. L'analogie, s'écrie-t-il ! mais d'abord l'analogie explique et ne prouve pas, et puis quelle analogie peut-il trouver entre les symptômes de la gale et ceux des gastrites aiguës ou chroniques, entre ceux de la gale et ceux de la fièvre typhoïde, ou, si vous le voulez, des maladies syphilitiques? Mais, dira-t-il, si mes démonstrations ne prouvent rien, mon traitement réussit. Non, le traitement de M. Raspail ne réussit pas. Exceptionnellement, sans doute la médication tonique peut produire de très-bons effets, c'est ce qui arrive aussi du traitement du docteur Benec, de celui d'une foule d'autres guérisseurs. Le remède Leroi a fait des miracles à côté d'un grand nombre de victimes.

L'eau prétendue sédative de M. Raspail est une eau très-excitante. Elle est la copie du liniment anti-goutteux de mon frère, seulement M. Raspail remplace la soude par l'ammoniaque, et du reste, son pharmacien, M. Morel, avait longtemps préparé le remède anti-goutteux avant de préparer l'eau sédative. Ce n'est donc qu'une imitation et une imitation malheureuse. Les liniments alcalins conviennent dans tous les cas où la peau fonctionne trop peu, ainsi que l'a démontré mon frère, non pas à l'aide de l'analogie, mais à l'aide de ces expériences que M. Raspail savait si bien faire et qu'il abandonne pour se livrer à tous les hasards de l'hypothèse. Dans une foule de cas où M. Raspail conseille son eau prétendue sédative, il faudrait des lotions d'eau froide ou d'eau acidulée et non pas d'eau alcaline. Dans la fièvre cérébrale de l'enfant, par exemple, que l'on guérit si bien avec les lotions d'eau froide pure ou mieux d'eau froide acidulée, conseiller les lotions alcalines : c'est plus que hasardeux, c'est mortel ; et conseiller, comme M. Raspail le fait encore, dans les fièvres intermittentes quotidiennes, tierces, quartes et pernicieuses, le même traitement : c'est déplorable. Que dire aussi de sa théorie des maladies de poitrine, dues suivant lui aux œufs d'insectes et à la poussière? En Algérie, il y a beaucoup d'insectes, beaucoup de poussière, beaucoup de semences entraînées par les vents : il n'y a pas de phthisies pulmonaires ; il y a très-peu de maladies aiguës de la poitrine, et ces dernières, chez nous, sont infiniment plus communes dans les saisons humides et froides, où l'air ne charrie ni œufs d'insectes , ni poussière, ni semences , que dans les saisons chaudes. Mais, dira M. Raspail , et cet épi de seigle qui traverse le poumon en causant tous les accidents amenés par l'inflammation de cet organe. Mais, lui répondrai-je, cet épi de seigle est une des causes nombreuses des inflammations des poumons , qui , avec le reste de nos organes, peuvent être diversement impressionnés par tous les agents physiques qui agissent sur eux ; enfin , j'ajouterai qu'un médecin chimiste comme lui aurait dû savoir que, bien avant lui, mon frère avait parlé des propriétés de l'ammoniaque, mais de ses propriétés béchiques dont M. Raspail ne paraît pas se douter , et que nos prédécesseurs employaient déjà en conseillant aux phthisiques de respirer l'air ammoniacal des étables.

Mais j'ai guéri telle et telle personne : quel est le médecin si ignare qu'il soit qui n'en puisse dire autant? Est-ce que souvent la nature ne guérit pas malgré les remèdes ? Est-ce que les médecins instruits se sont jamais attribué l'honneur de toutes les guérisons. qui s'opéraient chez leurs malades ? M. Raspail fait mieux et s'honore même de ses insuccès. Ainsi il donne comme exemple de la bonté de sa méthode l'histoire d'une dame opérée d'un cancer du sein , d'après son conseil, sous ses yeux, et pansée par lui tous les jours. Au bout de 40 jours la plaie n'était pas cicatrisée , et tous les accidents se reproduisaient avec une déplorable violence. Il est bien fâcheux que M. Raspail ne soit pas resté le chimiste distingué que nous applaudissions tous. Si, au lieu de prendre pour épigraphe une sentence d'Hippocrate, il s'était souvenu de celle-ci « *age quod agis* » et nous avait donné une nouvelle édition de sa chimie organique, corrigée et augmentée par de bonnes observations, il aurait bien plus fait pour sa gloire et pour l'humanité.

Son régime, beaucoup trop tonique pour un grand nombre de personnes, use et affaiblit bien longtemps avant l'âge les voies digestives; il fait manger davantage , digérer vite d'abord, mais c'est là un ciel gros d'orages. Du reste rien n'est horrible de puanteur comme un ménage de ses fanatiques.. L'odeur de l'ail, mariée à celle du camphre, est quelque chose de détestable. Un camp d'Arabes n'est certainement pas si infect. Dans le midi, l'ail sert presque de pain, la cuisine y est des plus épicées, et certes la moyenne de la durée de la vie n'est pas plus élevée à Montpellier et à Marseille qu'à Nancy et à Metz, où le régime est moins excitant. En médecine comme en tout, il faut redouter ce qui est excessif.

CHAPITRE XVI.

Maladies chroniques des reins et de la vessie.

Au commencement de cet ouvrage, à l'occasion des fonctions de la peau et du tube intestinal, nous avons dû parler des connexions étroites qui unissent ces organes aux reins, aux urétères et à la vessie. Nous avons montré que l'appareil urinaire devait être aussi compté au nombre des principales sources de l'électricité négative du corps, et nous avons vu que, d'après les expériences de mon frère, l'urine cessait d'être acide alors que la transpiration cutanée ne l'était plus.

Or, tous les médecins ont observé depuis longtemps combien les maladies des reins et de la vessie, les affections calculeuses surtout, étaient communes chez les goutteux. La raison en est facile à comprendre. Chez les goutteux, en effet, les fonctions de la peau ne sont pas assez actives pour éliminer du corps les substances acides qu'elles devaient excréter. Les fonctions des reins sont affaiblies en même raison ; l'urine n'est plus acide ou ne l'est pas assez, le temps de l'accès excepté ; dès lors il y a précipitation de phosphate de chaux et de phosphate ammoniaco-magnésien, qui, entraînant avec eux plus ou moins de matières animales, peuvent devenir la base d'une foule de calculs et l'origine d'inflammations aussi douloureuses que graves.

Une constitution goutteuse, l'habitation d'une maison humide et sombre, le défaut d'exercice, des passions tristes, l'abus des plaisirs vénériens, celui des liqueurs alcooliques, les maladies des organes génitaux, celles du tube intestinal, les coups, les chutes, les secousses dans les voitures trop dures et l'hérédité sont les principales causes des maladies des reins et de la vessie.

Souvent ces affections se compliquent d'une irritation primitive ou secondaire de la moëlle épinière. Dans tous les cas, ce dernier accident mérite une attention soutenue.

Quelle que soit la cause qui détermine ces maladies, alors qu'elles sont encore du domaine de la médecine, nos eaux sont un des plus puissants moyens de les combattre. Mais pour que leur action soit le plus efficace possible, il est nécessaire de les seconder par un régime approprié à la nature et à l'intensité du mal.

Si donc le point de départ de la maladie est une excitation des voies digestives, ou si elles sont irritées consécutivement aux voies urinaires, un régime peu abondant et composé des aliments les plus doux, est alors indispensable. A lui seul, il exercera souvent contre le mal une grande et heureuse influence, mais à lui tout seul, il suffira bien rarement pour amener la guérison.

Dans les cystites et les néphrites chroniques, nos eaux minérales, froides ou chaudes suivant les cas, conviennent parfaitement en boisson, alors du moins que le tube intestinal peut les supporter. En effet, ces eaux légèrement alcalines, en augmentant les sécrétions acides du tube intestinal, peuvent exercer une action semblable, mais sympathique sur les reins et la vessie, en même temps qu'elles augmenteront la quantité de l'urine sécrétée par les reins, et qu'elles produiront, lors de leur sortie, un jet plus considérable, qui entraînera facilement de petits graviers antérieurement formés.

Disons cependant que, si nos eaux sont parfaites comme médecine de la cause qui produit la gravelle et les calculs rénaux, les eaux de Contrexéville, habilement et consciencieusement dirigées par M. le docteur Mamelet, l'emportent de beaucoup sur les nôtres pour procurer la sortie de ces produits morbides, causes si fréquentes de douleurs atroces.

La supériorité des eaux de Contrexéville dans ce cas tient surtout à ce qu'elles excitent très-peu les fonctions de la peau; que tout leur effet se porte sur les reins dont elles augmentent aussi beaucoup la sécrétion, l'urine agit mécaniquement alors pour entraîner les calculs; mais la cause de la maladie subsiste après le départ de son dangereux produit, il faut donc la combattre.

Nos bains chauds, nos douches générales et locales sont parfaitement indiqués alors : ce sont les meilleurs, les plus puissants moyens à opposer à ces maladies.

Mais quelque avantageuse que soit l'action de nos eaux contre les cystites et les néphrites chroniques, on doit souvent leur adjoindre, indépendamment du régime, le secours si puissant des saignées locales, surtout lorsqu'il y a complication de myélite. Les applications de ventouses scarifiées ou de sangsues sur les régions lombaire, hypogastrique et périnéale, impriment souvent au traitement la marche la plus rapide et la plus heureuse.

QUARANTE-TROISIÈME OBSERVATION.

M. le baron D..., Anglais, d'un tempérament lymphatique, âgé de soixante-cinq ans, vint à Plombières en 1826, pour se guérir d'un catarrhe de la vessie fort ancien et assez grave. Son urine était abondante, mais puriforme et très-fétide ; il éprouvait souvent, lorsque la température devenait humide et froide, des douleurs gravatives à l'hypogastre et dans les lombes; elles étaient alors fréquemment suivies de difficulté d'uriner.

Je prescrivis à ce malade l'abstinence des liqueurs fortes et des viandes noires, la boisson de l'eau savonneuse et du petit lait, des bains chauds, et tous les deux jours, des ventouses légèrement scarifiées sur les régions lombaire et hypogastrique ; je lui fis porter des vêtements de laine sur la peau, et je lui commandai un exercice modéré mais soutenu.

Sous l'influence de ce traitement, M. D... obtint, en quelques jours, une si grande amélioration que son urine, redevenue parfaitement transparente, ne laissait pas même apercevoir d'énéorème ; mais ne pouvant pas résister à l'attrait qu'avaient pour lui les viandes noires et les vins généreux, il n'obtint qu'un soulagement momentané au lieu d'une guérison solide.

Il est impossible de guérir un malade qui s'obstine à demeurer sous l'empire des causes qui ont développé son mal.

QUARANTE-QUATRIÈME OBSERVATION.

M. C..., de Chaumont, près de Reims, âgé de vingt ans, bien développé, ayant conservé assez d'embonpoint, était depuis près de sept ans tourmenté par une néphrite intermittente des plus graves. A la suite d'un jour ou de deux au plus de calme, la maladie s'annonçait par des douleurs sourdes dans la région lombaire ; après être restées quelques heures au même degré, devenant plus intenses, elles suivaient le trajet des uretères et s'emparaient de la vessie. Bientôt tout le ventre devenait excessivement douloureux, le malade avait de continuels vomissements et de fortes épreintes. Il urinait fréquemment, mais peu à la fois, et son urine était sanguinolente.

Ce triste état durait souvent plus d'un jour, puis peu à peu le mal diminuait, les urines alors devenaient sédimenteuses. Enfin après quatre ou cinq jours d'horribles souffrances, M. C... avait de vingt-quatre à trente heures de repos.

Un traitement anti-phlogistique sévère avait échoué. De larges moxas sur la région lombaire n'avaient amené aucun soulagement. Le quinquina, le sulfate de quinine à très-hautes doses n'avaient produit aucun effet. Tous les remèdes empiriques avaient été sans le moindre résultat avantageux. M. Dupuytren pensait, ainsi que d'autres médecins distingués, que ce mal était produit par un calcul rénal. Le malade vint à Plombières pendant l'été de 1827, et il me chargea de diriger sa cure.

Après un examen attentif, je ne pensai pas que cette grave affection fût produite par la présence d'un calcul ; je l'attribuai à une inflammation intermittente, d'autant plus difficile à vaincre qu'elle était plus ancienne. Je débutai d'abord par des bains prolongés, des applications de ventouses scarifiées sur les lombes et les flancs, et j'obtins ainsi une légère amélioration. Je parvins à prévenir le retour d'un accès tout entier. Plus confiant que jamais dans mon pronostic, je crus devoir alors employer nos eaux avec la plus grande énergie, et aux heures où le mal se montrait le plus ordinairement, je fis prendre à M. C... des

bains à 36 et 38 degrés Réaumur, dans lesquels il restait dix,
douze et quelquefois quinze minutes.

J'obtins de cette médication les plus encourageants résultats.

Le malade prenait ordinairément ce bain très-chaud dans
l'après-midi. Bientôt je lui prescrivis le matin une douche générale de 43 à 44 degrés Réaumur. Il est inutile de dire que,
pendant ces exercices si violents, je ne quittais point M. C...
Il partit de Plombières parfaitement bien, et deux ans après,
il m'écrivit pour me remercier, et me dire que nos eaux l'avaient
complétement rétabli.

QUARANTE-CINQUIÈME OBSERVATION.

Mlle L. H... était âgée de vingt ans environ, lorsqu'au printemps de l'année 1844, elle fut prise de douleurs très-vives
dans la région du rein droit, accompagnées de vomissements.
Les urines étaient rares, épaisses, sanguinolentes; la douleur
du rein s'étendait souvent le long de l'urétère jusque dans la
vessie et dans la cuisse droite; il y avait tous les jours de violents
accès de chorée. La mère de cette demoiselle avait eu une affection
calculeuse du rein droit dans sa jeunesse et avait rendu un
calcul à l'époque de sa première couche. Son père est goutteux.

Je pronostiquai une affection calculeuse du rein droit, et après
six semaines de traitement, je réussis à faire disparaître les vives
douleurs qui avaient tant tourmenté notre jeune malade. Nos
bains tièdes, prolongés pendant trois ou quatre heures, amenaient
toujours un très-grand calme et ils doivent être comptés pour
beaucoup dans le rétablissement momentané de Mlle H... Mais
elle n'avait pas rendu de calculs. Cette jeune personne était
d'une santé habituellement mauvaise, et elle semblait rechercher
du reste toutes les occasions de la rendre plus mauvaise encore;
aussi, malgré la gravité de mon pronostic et malgré tous mes
conseils, ne prit-elle aucune précaution pour éviter une rechute
qui eut lieu au mois de décembre 1845. La douleur de côté
s'étendant jusque dans la vessie et la cuisse, les vomissements,

les urines rares, sanguinolentes ou muqueuses, la chorée, tous les accidents enfin de l'année précédente reparurent, mais plus violents encore. Tous les soirs, vers quatre ou cinq heures, il y avait un de ces redoublements que l'on rencontre dans d'autres affections calculeuses. Je portai toujours le même pronostic, et en prescrivant de nouveau les bains et les ventouses, j'ajoutai comme la première fois différentes tisanes émollientes et diurétiques : plus de deux mois s'écoulèrent sans amener aucune amélioration. Les bains, qui permettaient d'abord à l'estomac de digérer sans vomissements, perdaient peu à peu cette propriété. Je demandai une consultation. Un de mes confrères crut que nous avions seulement à combattre une gastro-hépatite. La douleur que le toucher développait dans l'hypocondre droit et les vomissements lui cachaient le véritable caractère de la maladie. Deux autres de mes confrères furent appelés : MM. Mansuy et Crousse. Ces Messieurs partagèrent mon opinion, crurent comme moi à une affection calculeuse. Nous prescrivîmes la tisane de marchantia en continuant les bains de plusieurs heures, et huit jours après, Mlle H... rendit le premier calcul. Il était d'acide urique et avait le volume d'un petit haricot. Successivement elle en rendit une vingtaine d'autres, et à mesure qu'ils sortaient, l'état général s'améliorait beaucoup. J'espérais une guérison complète et prochaine, mais notre malade se refroidit et contracta une pleuropneumonie grave dont je réussis à la guérir encore. Cependant, depuis lors son ventre resta ballonné et elle ne rendit plus de calculs. Ses accidents nerveux, au nombre desquels il faut compter les vomissements, continuaient, mais la nutrition se faisait très-bien. Mlle H... avait tout l'embonpoint de la santé.

J'avais voulu essayer de quelques promenades dans une voiture bien douce et sur une route bien unie, pour savoir si cette demoiselle ne pourrait pas arriver à supporter le voyage de Contrexéville, afin d'aller en boire les eaux et d'essayer de ce puissant moyen contre les calculs, mais elle se refusa absolument à tenter cette fortune qui pouvait encore être bien favorable.

Nous étions au milieu de l'été, je continuai nos bains pris chaque jour pendant huit ou dix heures, et j'espérais une crise heureuse qui débarrasserait la malade de ses calculs, ou la tolérance du rein qui pourrait finir par se flétrir sur eux et arriverait ainsi à ne plus causer de douleurs. C'étaient deux bonnes terminaisons : on devait tout faire pour obtenir l'une ou l'autre.

M. le docteur Ph. Hutin vint sur ces entrefaites et fut consulté. A première vue, il décida que les calculs n'étaient pas d'acide urique. Je les avais analysés. C'étaient, suivant lui, des calculs de phosphate ammoniaco-magnésien. Ils étaient rouges et ternes, et les autres sont blanc-grisâtres et brillants; il fallait nourrir uniquement la malade de végétaux non azotés; et puis elle n'eut plus de calculs, ses accidents n'étaient que nerveux, et tout en répétant la longue série des médicaments conseillés dans les affections calculeuses et que j'avais tous employés déjà, il voulut des promenades en voiture et conduisit lui-même Mlle H... à Hérival, dont une partie du chemin est détestable. Il fallait sauver cette malade : je prévins ses parents de l'immense danger que ces secousses devaient faire naître ; j'annonçai comme inévitable, dans ce cas, l'abcès du rein malade et la mort de la jeune fille quelques heures après l'ouverture de l'abcès dans la cavité péritonéale, et je cessai mes visites. M. le docteur Hutin continua à promener Mlle H... avec un succès apparent. Les accidents nerveux semblèrent disparaître. On criait victoire : il était bien à regretter qu'on n'eût pas soigné plus tôt ainsi cette jeune personne ; mais bientôt ses douleurs revinrent plus vives que jamais, et la mort arrivée, ainsi que je l'avais annoncé six mois auparavant, vint donner un cruel démenti aux assertions bien légères de mon confrère, qui aurait dû savoir que, dans toutes les maladies des reins, et surtout dans les affections calculeuses, on doit redouter les secousses. « Les effets de la commotion sont plus sensibles chez les individus qui portent des calculs dans les reins ou les urétères » dit M. le docteur Rayer. Authenac range le cahot des voitures parmi les causes de l'inflammation des reins.

M. le docteur Ferrus dit : « Il est une prédisposition à la néphrite infiniment plus directe, plus certaine que toutes celles-ci, c'est la présence de graviers dans les voies urinaires... Ainsi, dans cet état morbide de l'urine, la moindre erreur de régime, un exercice violent, un voyage dans une voiture rude, peuvent, soit en augmentant la quantité des sels concrescibles, soit en provoquant le passage dans l'urétère, déterminer la phlegmasie de ce canal et par suite celle de l'organe sécréteur auquel il adhère..... C'est aussi dans cette variété de maladies qu'il faut surtout éviter l'usage du cheval, des voitures rudes, etc. » Hufeland, parmi les causes de la néphrite, range entre autres les calculs rénaux, l'équitation, les cahots d'une voiture. Tous les pathologistes sont unanimes sur ce point-là. M. le docteur Ph. Hutin, qui, dans son *Guide des baigneurs*, a la prétention de nous rappeler aux règles de l'art, les a, lui, complétement oubliées dans ce cas.

Ici, on le voit, nos eaux n'ont pas pu triompher d'une pyélite calculeuse, les calculs étaient d'acide urique. Nos bains adoucissaient les douleurs ; à la longue sans doute ils auraient pu amener la guérison, mais en agissant surtout comme antiphlogistiques.

QUARANTE-SIXIÈME OBSERVATION.

Pyélite calculeuse du rein droit.

A la même époque, je soignais Mlle G.... également de Plombières, et qui présentait des accidents absolument semblables à ceux de Mlle H... Seulement elle souffrait du rein gauche, sa mère était morte d'une affection de ce rein présumée calculeuse. Mlle G... avait les mêmes accès de chorée, les mêmes vomissements, les mêmes douleurs du rein s'étendant à l'urétère, à la vessie et à la cuisse, et le même redoublement le soir. Seulement, plus âgée que Mlle H..., elle était beaucoup plus maigre, plus affaiblie ; ses urines peu abondantes étaient, comme celles de Mlle H..., tantôt muqueuses, tantôt sanguinolentes. M. le docteur Hutin, qui vit aussi cette demoiselle mais qui ne la soigna pas, pronostiquait sa fin prochaine tandis qu'il annonçait la prompte et complète guérison de Mlle H... Mlle G... vit encore. Elle est moins maigre, moins faible qu'elle ne l'était alors. Elle n'a pas rendu de calculs, mais aux douleurs *piquantes* qu'elle accuse et qui semblent partir de tous les calices du rein, on peut supposer qu'ils sont en effet, tous ou à peu près tous, remplis de calculs, ainsi que le bassinet ; mais on a le droit d'espérer que bientôt la tolérance s'établira et amènera la guérison de cette intéressante demoiselle. Depuis plus d'un an elle offre un phénomène assez rare et que l'on rencontre dans quelques familles des Hautes-Alpes. Elle pleure souvent des larmes de sang ; il lui en sort par les oreilles, le bout des doigts, les aisselles, le milieu du dos, le dessus de la tête, la bouche, le nez et toutes les autres ouvertures.

Chez elle encore nos bains ont échoué ; ils ont bien produit d'abord un grand soulagement, mais cet effet n'a été que momentané. L'acupuncture me réussit parfaitement chez cette demoiselle et diminué ses douleurs de la manière la plus remarquable. J'introduis les aiguilles dans le tissu cellulaire sous-cutané et je les y laisse pendant plusieurs jours. Dès leur introduction il y a un soulagement des plus marqués. Ces aiguilles n'agissent que comme conductrices de l'électricité qui surabonde autour de l'organe malade. Quelles eaux minérales aurait-on pu lui conseiller ? Et comment le trouble qu'amène la maladie du rein agit-il pour produire les curieux phénomènes hémorragiques qu'on remarque chez elle ?

CHAPITRE XVII.

Maladies de poitrine.

Nous avons vu, au commencement de cet ouvrage, que les poumons étaient des organes positifs, absorbant l'oxigène, le plus négatif de tous les corps, et absorbant aussi, avec une rapidité souvent funeste, les gaz acides, qui sont également des corps négatifs. Nous avons dit alors que les poumons pouvaient être considérés comme les antagonistes de la peau ; que ces deux vastes organes devaient maintenir l'équilibre dans l'économie, par une égale production des deux électricités positive et négative.

Si maintenant nous examinons les circonstances sous l'empire desquelles se développent les maladies des poumons, nous verrons que presque toutes tendent à produire une tension douloureuse de ces organes : que c'est par suite d'une diminution dans la production de l'électricité de la peau que celle des poumons se concentre sur le parenchyme pulmonaire et sur les membranes qui l'enveloppent, pour produire presque toujours des inflammations aiguës si graves, ou pour amener des inflammations chroniques qui président à la formation de tubercules et amènent plus ou moins rapidement la mort. Tous les faits concourent à établir cette loi, et cette loi est non-seulement applicable à l'homme, mais aux mammifères et aux oiseaux, ainsi que j'ai eu de nombreuses occasions de le constater.

On conçoit dès lors la grande utilité, dans la plupart des maladies chroniques de la poitrine, de tous les moyens qui tendent à activer les fonctions de la peau, quand le médecin surtout peut rester le maître d'en régler l'action ; sous ce rapport, les eaux de Plombières sont encore parfaitement indiquées. Plus chaudes, plus minéralisées que celles du Mont-d'Or, elles leur seraient beaucoup préférables dans ce cas , si elles étaient à une aussi grande élévation au-dessus du niveau de la mer, et cependant elles sont assez élevées déjà pour que la diminution de pesanteur atmosphérique vienne, chez les habitants des plaines, concourir avec elles , employées en bains chauds , en douches et souvent en étuves, à la guérison de catarrhes pulmonaires chroniques et de pneumonies chroniques, sans lésions graves de tissus.

L'hémoptysie, du moins chez les femmes , n'est pas toujours alors une contre-indication à l'usage de nos eaux ; cependant cet accident, souvent si grave, mérite toujours de la part du médecin la plus sérieuse attention.

Elles peuvent être fort utiles aussi contre toutes les affections du cœur de nature rhumatismale , et beaucoup de celles qui amènent ensuite d'irrémédiables désorganisations , ne sont pas autre chose dans l'origine. Nos bains alors , en rendant à la peau sa première énergie , doivent être classés parmi les meilleurs moyens à prescrire.

Cependant nos eaux n'ont pas la réputation de convenir aux maladies de poitrine. Cela vient de ce qu'on a essayé de les appliquer dans des cas trop avancés pour qu'elles pussent encore, ou sauver, ou prolonger du moins les jours du malade. Cela vient aussi de ce que l'on ignorait la manière de les administrer contre ces affections, et que l'on prescrivait des bains tièdes et prolongés à des malades qui avaient besoin , au contraire , de bains chauds et courts , ainsi que les prescrit avec tant de succès l'habile et savant médecin du Mont-d'Or.

Toutefois , gardons-nous de croire que , dans toutes les affections de poitrine , les bains chauds soient convenables. En effet , un certain nombre de malades ont, dans ces cas, la peau habituellement chaude et d'une chaleur âcre et incommode. Chez eux une température élevée , si convenable dans la plupart des maladies du poumon, ne fait que redoubler les accidents. Cela vient sans doute de ce que, chez ces malades, la peau produisant une trop grande quantité d'électricité négative, il y a effort des poumons pour se mettre en équilibre avec elle, et par suite, tension douloureuse de ce dernier organe, augmentation de tous les accidents. Dans ce cas, au lieu de prescrire des bains chauds, il faut au contraire recommander les bains tièdes et prolongés ; au lieu d'une méthode dérivative, il faut recourir à une méthode tempérante.

Du reste, dans les graves affections de poitrine, il faut réunir ces deux ordres de moyens. Opposer des tempérants à la fièvre hectique, et quand l'accès est passé, recourir alors aux moyens opposés. Mais avant tout, dans les maladies de poitrine comme dans toutes les autres, le médecin doit s'attacher d'abord, ainsi que nous l'avons dit plusieurs fois, à étudier avec soin les lésions de sécrétion qui existent chez les malades, et de pareilles études nous mettront bientôt à même, je l'espère, de triompher facilement de maladies que nous nous habituons trop à regarder comme incurables.

Avant de rapporter ici des faits puisés dans ma pratique, qui prouvent l'utilité des eaux de Plombières contre un certain nombre de maladies de poitrine, je crois devoir dire quelle a été autrefois, à cet égard, l'opinion de plusieurs hommes de mérite qui ont écrit sur nos eaux. Richardot, dans son *Nouveau système des eaux chaudes de Plombières* (Nancy, 1722), dit à l'occasion des maladies contre lesquelles nos eaux sont efficaces :

« Les fluxions âcres et subtiles sur les poumons, la toux sèche, la difficulté de respirer sympathique, ou par embarras de flegmes épais et visqueux, les inflammations de la gorge, s'y sont trouvées souvent guéries. La douleur de poitrine s'y évanouit, de même que les palpitations du cœur, etc. ; l'enrouement invétéré s'y perd ; l'extinction de voix, de plusieurs années et rebelle à tout autre remède, s'y est plusieurs fois réparée. »

Mengin, premier médecin de Léopold Ier, publiant en 1734 des *Remarques sur les eaux de Plombières*, disait entre autres choses : « *Maxime prosunt in tussi ferino, raucedine et asthmate.* »

Dans une dissertation inaugurale, soutenue le 10 décembre 1706, par Pierre-Abraham Titot, de Montbéliard, *Sur la nature et les usages des eaux thermales de Plombières*, ce médecin, énumérant les maladies à la cure desquelles nos eaux sont convenables, dit : « Nous voyons qu'elles sont d'une grande utilité dans la toux quinteuse, le râle et l'asthme, lorsqu'ils proviennent d'une humeur âcre et salée sans ulcération des poumons. »

Jean-Claude Morel, dans une autre dissertation sur les *Eaux de Plombières*, soutenue *sous la conduite de Dieu et la protection de la Vierge divine et la présidence du très-célèbre, très-savant et très-illustre* M. Charles, *etc.*, le 14 mai 1746, disait de nos eaux qu'elles sont surtout vantées parce qu'elles adoucissent la toux, portent le remède aux affections de poitrine, etc.

Rouveroi, médecin à Plombières, rapporte, dans son petit *Traité sur Eaux*, le fait suivant :

QUARANTE-SEPTIÈME OBSERVATION.

« Son Altesse Charles IV, étant incommodée dudit mal d'estomac et d'un grand battement de cœur, fut conseillée par MM. Dancy et Mousin, ses médecins, de venir aussi boire de ces eaux ; laquelle, pour s'en être bien trouvée, ne manquait pas tous les ans deux fois d'y venir, accompagnée de plusieurs princes et de toute sa cour, etc. »

QUARANTE-HUITIÈME OBSERVATION.

Ce même Rouveroi, médecin et pharmacien à Plombières, « fut attaqué, dit Le Maire, d'un crachement de sang occasionné par des excès de régime. Il mit inutilement en usage les remèdes ordinaires : comme il était dans le préjugé commun, il n'eut recours à la boisson des eaux chaudes que quand il vit que les autres remèdes étaient sans effet. Cependant, la boisson des eaux dissipa bientôt la chaleur qu'il ressentait, modéra et guérit enfin parfaitement le crachement de sang, et le délivra de son préjugé (1). »

(1) Remarques de M. Le Maire, médecin à Remiremont, sur les eaux de Plombières. Voyez le *Traité historique des eaux de Plombières*, par Dom Calmet.

Ces citations me semblent suffisantes pour prouver qu'autrefois nos eaux furent en honneur pour le traitement des maladies qui font aujourd'hui la spécialité des eaux du Mont-d'Or, et que si leur réputation, sous ce rapport, semble avoir été en décroissant jusqu'à nos jours, cela vient seulement de ce que les médecins qui les administraient n'ont pas su éviter les nombreux écueils de ce genre de traitement, si bien compris et si bien dirigé au Mont-d'Or par le docteur Bertrand.

Il me reste à prouver maintenant, par mes propres observations, que, de même qu'autrefois, nos eaux, malgré le préjugé contraire, peuvent encore, ainsi que le disait Jean-Claude Morel, adoucir la toux et porter remède aux affections de poitrine.

QUARANTE-NEUVIÈME OBSERVATION.

Pneumonie chronique avec ulcération présumée du lobe moyen du poumon droit.

M...., âgé de trente ans environ, de petite taille, ayant le thorax rétréci dans toutes ses dimensions, fils de phthisique, s'enrhumant très-facilement, avait toujours eu une grande prédisposition aux irritations d'estomac. Il me consulta au mois d'octobre 1830 ; il avait alors trente ans. Son teint était jaune-paille. Depuis un mois, il toussait beaucoup plus que de coutume; il maigrissait rapidement, avait la respiration courte; ses crachats étaient en plaques verdâtres et souvent mêlés à beaucoup de sang. Il ressentait une douleur profonde, mais peu intense, vers la partie moyenne antérieure du poumon droit. La poitrine percutée rendait dans cette région un son mat, et l'auscultation y faisait reconnaître un râle muqueux, accompagné dans un seul point d'une légère égophonie. La langue était rouge à ses bords, muqueuse dans le reste de son étendue ; l'arrière-bouche, les amygdales, le voile du palais avaient une teinte plus foncée encore que les bords de la langue, ce qui expliquait les douleurs que le malade ressentait dans ces régions.

Son angine et sa gastrite avaient été aggravées par des gargarismes très-chargés de nitrate de potasse, qu'un premier médecin lui avait conseillés et qu'il avait avalés en partie.

Je prescrivis à M... d'habiter une chambre bien éclairée, constamment à la température de 28 à 30 degrés Réaumur (1).

Toutes les fois que l'inflammation du larynx et du pharynx se raviva, je la combattis par des applications de ventouses scarifiées sur le col, par des frictions de pommade stibiée sur la même région et par des aspirations de vapeur d'eau tiède.

Je le soumis à un régime sévère, je le condamnai à un silence presque absolu; et après quelques applications de ventouses scarifiées sur les régions malades, j'entretins continuellement une forte dérivation à la peau, tantôt à l'aide de moxas superficiels, tantôt à l'aide de larges emplâtres de poix blanche, saupoudrés de tartre stibié.

Pour parer aux palpitations produites par un commencement d'hypertrophie du cœur, j'employai des moyens analogues, et je prescrivis quelquefois en outre le sirop d'asperges. Enfin, j'habituai mon malade à boire une grande quantité d'eau pure à la température de sa chambre. Mon but, en agissant ainsi, était de rétablir le tube digestif, dont les fonctions se faisaient

---

(1) Mon frère aîné a proposé, il y a quelques années déjà, de seconder le traitement des phthisiques par l'emploi d'une haute température. Plusieurs faits fort curieux m'ont prouvé que c'était un des plus puissants moyens contre cette si redoutable maladie. Il serait à désirer que, près de chaque grande ville, on construisît de vastes serres, dans lesquelles ces malades, et tous ceux à qui le froid de nos hivers est si souvent mortel, trouveraient le climat des régions équatoriales, leur magnifique végétation, et assez d'espace pour pouvoir jouir des agréments et des bienfaits de la promenade.

Le succès du premier établissement de ce genre, s'il est construit sur une grande échelle, ne peut qu'être complet.

Toutefois, hâtons-nous de dire que la serre la plus vaste ne remplacera jamais le beau ciel du midi, où l'on devrait envoyer vivre et se guérir tous nos phthisiques, mais non pas à la fin de l'automne, comme le prescrivent la plupart de nos confrères à leurs riches malades. L'hiver du midi de l'Europe peut à peine ralentir la marche de la phthisie tuberculeuse, contractée dans des pays plus froids, tandis que l'été brûlant du midi la guérirait presque toujours, si surtout l'on n'attendait pas que la plus grande partie des poumons fût compromise.

fort mal, et dont les premières portions étaient en proie à une inflammation chronique. Je voulais aussi, en mêlant le plus d'eau possible au sang de ce malade, réparer d'une part les pertes qu'il faisait par une abondante et continuelle transpiration, et de l'autre, rendre son sang moins propre à entretenir l'inflammation dont j'ai raconté déjà l'étendue et la gravité.

J'obtins de ce moyen un autre résultat d'une bien grande importance. J'étendis dans un plus grand volume le pus, qui, sécrété dans un poumon malade, était en partie absorbé et altérait ainsi la masse des humeurs.

Ici les résultats dépassèrent toutes mes espérances. La toux, les palpitations cédèrent bientôt. La langue redevint nette, les digestions se rétablirent.

Au printemps, M... put sortir aux heures les plus chaudes de la journée. Au mois de juillet, il vint passer trois semaines à Plombières, où des demi-bains et des douches sur les membres et le bas du tronc lui redonnèrent beaucoup de forces. Il dirigeait un établissement industriel considérable, et il est probable que, sans tous ces moyens, il aurait immédiatement succombé.

Ce malade est mort phthisique deux ans plus tard. Il avait quitté la ville qu'il habitait et il fut soigné dans sa nouvelle résidence comme on soigne encore les phthisiques aujourd'hui. Je ne doute pas qu'il eût vu son existence se prolonger bien davantage s'il était resté soumis à un traitement analogue à celui qui lui avait été une première fois si favorable. Dans un cas semblable, je prescrirais aujourd'hui nos bains chauds à 34 ou 38 degrés Réaumur, d'une ou plusieurs minutes de durée. Je prescrirais aussi des inspirations ammoniacales au malade. Mon frère a démontré, dans son *Médecin des douleurs*, combien ces inspirations sont utiles alors. L'ammoniaque, électro-positif comme le poumon, tend à repousser loin de sa muqueuse l'électricité positive qui y est surabondante quand cette membrane est enflammée. Une cuillerée d'ammoniaque mise d'heure en heure dans la chambre du malade et dans un vase ouvert suffit à cette indication. On crée artificiellement ainsi l'air des étables garnies de beaucoup de fumiers, condition indispensable à leur salubrité dans les cas de pneumonies chroniques, et condition qui, jusqu'à mon frère, avait été entièrement méconnue...

CINQUANTIÈME OBSERVATION.

Pneumonie chronique.

Mlle H... de Plombières, âgée de 50 et quelques années, d'une petite taille, d'un tempérament nerveux, fut atteinte en 1828, trois ans après l'époque de la cessation de ses règles, d'une inflammation chronique du sommet du poumon droit. La percussion de la poitrine, dans cette région, produisait un son complétement mat. L'auscultation démontrait que le parenchyme était devenu tout à fait imperméable à l'air. La toux était fatigante et presque continuelle, les pommettes étaient rouges, la maigreur très-grande, l'estomac faisait fort mal ses fonctions. Un de mes confrères, M. le docteur Molin, alors inspecteur des eaux de Luxeuil, vit avec moi cette demoiselle une année plus tard et la considéra comme perdue.

L'habitation dans une chambre très-chaude, le silence, un régime sévère, des boissons mucilagineuses en abondance, des saignées locales et générales très-modérées, un large exutoire des applications rubéfiantes sur le thorax, quelques préparations opiacées et des bains de notre eau dans les saisons chaudes, pris avec toutes les précautions indispensables dans un cas aussi grave, triomphèrent en trois ans de cette maladie.

CINQUANTE-UNIÈME OBSERVATION.

Broncho-cardite chronique.

M. le général comte P.... avait contracté, lors de la dernière guerre d'Espagne, une pleuro-pneumonie très-grave, que l'on n'avait pu qu'imparfaitement guérir.

D'un tempérament sanguin, M. le général éprouvait, depuis cette dernière maladie, de fréquentes palpitations avec imminence de suffocation ; sa respiration était constamment pénible et bruyante, l'exercice augmentait tous ces accidents. Plusieurs fois la vie du malade avait été gravement compromise, et ce n'était qu'à l'aide d'un régime sévère et de saignées fréquentes qu'il était parvenu à la rendre supportable.

Nommé à un commandement de troupes du camp de Lunéville, M. le général crut devoir profiter du voisinage de Plombières, pour essayer si nos eaux ne pourraient pas lui être de quelque utilité. Je reconnus chez lui une cardite chronique, compliquée d'une bronchite légère ; peut-être les plèvres avaient-elles conservé aussi quelques traces d'inflammation. Je fis [continuer le régime sévère, fortement recommandé déjà par le médecin ordinaire du général. Aux bains chauds, et pendant leur durée, j'ajoutai tous les deux jours une forte application de ventouses scarifiées, tantôt à la partie postérieure, tantôt à la partie antérieure du thorax.

Sous l'empire de ce traitement, la respiration devint bientôt aussi facile qu'elle avait été pénible, et M. le général, qui ne resta que vingt jours à Plombières, pouvait faire, à son départ, plusieurs lieues à pied, à travers nos montagnes les plus escarpées, avec autant de facilité que l'homme le mieux portant, tandis qu'à son arrivée il montait difficilement à un second étage.

CINQUANTE-DEUXIÈME OBSERVATION.

Bronchite compliquée d'hémoptysie.

Mme d'H..., jeune dame, grande et à poitrine bien développée, mais d'une famille qui compte plusieurs phthisiques, toussait depuis plusieurs mois, et ses crachats étaient souvent mélangés de sang rouge et floconneux. Le stéthoscope indiquait chez elle l'existence d'une bronchite étendue ; son cœur palpitait avec force ; elle avait souvent les pommettes rouges ;

du reste toutes ses fonctions, à cela près, s'accomplissaient régulièrement.

Son médecin ordinaire, mon ami, M. le docteur Guillemin,
de Saint-Dizier, praticien très-distingué, lui conseilla les eaux
de Plombières et m'adressa cette dame, pour la diriger pendant
son traitement. Une saignée du bras, des bains tièdes de trois
à quatre heures de durée, quelques douches, un régime doux,
beaucoup de précautions contre le froid et autant de silence
que je pus en obtenir, débarrassèrent Mme d'H...., en moins
de six semaines, du mal si grave qui l'avait amenée à Plombières.
Elle y revint l'année suivante, mais par simple précaution,
et depuis cinq ans sa poitrine n'a pas éprouvé la moindre
altération.

CINQUANTE-TROISIÈME OBSERVATION.

Broncho-cardite compliquée d'hémoptysie et de myélite.

Mme G..., de Lunéville, jeune dame d'un tempérament nerveux, fille d'un père mort jeune et d'une mère hémoptysique
depuis un grand nombre d'années, a le thorax peu développé,
surtout d'avant en arrière. Elle s'enrhume facilement, et ses
rhumes sont toujours opiniâtres. Son cœur bat habituellement
avec force. Elle se plaint souvent de douleurs de dos ou de
côté.

Depuis plus d'un an, elle avait au genou un abcès fistuleux, situé au-dessus de la rotule, et qui avait résisté au
traitement le mieux dirigé. Cet abcès était souvent fort douloureux ; Mme G... ne marchait qu'avec beaucoup de peine.
Son médecin, mon ami, M. le docteur Castara, digne héritier
d'un beau nom médical, me l'adressa au commencement de
l'été de 1833, pensant, avec raison, que nos eaux pourraient
triompher de sa maladie. Mme G..., à son arrivée ici, toussait
beaucoup. Malgré mes représentations, elle alla à la montagne
avec une société nombreuse et par un temps froid ; à son
retour, elle cracha beaucoup de sang, et son sang était rouge

et floconneux. Une saignée du bras arrêta cet accident ; Mme
G... continua à se baigner ; je ne lui fis prendre que des demi-
bains, mais prolongés pendant trois et quatre heures ; elle observa un régime sévère, parla peu, supporta avec résignation
de nombreuses applications de ventouses scarifiées sur la colonne épinière, la région du cœur, le sommet de la poitrine et
le genou malade. A ces moyens j'ajoutai des douches modérées
autour de l'abcès. Elle quitta Plombières parfaitement rétablie.

Évidemment ici nos eaux n'ont été qu'un adjuvant, mais sans
doute d'une grande puissance. Elles ont agi comme excitant
des fonctions de la peau des parties inférieures du tronc et des
membres abdominaux, pendant que l'air de nos montagnes activait beaucoup aussi la transpiration insensible et que les ventouses scarifiées soutiraient l'électricité positive dont la tension
était exagérée.

CINQUANTE-QUATRIÈME OBSERVATION.

Pneumonie chronique très-grave.

M. X... âgé de 30 et quelques années, notaire dans une
petite ville du département des Ardennes, avait été mouillé et
refroidi à la fin de l'hiver, et depuis lors il avait ressenti
une forte douleur au-dessus du sein gauche et avait été tourmenté par une toux presque continuelle, accompagnée d'ex-
pectorations muqueuses. La douleur et la toux résistèrent à
tous les traitements employés contre elles. M. X.... vint à
Plombières à la fin de l'été 1833. Il était miné par une fièvre
continuelle, sa maigreur était voisine du marasme. La moindre
montée lui causait une forte oppression ; on le considérait comme
perdu. A l'auscultation on reconnaissait du râle souscrépitant
dans la moitié supérieure du poumon gauche.

Cette maladie avait, comme la plupart des pneumonies, le
froid pour cause première. Les fonctions de la peau étaient
considérablement affaiblies, je dus chercher à les rétablir. Je

prescrivis en conséquence des bains à 32 degrés Réaumur, qui d'un quart d'heure de durée furent successivement portés à 3/4 d'heure, et à la suite du bain, une douche en arrosoir et générale, qui, commencée à 32 degrés, était rapidement portée à 37 et 38 degrés Réaumur et durait de 3 à 5 minutes. C'était au bain Romain que je faisais baigner ce malade. Reporté chez lui dans un lit bien chaud, il y suait abondamment pendant une heure, et sa chambre, bien chaude aussi, était constamment remplie de vapeurs ammoniacales. D'heure en heure on en versait une cuillerée dans un vase ouvert. Ce traitement eut une merveilleuse réussite. En moins de trente jours M. X... avait retrouvé une santé excellente. Il pouvait gravir facilement nos montagnes ; il ne toussait plus, il ne souffrait plus.

CINQUANTE-CINQUIÈME OBSERVATION.

J'ai soigné, en 1826, avec un de mes confrères, Mme de M... Cette dame, âgée de quarante ans environ, était arrivée ici avec une toux sèche et ancienne qu'elle disait nerveuse, et avec quelques dérangements des fonctions gastro-intestinales.

Le sentiment d'une chaleur habituelle et fort incommode, lui faisait avidement rechercher l'air froid. Je fis d'inutiles efforts pour la convaincre qu'en agissant ainsi, elle courait à une mort inévitable ; sa toux n'était que *nerveuse*, et trois ans plus tard elle mourut phtbisique.

CINQUANTE-SIXIÈME OBSERVATION.

Mme..., aussi à l'âge du retour, vint en 1827 à Plombières. Depuis plus d'un an elle toussait beaucoup. Depuis plusieurs mois elle avait une forte extinction de voix. Le stéthoscope démontrait l'existence d'une pneumonie étendue. Mme... devait donc s'entourer des plus grandes précautions. Le silence et l'habitation dans une chambre constamment chaude étaient pour elle de rigueur ; mais, peintre distingué, elle voulait connaître

toutes nos montagnes, toutes nos vallées, les dessiner toutes ;
et chaque soir, après une promenade de plusieurs lieues, elle
recevait chez elle une société nombreuse ; elle aggravait ainsi
chaque jour son mal. Mes représentations furent inutiles, et
quelques mois après, Mme... mourut dans le dernier degré de
la phthisie.

CINQUANTE-SEPTIÈME OBSERVATION.

Un an plus tard, je me souviens d'avoir rencontré dans le
monde une jeune demoiselle chlorotique que soignait un de mes
confrères. Cette demoiselle toussait depuis longtemps, mais elle
aimait éperdûment la danse, et, mourante déjà, elle dansait
à chaque bal depuis le commencement jusqu'à la fin, et sa mère
espérait ainsi la guérir ! Il est inutile de dire qu'elle ne retira
aucun avantage de son séjour ici, et qu'elle fut, peu de temps
après son retour chez elle, une nouvelle victime de la phthisie
tuberculeuse.

J'ai rapporté ces trois observations, afin que les malades
qui pourront les lire restent bien convaincus que nos eaux,
par cela seul qu'ils en feraient usage, ne seraient point pour
eux une espèce de palladium à l'aide duquel ils pourraient impunément tout braver.

La lecture attentive de ce chapitre doit démontrer que nos
eaux ont la même puissance que celles du Mont-d'Or dans le
traitement des maladies chroniques de la poitrine, ce qui est
très-important pour tous nos départements de l'est de la France.
Cette lecture doit aussi amener à des idées nouvelles sur le
traitement de ces graves affections, alors que l'on ne peut recourir aux eaux minérales. Sachant que c'est à l'ammoniaque
qui se dégage du fumier, que l'air des étables doit sa vieille
réputation dans le traitement des maladies chroniques des poumons, on recommandera de laisser toujours beaucoup de fumier
dans les étables où devront habiter des *poitrinaires*. On pourra
jusqu'à un certain point remplacer nos eaux et celles du Mont-
d'Or par des bains alcalins et très-chauds. Enfin, à défaut d'é-

table, on fera vivre les malades dans des chambres au midi et maintenues à 28 degrés R. de chaleur ; on répandra à dose modérée de l'ammoniaque dans l'air de ces chambres.

Les malades se trouveront presque toujours très-bien aussi des bains de soleil que les Grecs nommaient *éliôsin* et que nous avons entièrement oubliés. « *Et sole torrendum corpus* ». est un précepte bien souvent applicable dans le traitement des maladies chroniques, dans celles de la poitrine surtout. Le massage des extrémités inférieures, les exutoires intéressant le tissu cellulaire, l'acupuncture, en faisant glisser les aiguilles sous la peau, dans les régions de la poitrine où les poumons paraissent le plus compromis, et en les y laissant chaque fois deux ou trois jours à demeure, sont aussi des moyens d'une grande valeur.

Dans ces affections, le régime doit toujours être mis bien soigneusement d'accord avec l'état des voies gastriques, mais il faut qu'il soit aussi tonique que possible. Les aliments gras, sucrés ou amylacés sont alors très-nuisibles ; ils fournissent aux poumons trop de carbone à brûler, ce qui ne peut qu'ajouter à leur maladie. Le sel recommandé par M. le docteur Latour, dans le traitement de la phthisie, est un condiment indispensable ; mais à trop forte dose il pourrait nuire à l'intégrité des voies gastriques. Tous les médecins savent du reste que le sel joue dans l'économie un rôle d'une importance extrême ; qu'il est plus utile, bien plus indispensable à l'homme que le pain ; qu'il est pour lui une de ses conditions d'existence ; que c'est la matière la moins imposable de toutes celles dont le fisc s'alimente. Donné comme préservatif de la phthisie tuberculeuse aux moutons, il leur réussit à merveille, mais chez l'homme déjà phthisique comme chez le mouton phthisique, il ne peut plus être qu'un des moyens accessoires du traitement et non pas le constituer à lui seul : alors aussi le quinquina, l'opium, les baumes, les térébenthines offrent souvent de précieuses ressources, et contre une maladie aussi grave, il ne faut en négliger aucune. L'exercice doit être alors très-modéré, et souvent même presqu'entièrement interdit ; car il a toujours pour effet inévitable d'activer la respiration.

CHAPITRE XVIII.

Maladies des organes génitaux.

Il est rare que les hommes aient recours à nos eaux pour combattre les affections chroniques des organes génitaux ; cependant il y a des cas où elles peuvent être utilement employées.

CINQUANTE-HUITIÈME OBSERVATION.

M. M..., de Metz, me fut adressé, en 1829, par mon excellent ami, M. le docteur Champion, de Bar-le-Duc. Ce malade arrivait de Lyon, où on l'avait soigné pour un engorgement profond des glandes des régions inguinales et une hypertrophie de l'épididyme du côté gauche, que l'on avait considérée quelque temps comme un testicule surnuméraire.

Un traitement très-actif avait été tout à fait impuissant contre ce mal. A son arrivée ici, M. M.... était pâle et maigre ; les membres abdominaux étaient infiltrés. Les tumeurs des aines étaient plus volumineuses que le poing, et le tube intestinal était très-fatigué.

Aux bains de trois à quatre heures et aux douches de quinze ou vingt minutes, dirigées d'abord sur toutes les parties solides du tronc et sur les membres, j'ajoutai, tous les trois jours, des applications de ventouses scarifiées sur les régions inguinales. M. M... fut soumis à un régime doux. Bientôt l'œdème des jambes disparut ; la peau se colora ; les glandes inguinales diminuèrent de volume ; l'épididyme se guérit. Au bout de six semaines de séjour, M. M... avait repris toutes ses forces. Il revint l'année suivante achever sa guérison. J'ai eu depuis l'occasion de le voir souvent. Il jouit de la plus parfaite santé.

Il n'y a qu'un petit nombre d'hommes qui fasse usage de nos eaux, pour se guérir de maladies chroniques des organes génitaux ; en revanche, beaucoup de femmes viennent, chaque année, combattre à leur aide des affections chroniques du vagin, de l'utérus et des ovaires.

Ces affections se compliquent très-souvent de douleurs dans le bas de la colonne dorsale, et Ludwig, au rapport de M. Olivier, d'Angers, regarde le sentiment de tension dans le dos et les lobes, chez les femmes dont l'éruption des règles est difficile ou qui sont enceintes, comme une irritation de la moëlle épinière.

Le médecin recherchera, autant que les circonstances le lui permettront, les causes qui ont développé ces maladies. Souvent elles sont occasionnées par le refroidissement des extrémités inférieures, quelquefois par la rétrocession d'une dartre. Tantôt elles sont dues à des ascarides vermiculaires siégeant dans le bas du gros intestin, tantôt à une maladie spéciale produite le plus souvent par la contagion, souvent aussi par l'hérédité. Chez telle malade ce sont des digestions habituellement mauvaises qui les entretiennent, chez telle autre une habitation sombre et humide ; tantôt ces maladies sont dues à l'influence d'une vie trop sédentaire, à celle aussi du chagrin et tantôt à l'entraînement des malades pour les plaisirs, pour les dissipations du monde. Quelquefois elles ont une origine que les femmes n'osent pas avouer et contre lesquelles cependant il faut les prémunir. Au surplus, les causes de ces affections sont extrêmement nombreuses et le médecin doit faire tous ses efforts, non-seulement pour les connaître, mais pour bien apprécier leur mode d'action sur l'économie afin d'en paralyser les effets et d'en prévenir le retour. C'est dans ces maladies surtout que l'on doit bien souvent regretter que l'éducation et l'instruction des sages-femmes ne soient généralement pas suffisantes pour commander la confiance. Combien de maux n'éviterait-on pas ainsi en épargnant la pudeur des malades, qui ne consultent la plupart du temps un médecin de notre sexe qu'après avoir longtemps attendu, en laissant ainsi empirer beaucoup leur mal. L'examen des organes malades, si nécessaire, si indispensable dans beaucoup de ces maladies, pratiqué par une femme habile, n'aurait rien de répugnant, tandis qu'entre les mains d'un homme, il est considéré par beaucoup de femmes, et avec une sorte de raison, comme un attentat à la dignité de leur sexe,

Le vagin, les ovaires et très-probablement la matrice sont des organes alcalins doués de l'électricité positive. Au moment où ils ont le plus d'énergie, à l'époque où la nature a voulu qu'ils fonctionnassent dans l'intérêt de l'espèce, alors enfin qu'ils jettent dans l'économie une quantité considérable d'électricité positive, il y aurait de graves désordres si cette électricité ne pouvait se neutraliser nulle part. Mais le sein de la femme alors, organe acide comme la peau, se développe en même raison que les fonctions génitales, et lorsque celles-ci sont accomplies, la sécrétion du lait vient en aide à l'organisation et maintient l'équilibre.

Mais quand le but de la nature n'est point rempli, quand le sein reste un organe inutile, faut-il s'étonner si l'électricité positive s'accumule alors sur les organes génitaux, y produit une tension douloureuse et par suite les plus graves désordres?

Les affections chroniques de l'utérus et de ses annexes ne sont pas toutes des inflammations ou des névroses, il s'en faut bien; souvent, après avoir débuté par une inflammation franche, elles sont indéfiniment entretenues par le défaut de tonicité des veines et des absorbants de ces organes. C'est alors que le remède fortement recommandé par mon ami M. le docteur Jacquot, de Saint-Dié, peut être très-utile. L'alun pris à petites doses, longtemps continuées, agit d'une manière puissante sur l'économie tout entière et sur le système utérin en particulier; il rend aux veines et aux absorbants le ton dont ils manquaient, et il guérit ainsi une foule d'accidents, interminables sans lui ou sans un de ses succédanés. Mais on ne doit l'administrer qu'après s'être convaincu de la tolérance du tube intestinal, et qu'après s'être bien assuré aussi que le caractère prédominant de l'affection utérine que l'on veut combattre, est le défaut de tonicité des organes qu'elle a envahis.

Au surplus, l'utérus est un organe d'une trop haute importance dans l'économie, pour que ces maladies ne soient pas, ou produites, ou accompagnées par des troubles souvent considérables dans l'ensemble des sécrétions. Attachons-nous surtout à constater ces troubles et leur nature : nous arriverons ainsi, selon toute apparence, à l'emploi de moyens qui abrégeront de beaucoup la durée habituellement si longue de la plupart des maladies de matrice, et nous nous expliquerons ainsi la guérison rapide de certains cas, qui nous paraissaient identiques à d'autres, qui n'ont cependant éprouvé aucune amélioration de l'emploi du même traitement.

Nos bains tièdes et prolongés, chauds et courts, nos douches générales plus ou moins fortes, plus ou moins chaudes, nos douches écossaises, nos bains de vapeur, nos douches en injection, les ventouses, le massage, un régime le plus souvent tonique, sont, entre des mains habiles, d'excellents moyens contre ces maladies; mais en général, pour qu'ils puissent produire une amélioration durable, il faut que les malades en fassent usage tout le temps nécessaire, et qu'elles sachent à l'avenir éloigner de leur mieux les causes auxquelles était due la perte de leur santé.

CINQUANTE-NEUVIÈME OBSERVATION.

Mme N..., de Bar-le-Duc, âgée de trente ans environ, d'un tempérament lymphatique nerveux, quelques mois après un dernier accouchement, fut atteinte par une métrite aiguë extrêmement grave et douloureuse. Cette maladie passa à l'état chronique, mais en conservant, pendant près de trois années, les symptômes les plus alarmants. Enfin, grace aux soins assidus et si éclairés de son médecin ordinaire (1), Mme N... put alors faire quelques pas dans son appartement; bientôt après, elle eut recours à nos eaux. Le corps de l'utérus était très-développé; dans la station, il tiraillait ses ligaments et occasionnait bientôt de grandes douleurs. Ces douleurs se propageaient aux membres abdominaux. Mme N... souffrait beaucoup, en outre, un peu au-dessous de la rate; elle avait souvent des suffoca-

____

(1) Le docteur Champion, de Bar-le-Duc.

tions, de la toux et des maux de tête d'une grande violence ;
à tout cela s'ajoutaient une foule d'autres accidents nerveux,
que l'époque des règles rendait toujours beaucoup plus intenses.

En examinant la colonne vertébrale, je fus frappé de son
excessive sensibilité dans les régions dorsale supérieure et sacro-lombaire ; je crus dès lors à l'existence d'une inflammation
chronique de la moëlle épinière dans ces deux régions. Aux
bains, à des douches légères et difficilement supportées, j'a-
joutai quelques applications de ventouses scarifiées le long du
rachis ; enfin, pour mettre cette dame à même de profiter de
l'action si bienfaisante de l'air de nos montagnes, je fis construire, pour elle, une litière portée par deux ânes, et sur laquelle elle pouvait, sans la moindre fatigue, faire de très-longues
promenades (1).

Mme N... obtint de nos eaux une amélioration assez marquée
pour la décider à y revenir l'année suivante. Elle lui donnèrent,
cette fois, assez de force pour lui permettre de marcher facilement dans sa maison. Alors, sous la direction de son médecin ordinaire, sans les soins si éclairés duquel elle aurait
depuis longtemps perdu la vie, Mme N... fit usage des pilules
alunées de M. le docteur Jacquot ; ces pilules lui firent le plus
grand bien et la mirent à même de pouvoir faire, à Bar-le-Duc,
de longues courses à pied.

De grands chagrins, l'hiver suivant, rendirent aux maux de
Mme N... une nouvelle énergie. Elle revint, pour la troisième
fois, à Plombières. Aux bains tièdes, aux ventouses scarifiées
de chaque côté des régions douloureuses de la colonne vertébrale, je fis ajouter des douches écossaises prises tous les jours,
pendant dix minutes et même pendant un quart d'heure. Mme
N... partit de Plombières parfaitement bien, et depuis j'ai su
que l'amélioration de sa santé se soutenait toujours.

(1) Depuis on a construit d'autres palanquins à Plombières. Il devrait y en
avoir de semblables dans toutes nos villes pour les malades qui ne peuvent supporter la marche ni la voiture, auxquels cependant le grand air et un peu d'exercice
sont nécessaires.

Il est très-probable que Mme N... conservera toute sa vie l'hypertrophie de l'utérus dont elle est atteinte, hypertrophie, du reste, que l'on rencontre tant de fois chez les femmes qui n'en soupçonnaient pas même l'existence, qui n'avaient jamais souffert de cet organe; mais il y a tout lieu d'espérer qu'en continuant à combattre la surexcitation morbide du système nerveux, on rendra à Mme N... une excellente santé.

Ce que je prévoyais il y a dix ans s'est en partie réalisé. La maladie de matrice de Mme N... est entièrement guérie. Mais cette dame est d'une famille qui compte des goutteux et des rhumatisants, et on n'a pas fait la part de cette disposition originelle; aussi Mme N... est-elle continuellement tourmentée par des névroses très-douloureuses et qui céderaient, je le crois, à un emploi judicieux de toniques et d'astringents à l'intérieur et d'excitants de la peau à l'extérieur : les douches écossaises, les lotions alcalines, le massage, qui à lui seul est si puissant dans le traitement d'une foule de maladies chroniques, et de celles surtout qui nous occupent, seraient ici parfaitement indiqués.

SOIXANTIÈME OBSERVATION.

Mme L..., âgée de trente et quelques années, régulièrement réglée, tourmentée depuis longtemps par une abondante leucorrhée, par un sentiment habituel de pesanteur dans le bas-ventre, vint, en 1837, à Plombières. L'utérus était plus volumineux que dans l'état de santé; il y avait une rétroversion bien prononcée et qui pouvait expliquer la stérilité de Mme L..; elle se plaignait en outre de vives douleurs dans la région sacro-lombaire, et elle n'avait pas pu supporter les pilules d'alun de M. le docteur Jacquot.

Aux bains tièdes prolongés, aux douches externes et à quelques étuves, je fis ajouter des douches utérines, que je portai jusqu'à quarante minutes de durée par jour, mais en deux séances. A son départ, Mme L... était beaucoup mieux; elle avait passé près de deux mois à Plombières, et depuis plus d'un mois son flux vaginal avait complétement cessé.

SOIXANTE-UNIÈME OBSERVATION.

Mme de X... vint, en 1828, à Plombières pour se guérir de flueurs blanches, qui, depuis plusieurs années, résistaient à une foule de moyens pharmaceutiques : elles étaient tellement abondantes que Mme de X... se voyait forcée d'avoir recours à un vêtement particulier. Les médecins qui l'avaient soignée, avaient envisagé sa maladie tantôt comme le résultat d'un vice herpétique, tantôt comme produite par l'acrimonie des humeurs; pour moi, je ne vis dans cette affection qu'une inflammation chronique de la muqueuse utéro-vaginale, et je prescrivis, pour la combattre, des injections émollientes et des bains chauds. En quatre jours les flueurs blanches avaient disparu.

Pour consolider cette cure, Mme de X... prit quelques douches, et, afin que la suppression si prompte d'une évacuation ancienne et aussi considérable ne devînt pas la cause d'autres inflammations, indépendamment d'un régime doux et peu réparateur, et d'un exercice proportionné aux forces de la malade, Mme de X..., d'après mes conseils, se fit appliquer quelques sangsues à l'anus et quitta Plombières parfaitement guérie.

Le plus grand nombre des observations que je cite dans cet ouvrage ont été recueillies à une époque où je ne voyais guère de la maladie que les effets les plus apparents. Elles n'en sont que plus propres à faire bien ressortir la puissance de nos eaux, qui faisaient toujours une large part à l'état général de l'économie, que j'oubliais souvent alors, ainsi que le faisaient tant d'autres de mes confrères.

SOIXANTE-DEUXIÈME OBSERVATION.

Mlle X....., âgée de 26 ans, était, depuis sept ou huit ans, tourmentée par une métrite très-douloureuse. Il y avait une leucorrhée habituelle, et régulièrement, dix jours après l'époque des règles, une exacerbation très-marquée de toutes ses douleurs.

La marche était devenue presqu'impossible à cette malade, et quand elle arriva à Plombières en 1843, elle était convaincue que son rétablissement était impossible. Le col et le corps de l'utérus étaient fortement hypertrophiés ; du reste, Mlle X.... avait conservé de l'embonpoint. Elle était grande, bien développée et d'un tempérament lymphatique.

Je lui prescrivis de prendre tous les matins un bain dans le bassin le moins chaud du bain des Capucins, à 29 ou 30 degrés Réaumur. Elle y restait de deux à trois heures, et en en sortant, elle allait passer de 20 à 30 minutes dans le bassin le plus chaud, qui a 34 et quelquefois 35 degrés Réaumur. En sortant de ce bain, elle suait abondamment pendant une heure. Le soir, à trois heures, je lui faisais prendre, tantôt tous les jours, tantôt tous les deux jours, un bain de trois à quatre minutes de durée, dans lequel elle entrait quand il n'avait que 34 degrés Réaumur et que l'on portait rapidement à 37 ou 38. Sous l'influence de ce traitement énergique, Mlle X... éprouva une amélioration des plus marquées.

Je lui conseillai de continuer chez elle les bains très-chauds et courts, pris deux fois seulement par semaine. Elle revint l'année suivante à Plombières. Elle était entièrement rétablie. J'ai employé le même traitement dans des cas analogues et avec un succès marqué ; mais il faut, pour le suivre, que les malades nous accordent tout le temps nécessaire, qu'elles aient un peu de courage, beaucoup de prudence, et que nous n'oubliions jamais qu'un traitement aussi actif a besoin de notre part d'une surveillance aussi soutenue qu'éclairée.

SOIXANTE-TROISIÈME OBSERVATION.

Un squirrhe de la partie supérieure du vagin, du col et du corps de l'utérus, amena Madame *** à Plombières, à la fin de l'été de l'année 1825. Elle était encore réglée, mais dans l'intervalle des règles, elle avait des flueurs blanches assez abondantes.

Cette dame, âgée de trente-six ans, était d'un tempérament sanguin ; elle avait mené toujours une vie fort active, et elle rapportait l'origine de son mal à des chagrins et à une maladie syphilitique guérie, huit années auparavant, par M. Culerier.

Lors de son arrivée à Plombières, elle souffrait de fortes douleurs ; le médecin qu'elle consulta, très-malade lui-même, ne put la suivre autant que le nécessitait son état, et les vingt premiers jours qu'elle passa dans notre ville furent perdus pour elle.

Les bains et l'eau thermale en boisson, au lieu de diminuer ses souffrances, les avaient encore aggravées. Lorsque Madame *** me consulta, je reconnus un squirrhe utéro-vaginal très-développé ; le col de l'utérus, dilaté et rugueux, offrait plusieurs végétations morbides, dont quelques-unes égalaient une noix en grosseur ; on en trouvait de semblables dans la partie supérieure du vagin ; l'utérus était très-développé, et sa pression sur le rectum gênait la libre sortie des fèces.

Vingt-cinq sangsues à l'hypogastre enlevèrent les violentes douleurs que Madame *** éprouvait, et qui depuis longtemps ne lui laissaient plus aucun repos. Je lui défendis la boisson de l'eau minéro-thermale, et je lui fis prendre des bains plus longs et moins chauds. Tous les trois jours je fis appliquer des ventouses scarifiées sur les régions lombaire, sacrée et hypogastrique. Un régime doux et le repos vinrent seconder ces moyens, qui, en six semaines, avaient considérablement diminué le volume du squirrhe, en laissant à Madame *** l'intégralité de ses forces. Les végétations du col de la matrice et du vagin étaient presque entièrement effacées ; les selles étaient faciles et Madame *** n'éprouvait plus aucune douleur.

Forcée de retourner à Paris, au lieu de se conformer à mes recommandations, Madame *** fit à pied les courses les plus fatigantes, vaqua à tous les détails de son commerce et de son ménage, et se nourrit des aliments les plus substantiels.

Sous l'empire de ce régime de vie, deux mois après l'usage des eaux, les douleurs revinrent aussi fortes que jamais ; bientôt le squirrhe s'ulcéra, Madame *** revint alors à Plombières.

Le cancer qui s'était développé avait envahi le rectum. Je ne pus, dans un cas si grave, employer que des palliatifs. Cette maladie devint bientôt mortelle, tandis que, sans ses nombreuses imprudences, tout permettait à Madame *** d'espérer, sinon une guérison complète, au moins une amélioration durable. Les prescriptions les mieux indiquées ne peuvent rien contre l'indocilité des malades. Il est probable qu'à la suite de son premier séjour à Plombières, un traitement mercuriel aurait parfaitement réussi à cette dame.

SOIXANTE-QUATRIÈME OBSERVATION.

Hypertrophie de l'ovaire avec symptôme d'une prochaine dégénérescence cancéreuse.

Madame P..., de Plombières, âgée de trente-deux ans environ, me consulta, en 1829, pour une affection grave de l'ovaire gauche, qui datait de plusieurs années déjà. Madame P... avait beaucoup maigri ; elle avait le teint jaune-paille, elle éprouvait de vives douleurs lancinantes dans l'aine gauche ; ces douleurs augmentaient surtout à l'époque des règles, qui étaient peu abondantes et irrégulières. Tout l'hypogastre était douloureux au toucher. L'ovaire gauche paraissait avoir le volume d'un gros œuf de poule. Une saignée du bras, quelques applications de sangsues, des bains, diminuèrent un peu les douleurs, mais la tumeur restait la même. Elle disparut complétement en six mois, sous la double influence de nos bains et de deux applications de ventouses scarifiées par semaine, le tout secondé par un régime doux et pas trop abondant.

CHAPITRE XIX.

De la stérilité chez les femmes et des moyens de la guérir.

Beaucoup de dames viennent aux eaux de Plombières pour faire cesser à leur aide la stérilité, accident souvent très-fâcheux et contre lequel la médecine moderne est moins armée que ne l'était la médecine ancienne. On peut s'en convaincre facilement en lisant le traité des femmes stériles de la collection des livres attribués à Hippocrate. Ici on ne sait guère conseiller que les bains de vapeur pris sur le trou des Capucins, immédiatement après un bain tiède ordinaire, et cependant nous pouvons beaucoup plus, mais il faut avant tout connaître, si cela est possible, la cause de la stérilité. Nos conseils sans cela perdront toute leur valeur et souvent même ajouteront au mal que nous avons la mission de guérir.

La cause la plus fréquente de la stérilité chez les femmes est bien certainement le déplacement de la matrice, son inclinaison vicieuse, à laquelle il est ordinairement si facile de remédier à l'aide d'une petite éponge que l'on place entre le vagin et son col, du côté où ce dernier s'incline. Cette petite opération doit être faite immédiatement après les règles : c'est l'époque la plus favorable à la conception. Une sage-femme peut en être chargée et la renouveler quelques jours de suite, au commencement de chaque mois, jusqu'à ce que la conception ait eu lieu. Nos eaux dans ce cas peuvent être un adjuvant très-utile.

SOIXANTE-CINQUIÈME OBSERVATION.

Madame la comtesse de ..., de Paris, était mariée depuis sept ans et n'avait pas eu d'enfants. Elle vint à Plombières, où elle prit des bains, des douches et des bains de siége de vapeur; mais j'avais constaté chez elle l'existence d'une antéversion très-prononcée de l'utérus. J'indiquai à une sage-femme habile la manière de relever le col utérin à l'aide d'une éponge, et cette dame avait, l'année suivante, un beau et fort garçon.

Des règles trop abondantes sont aussi une cause de stérilité. « *Et si plures quam conveniat, mulieri menses prodeant, neque sic utero concipiet.* » On peut leur opposer ici des demi-bains frais, des bains de bras chauds, des douches chaudes et des ventouses sèches sur les parties supérieures du corps, à l'approche des règles surtout; il faut recommander beaucoup de repos à la fin de chaque mois, des demi-lavements frais, un régime doux, modérément abondant, et des aliments mangés froids ou seulement tièdes. On comprend que nos bains de vapeur de siége ne pourraient alors qu'ajouter beaucoup au mal que l'on veut combattre.

SOIXANTE-SIXIÈME OBSERVATION.

Madame la princesse de ..., mariée depuis plus de deux ans, n'avait point d'enfant. Ses règles étaient très-abondantes, et c'était la seule cause à laquelle on pouvait attribuer sa stérilité. Je lui prescrivis ici le traitement dont je viens d'indiquer les bases, il réussit à merveille, et Madame de ... a aujourd'hui une jeune et nombreuse famille.

L'absence des règles peut aussi produire la stérilité. J'ai cependant connu une femme qui a eu huit enfants sans avoir été jamais réglée.

Alors des demi-bains chauds, des douches chaudes sur le bassin et les extrémités inférieures, des douches utérines puissantes, si rien ne les contre-indique, des ventouses sèches à la partie interne des cuisses, nos bains de vapeur de siége, suffisamment prolongés, un régime tonique, une vie active sont parfaitement indiqués, si la chlorose toutefois n'est pas la cause de l'aménorrhée.

Chez les femmes chlorotiques, en effet, les bains chauds, les douches chaudes, les bains de vapeur, en excitant trop la transpiration insensible, augmentent l'altération du sang particulière à cette maladie et produisent des palpitations et des accidents nerveux qui pourraient devenir très-graves. Il faut dans ces cas guérir d'abord l'état chlorotique, qui peut à lui seul occasionner l'aménorrhée. Contre ce mal, notre eau ferrugineuse, nos douches écossaises, l'air des montagnes et un régime tonique sont de précieux moyens.

La stérilité peut reconnaître pour cause l'étroitesse de l'ouverture du col utérin et sa trop grande longueur. Les anciens le dilataient avec des sondes graduées, c'est encore ce qu'il y aurait de mieux à prescrire alors. Enfin, si la stérilité est due à une maladie, quelle qu'elle soit, de la matrice, il faut guérir d'abord cette maladie, c'est le seul moyen de faire cesser la stérilité qu'elle occasionne.

La stérilité vient beaucoup plus souvent sans doute de la femme que de l'homme; elle est cependant quelquefois occasionnée par ce dernier : aussi, avant de traiter la femme, faut-il le plus souvent examiner son mari. Ce dernier peut être plus ou moins hypospade, quoique parfaitement conformé du reste, ce que j'ai rencontré plusieurs fois, ou bien il peut avoir une faiblesse naturelle ou acquise qui termine l'acte avant même qu'il soit commencé. J'étais tenté, dans un cas de ce genre pour lequel j'étais consulté, de conseiller la fécondation artificielle pratiquée avec succès par Spallanzani sur la femelle d'un mammifère; mais l'état de semi-imbécillité du mari me faisant craindre, si cette tentative réussissait, de donner l'existence à un idiot ou à un fou, je préférai m'abstenir. Il y a chez les hommes d'autres causes de stérilité, mais tous les médecins les connaissent.

CHAPITRE XX.

Tumeurs fibreuses.

Tous les ans il arrive à Plombières un certain nombre de personnes affectées de tumeurs fibreuses, intéressant le plus ordinairement les ovaires ou l'utérus. Nos eaux peuvent rarement les faire disparaître, mais souvent elles semblent en arrêter le développement, en même temps qu'elles peuvent contribuer à guérir les inflammations chroniques que leur présence avait fait naître dans les organes qu'elles déplaçaient.

SOIXANTE-SEPTIÈME OBSERVATION.

Mademoiselle de St... de Schaffhausen, alors âgée de trente-huit ans environ, d'un tempérament lymphatique nerveux, avait depuis plusieurs années de vives douleurs abdominales, que l'on combattait à l'aide de purgatifs et d'autres médicaments qui ne faisaient qu'ajouter à ses maux.

Consulté par cette demoiselle, dont le ventre était habituellement très-développé, je reconnus l'existence d'une tumeur fibreuse assez dense, occupant tout l'hypogastre et s'élevant jusqu'auprès du nombril.

Les règles étaient trop abondantes, les digestions étaient accompagnées d'accidents nerveux très-variés. Mademoiselle de St... était maigre, faible et profondément découragée. Nous convînmes, son médecin ordinaire et moi, qu'on supprimerait toute espèce de médicaments internes ; que Mademoiselle de St... serait soumise à un régime très-doux ; que l'on combattrait les accidents abdominaux par des applications de ventouses scarifiées, *loco dolenti* ; que l'on aurait fréquemment recours à de petites saignées du bras, et que Mademoiselle de St... viendrait au printemps suivant à nos eaux. Ce traitement fut suivi avec beaucoup d'exactitude. Notre malade fit usage pendant plusieurs années de nos eaux. La tumeur n'a plus augmenté. Les digestions sont devenues faciles. Mademoiselle de St... a beaucoup plus de force, bien moins de douleur. Elle a passé maintenant l'époque du retour et tout fait présager pour elle une longue existence.

SOIXANTE-HUITIÈME OBSERVATION.

Tumeur fibreuse utérine paraissant en voie de dégénérescence cancéreuse.

Madame X..., de Paris, veuve depuis quelques années et mère d'une fille qu'elle avait perdue, avait une tumeur aux apparences fibreuses qui occupait la matrice et proéminait dans la région hypogastrique ; cette tumeur devint le siége de douleurs souvent très-vives et en même temps il s'établit un écoulement utérin verdâtre, très-abondant et extrèmement fétide, beaucoup plus fétide que ne l'est d'habitude l'écoulement du cancer utérin. Tous les moyens employés pour combattre cette affection avaient échoué, lorsque M. le docteur Chomel, médecin de cette dame, l'envoya à Plombières. En tête de la consultation qu'il lui remit étaient ces mots de bien mauvais augure : *casus gravissimus.*

A son arrivée à Plombières, à la fin de l'été de 1842, Madame X... était très-maigre, très-faible, très-irritable. Son teint était jaune-paille, l'écoulement était d'une abondance telle qu'il mouillait complétement cinq ou six serviettes par jour.

Nos bains ordinaires ne paraissant pas avoir d'action contre un mal si grave, je crus devoir les modifier en ajoutant à chacun d'eux 500 grammes de sulfate d'alumine et un kilog. de sel commun. Ce dernier comme correctif de l'autre, pour l'empêcher de diminuer par trop les fonctions de la peau. J'espérais que l'action de l'alun, en diminuant la sécrétion morbide, en la guérissant peut-être, permettrait à l'économie de reprendre quelques forces, ou l'arrêterait du moins dans la décomposition dont elle semblait frappée. J'obtins de ces bains un résultat inespéré : le complet rétablissement de Madame X.... La tumeur fibreuse existe toujours, mais elle est insensible et il n'y a plus d'écoulement. Madame X... s'est remariée et elle a passé sans accidents l'époque du retour.

Ce fait est d'un grand intérêt : évidemment l'honneur de la guérison n'appartient pas à nos eaux, mais bien à l'action que le sulfate d'alumine absorbé avec l'eau du bain a exercée sur l'économie entière, et en particulier, sur la tumeur malade. Quelle modification heureuse le sang éprouvait-il alors? Quelle influence le sulfate d'alumine exerçait-il sur la peau en particulier? Ce sont des problèmes qui n'ont pas encore été résolus.

Je soigne dans ce moment et avec le même succès une femme des Granges-de-Plombières, qui a une tumeur fibreuse utérine remplissant tout le bassin. Lors de son développement, il y a quinze ans environ, cette tumeur était le siége d'atroces douleurs qui finirent par se passer entièrement. L'automne dernier elles reparurent avec un écoulement très-abondant, très-fétide, mais cette fois de la fétidité particulière au cancer utérin. Cette femme était faible, maigre; son teint était jaune-paille aussi, et comme dans le cas précédent, le col utérin était sain. Je prescrivis des bains tièdes de deux heures de durée et minéralisés à l'aide de 250 grammes de sulfate d'alumine et de 300 grammes de sel commun. J'ajoutai à ce puissant moyen les pilules d'alun du docteur Jacquot, de Saint-Dié, à la dose de 30 centigrammes par jour, et ce traitement a obtenu les plus heureux résultats.

Peut-être que l'on pourrait arrêter à l'aide de ces moyens le développement ultérieur des tumeurs fibreuses, si communes chez les femmes et quelquefois si graves. Je ne l'ai pas encore essayé; jusqu'ici je n'ai opposé aux progrès de ces tumeurs que les bains et surtout les étuves : de nombreux faits me portent à considérer l'étuve comme un des meilleurs moyens à employer pour enrayer le développement de ces tumeurs. Je prescris en outre de fréquentes applications de ventouses scarifiées au-dessus de celles de leurs portions qui sont douloureuses, car la douleur tend toujours à augmenter leur volume : *ubi stimulus ibi fluxus;* et comme l'alun à l'intérieur serait alors sans inconvénients et pourrait exercer l'influence la plus heureuse, j'en essaierai l'action.

CHAPITRE XXI.

Hydropisies.

La plupart des auteurs qui ont écrit sur les eaux de Plombières, les considèrent comme nuisibles aux hydropiques, et certes il y a beaucoup d'hydropiques auxquels nos eaux ne pourraient apporter aucun soulagement ; ce sont tous ceux dont l'hydropisie n'est qu'un des symptômes d'une lésion organique grave et incurable. Toutes les fois, au contraire, que cette maladie reconnaît pour cause une fièvre intermittente, une simple lésion dans les fonctions de la peau ou des voies urinaires, une suppression de règles, alors nos eaux peuvent convenir, non pas en bains qui ne feraient qu'aggraver tous les accidents, à moins de les prendre très-chauds et courts, mais en étuves dont on proportionne le nombre, la fréquence et la durée aux forces des malades.

Les étuves alors, en rétablissant les fonctions de la peau, ramènent aussi à l'état normal celles du tube digestif et des reins, organes acides comme la peau, doués par conséquent comme elle, ainsi que nous l'avons déjà vu, de la faculté de produire de l'électricité négative.

Mais avant de prescrire l'étuve comme moyen à opposer à l'hydropisie, étudions bien d'abord les lésions qui se sont opérées dans les sécrétions du malade. Sans cette connaissance préliminaire, en effet, nous pourrions redoubler les maux que nous étions appelés à guérir. L'observation suivante, quoiqu'étrangère à l'action de nos eaux, prouvera l'importance de cette règle.

SOIXANTE-NEUVIÈME OBSERVATION.

Anasarque.

M. H..., maître de poste à Plombières, âgé de 40 ans environ, sujet depuis de nombreuses années à des palpitations qui le forcent à recourir à d'assez fréquentes saignées, a en outre une irritation chronique du tube intestinal, qui l'oblige à se nourrir d'aliments doux, et à se priver de boissons alcooliques.

Désireux de sortir de cet état de demi-souffrance qu'entretiennent des occupations trop actives et quelques imprudences, M. H... se confie aux soins d'un médecin homéopathe qui lui promet qu'à l'aide de ses poudres, il pourra désormais manger de bonnes viandes, boire de bons vins et échapper à cette pénible obligation de s'observer toujours et de se faire saigner tous les trois ou quatre mois.

Ce traitement produit d'abord les meilleurs effets. On criait déjà au miracle, quand l'œdème des extrémités inférieures, puis celui de tout le corps, vinrent fournir une preuve de plus de la vérité des doctrines d'Hahneman.

Alors on essaya les diurétiques, mais ils furent sans effet. M. H... était depuis plusieurs mois dans ce triste état, quand il me rappela à son aide. Une saignée du bras, une application de sangsues à l'anus et un régime doux et peu abondant étaient restés sans effet.

Des sueurs excessives, mais non acides, et en cela semblables à celles de la plupart des malheureux tourmentés par la fièvre hectique, ne produisirent non plus aucune amélioration. Le son mat, propre à la région du cœur, était entendu dans un espace tel que l'on devait croire à un commencement d'épanchement dans le péricarde.

J'attribuai tous ces désordres à la maladie habituelle de M. H..., à l'irritation gastro-intestinale, qu'un régime incendiaire avait augmentée beaucoup, et je lui prescrivis le lait caillé pour tout aliment et pour tout remède.

Ce lait caillé, en diminuant l'état d'éréthisme des voies digestives, rendit aux reins leur puissance sécrétoire, avec une telle énergie qu'en moins de quatre jours l'anasarque, qui durait depuis près de six mois, fut entièrement guérie. Alors aussi disparurent ces sueurs que j'avais pu regarder d'abord comme une crise heureuse et qui n'étaient dues qu'à des réactions morbides. Il est évident, que chez M. H..., nos étuves n'auraient fait qu'aggraver son mal en affaiblissant la peau, en surexcitant le cœur et en laissant subsister l'irritation abdominale, contre laquelle le lait caillé s'est montré si puissant.

SOIXANTE-DIXIÈME OBSERVATION.

Ascite.

Madame d'A..., âgée de quarante-deux ans, de taille moyenne, vint à Plombières à la fin de juillet 1832, pour combattre, à l'aide de nos eaux, une ascite très-développée, accompagnée d'œdème des extrémités inférieures.

Madame d'A... était encore bien réglée, mais elle éprouvait depuis longtemps des douleurs dans les régions inguinales, qui augmentaient d'intensité à chaque époque menstruelle; ces douleurs nécessitèrent une recherche des causes qui les occasionnaient, et on reconnut qu'elles étaient dues au développement de deux tumeurs fibreuses probablement implantées sur les ovaires. Bientôt l'hydropisie abdominale vint s'ajouter aux maux de cette intéressante malade.

M. le docteur Vericelle, l'un des hommes dont la médecine de Lyon s'honore le plus, consulté alors par Madame d'A..., crut devoir attribuer l'ascite aux tumeurs dont je viens de parler. Il pensait sans doute que l'inflammation chronique qui présidait à leur développement s'était propagée au péritoine, et il crut que la guérison de la malade dépendait de la résolution de ces tumeurs.

Il essaya d'abord les diurétiques sous toutes les formes, et n'en ayant point obtenu de succès durable, il conseilla les eaux de Plombières.

Madame d'A.... était si mal à son départ que chacun la croyait perdue. Le voyage lui fit déjà beaucoup de bien, en ce qu'il augmenta d'une manière notable la quantité de l'urine. Cependant, à son arrivée ici, Madame d'A... ne pouvait pas encore se tenir couchée. Elle croyait que des bains et des douches, surtout dirigées sur les régions inguinales, où depuis longtemps le toucher ne pouvait plus reconnaître les tumeurs, à cause de la trop grande distention des téguments abdominaux, devaient la guérir : aussi fut-elle très-peinée lorsque je lui en déconseillai l'usage ; lorsque je lui affirmai que les bains augmenteraient l'ascite et changeraient promptement l'œdème des jambes en anasarque ; lorsque je lui dis que, dans un cas semblable, les douches ne pouvaient être d'aucune espèce d'utilité. Je proposai de substituer à ces remèdes des étuves proportionnées à la faiblesse de Madame d'A..., et un premier bain ayant confirmé mes prévisions, elle consentit à suivre tous mes conseils.

J'espérais bien, à l'aide d'une excitation soutenue de la peau, diminuer et faire même peut-être momentanément disparaître l'ascite et l'œdème des extrémités inférieures ; mais comment remédier aux causes qui les avaient produites, et quelles étaient ces causes? Je ne croyais pas que l'hypertrophie des ovaires dût en être accusée. Rien n'annonçait la dégénérescence cancéreuse de ces organes : les douleurs dont ils avaient été le siége avaient depuis longtemps cessé. Sachant combien les fièvres intermittentes, alors même qu'elles paraissent très-légères, peuvent entraîner de graves désordres, je demandai à cette dame si elle n'en avait pas été attaquée quelque temps avant sa maladie actuelle. Madame d'A... m'apprit que, l'année précédente, tous les deux jours, à deux heures après midi, elle avait eu de légers frissons, et qu'actuellement encore, à la même heure, elle éprouvait un malaise auquel la gravité de son état l'empêchait de songer. Sur la certitude bientôt acquise de la persistance de cette fièvre, j'établis mon diagnostic, et j'augurai bien dès lors de la malade. En effet, les étuves administrées tous les deux jours, le sulfate de quinine à doses proportionnées à la susceptibilité des voies digestives, quelques applications de ventouses scarifiées sur l'abdomen et deux moxas superficiels, triomphèrent de tous les accidents de Madame d'A.., mais non des tumeurs des ovaires, qui, du reste, n'étaient plus le siége d'aucune douleur et qui n'entravaient en rien les fonctions du péritoine.

Ce fait, rapproché de la première observation que je rapporte au commencement de cet ouvrage, montre quel parti puissant on peut tirer de nos étuves dans le traitement d'hydropisies graves, mais occasionnées cependant par des lésions qui n'intéressent nullement, ou du moins qui n'intéressent pas d'une manière incurable des organes essentiels à la vie.

SOIXANTE-ONZIÈME OBSERVATION.

Anasarque.

M. C..., de Ruaux, près de Plombières, âgé de quarante ans environ, d'une taille et d'une constitution herculéennes, grand chasseur, était depuis plus d'un an tourmenté par une anasarque, produite sous la double influence d'un état pléthorique et de nombreux refroidissements. Il avait eu recours contre ce mal à tous les empiriques de sa connaissance, et il avait mis son estomac aux plus rudes épreuves, en l'abreuvant des remèdes incendiaires de ces charlatans. Après avoir épuisé tous leurs secrets, il vint me trouver. Deux saignées du bras, un régime doux et quinze étuves de vingt minutes à une demi-heure de durée, le débarrassèrent de son mal.

Depuis longtemps on savait que la chaleur, appliquée à la peau, pouvait vider rapidement l'estomac de l'eau dont on l'avait gorgé dans un des supplices de la question. Il n'est donc pas étonnant que le même moyen débarrasse le péritoine ou le tissu cellulaire de la sérosité qui y est accumulée. Aussi, dans les cas que je viens de citer, des étuves ordinaires auraient probablement produit d'aussi puissants effets, si elles avaient été administrées du moins dans un lieu aussi élevé que Plombières. Mais je n'ai pas besoin de revenir ici sur ce que j'ai dit déjà de l'influence de la pression atmosphérique. J'ai guéri plusieurs autres hydropisies, à l'aide seulement de cataplasmes chauds de pommes de terre appliqués sur les cuisses et le bas-ventre des malades, soit tous les jours, soit tous les deux jours, et renouvelés pendant deux ou trois heures de temps, de manière à provoquer une abondante sueur. Alors je prescrivais aussi des boissons diffusibles et chaudes, de manière à seconder les applications externes.

Hydropisie de l'ovaire.

Il nous arrive assez souvent des malades affectées d'hydropisies plus ou moins avancées de l'ovaire. Nos eaux, chez elles, agissent en améliorant leur santé générale lorsqu'elle était déjà compromise, mais jusqu'ici je les ai trouvées impuissantes contre cette maladie. Nos étuves, nos bains chauds, si bien indiqués contre d'autres hydropisies, n'ont aucune action sur elle. Si la médecine est encore à connaître et la cause et la nature de l'hydropisie de l'ovaire, on s'en console à demi, quand on sait que cette maladie peut exister longtemps sans compromettre en rien la vie des malades.

CHAPITRE XXII.

De l'obésité ou polysarcie.

Nous avons chaque année quelques personnes qui viennent à Plombières dans l'espérance d'y voir diminuer un embonpoint excessif. Cet accident, très-commun, est à peu près abandonné comme incurable par les médecins modernes ; au siècle dernier l'infortuné Louis XVI et son aïeul Stanislas, dans ce siècle, un roi de Wurtemberg et Louis XVIII en sont des preuves manifestes.

Chez les anciens, cette incommodité avait des conséquences beaucoup plus graves qu'elle ne peut en avoir aujourd'hui : aussi se préoccupait-on bien plus des moyens de la guérir, moyens que les Anglais ont en partie conservés avec le pugilat, mais qui ne servent guère chez eux qu'à *préparer* les boxeurs et les jockeys, et qui, bien à tort cependant, ne sont pas considérés comme étant du domaine de la médecine.

L'obésité est non-seulement un embarras continuel, mais elle est aussi une grave menace pour ses victimes. « *Obesi plerumque acutis morbis et difficultate spirandi strangulantur, subitoque sæpe moriuntur : quod in corpore tenuiore vix evenit,* » nous dit Celse. Il est rare en effet que les personnes très-grasses vivent longtemps. Faut-il donc, comme les modernes le conseillent, nous borner dans ce cas à prescrire un peu plus d'exercice et une alimentation moins abondante ? Mais ces moyens, quelque bons qu'ils soient, sont presque toujours insuffisants contre ce mal.

En effet, l'obésité ne dépend pas, il s'en faut bien, de ce que les malades mangent trop. Beaucoup d'obèses mangent au contraire très-peu, tandis que nous voyons souvent des personnes maigres manger beaucoup. Celles-là, dit le vulgaire, ont le foie chaud, et comme cela arrive souvent, le vulgaire est très-près de la vérité. Ces grands mangeurs ont des selles abondantes ; ils perdent ainsi beaucoup de bile, liquide très-carboné ; ils ont aussi la respiration et la transpiration insensible très-actives. Les obèses, au contraire, ne consomment pas assez du carbone et de l'hydrogène absorbés dans les aliments par les voies digestives, et qui se déposent sous forme de graisse dans les mailles du tissu cellulaire. Il ne faut donc pas se borner alors à diminuer la quantité des aliments, mais il faut les choisir parmi ceux qui contiennent le plus d'azote, parmi ceux qui peuvent se changer facilement en protéine, c'est-à-dire en tissus animaux : les substances non azotées, en effet, celles qui sont riches en amidon, en sucre, en gomme, ne peuvent pas servir à la réparation de ces tissus, mais donnent seulement à l'économie du carbone et de l'hydrogène, destinés dans l'état normal à être *brûlés* dans le sein de nos organes et à fournir ainsi à l'entretien de notre chaleur, mais qui se convertissent en graisse et se déposent dans les mailles du tissu cellulaire, quand la respiration et les sécrétions n'ont pas pu les user. C'est à cause de cela que les anciens défendaient les aliments peu azotés aux personnes trop grasses, l'expérience chez eux ayant souvent devancé de beaucoup les données de la science moderne. « *Pulmentum vero, alicam, amylum, lac, nucleos, cerebrum, ova, pisces autem teneros, vel pinguia quæque reprobamus,* » dit Cœlius Aurelianus en parlant du traitement des obèses, et il conseille alors du pain sec fermenté, fait avec la farine et les sons, et bien rassis pour que l'on en mange moins ; il conseille aussi une nourriture sèche, de la viande noire et même de la chair de porc, mais salée et vieille ; *porcina ex deposito, hoc est, longo tempore sale siccata ;* les aliments de haut goût et les légumes qui excitent à uriner, tels que les asperges, les panais, l'âche, le fenouil, les poireaux et autres semblables.

Pour activer les fonctions de la peau, il conseillait encore aux obèses tous les exercices du corps, les courses en voiture, l'équitation, les voyages, les frictions sèches, les lectures à haute voix, la déclamation, les bains de soleil, *éliôsin,* les étuves sèches, les lotions alternativement chaudes et froides.

Nous avons exposé les causes de l'obésité. Il faut donc, pour la combattre efficacement, fournir d'abord moins de carbone et d'hydrogène à l'économie, non pas en se bornant, comme on le fait aujourd'hui, à diminuer la quantité des aliments, mais en en modifiant la qualité ainsi que le conseillaient déjà les anciens : il faut en outre faire respirer davantage les obèses, augmenter avec mesure toutes leurs sécrétions.

On modifiera le régime des obèses en suivant les gradations que la prudence indique. On leur prescrira du pain très-rassis et même *autopyre*, comme les Grecs appelaient le pain mêlé de sons, le pain de munition d'aujourd'hui, afin qu'ils en mangent moins. On leur donnera du bouillon gras, de la viande noire dépouillée de sa graisse et rôtie, quelques-uns des légumes conseillés par Aurelianus cuits au gras. On leur interdira l'usage habituel des mets sucrés, féculents, gommeux, le beurre, l'huile et les autres graisses ; ils devront peu boire, on leur défendra aussi la bière et on leur donnera de préférence du vin âpre : « *Vinum parvum dabimus, mediocriter asperum;* » il tendra à diminuer l'absorption du tube intestinal. On leur prescrira des veilles aussi prolongées qu'il sera possible. Le séjour au lit diminue la transpiration et la respiration ou l'oxygénation du sang ; il ne peut qu'augmenter la formation de la graisse, qu'ajouter au mal que nous avons à guérir.

On fait respirer davantage les obèses en diminuant le temps qu'ils ont l'habitude de passer dans leur lit et en les engageant à vivre toujours dans un air bien pur. Il faut qu'ils fuient l'air puant et enfumé des tabagies, qui diminue si puissamment tout à la fois la respiration et les fonctions de la peau, qui use et vieillit rapidement les poumons et l'économie entière. Les obèses doivent se livrer surtout à un exercice soutenu, en rapport avec leurs forces. Rappelons ici ce que dit Galien de la condition indispensable d'un utile exercice : « *Quando in quibus motibus nulla fit anhelitus mutatio, hos nondum exercitationes vocamus, quod si quis majus, minusve, celerius aut crebrius, jam ex motu aliquo respirare cogitur, huic certe tantus motus exercitatio fuerit.* » Ainsi l'exercice, pour être utile, doit activer la respiration, c'est-à-dire faire brûler par les poumons et par le reste de l'économie, dans le même espace de temps, une plus grande quantité de carbone et d'hydrogène ; mais il doit toujours être prescrit avec prudence et ne jamais être porté jusqu'à une extrême fatigue.

Quand les obèses le peuvent encore, il faut que, très-chaudement vêtus, ils marchent avec vitesse et assez longtemps pour revenir chez eux tout baignés de sueur. C'est le plus actif des moyens que l'on emploie pour *préparer* les boxeurs et les jockeys et les faire diminuer promptement de volume quand ils sont devenus trop gras.

Il faut ajouter à tous ces moyens de fréquentes et longues frictions sur la peau. « *Multa frictione*, dit Hippocrate, *extenuari, mediocri crassescere*. » La culture d'un jardin convient aussi aux obèses. « *Fodere ergo valens robustaque exercitatio est*, » nous dit Galien.

Si la marche n'est pas facile à nos malades, s'ils ne peuvent plus se livrer à beaucoup d'exercice, on peut se borner d'abord à leur faire élever des poids proportionnés à leurs forces ; n'oublions pas non plus le ballon de Zadig et du seigneur Ogul. Faisons lire nos obèses à haute voix ; qu'ils déclament avec action ; qu'ils fassent de grands mouvements des bras ; qu'ils conduisent des chevaux ardents et difficiles. On devrait pour les obèses ressusciter tous les exercices du gymnase antique, exercices si utiles à tous les hommes qui, par état ou par habitude, ont une vie peu active, et utiles aussi à tous les jeunes gens, qui doubleraient par là leur force et leur adresse.

Les obèses qui viennent à Plombières pour y commencer leur traitement et donner à leur peau une puissante excitation, doivent se soumettre au régime alimentaire que j'ai indiqué et manger chez eux, en se contentant de deux repas si cela leur est possible. Il faut qu'ils associent à l'exercice nos bains de vapeur suivis d'une sueur abondante et qu'ils recourrent aussi à de fréquents et longs massages, en se rappelant le précepte d'Aurelianus, excellent au moins pour les malades riches. « *Tunc ne partes refrigescant vel impleantur, etiam à plurimis erit corpus confricandum, ut duobus ministris ab humeris latera et aliis duobus ab inguinibus crura*. »

Pendant la durée de leur traitement, les obèses devront recourir souvent à la balance de Sanctorius, qui leur apprendra ce qu'ils ont ou gagné ou perdu et qui fournira à leur médecin les plus utiles indications.

Une fois revenus à des dimensions ordinaires, nos malades auront toujours des précautions à prendre pour éviter de retomber dans leur ancien état; mais ces précautions seront devenues pour eux d'autant plus faciles qu'ils auront, pour les déterminer à les suivre, la puissance de l'habitude et la satisfaction du résultat obtenu.

CHAPITRE XXIII.

Apoplexie.

Tous les ans il vient à Plombières un assez grand nombre de personnes qui ont à se guérir des suites de l'apoplexie. La plupart en retirent beaucoup de soulagement, et plusieurs une guérison complète. Mais pour combattre cette maladie avec succès, il faut, du côté du médecin, l'attention la plus soutenue ; du côté du malade, la docilité la plus entière : il ne s'agit, en effet, de rien moins que du plus noble de nos organes, du cerveau, ce principal réservoir du fluide nerveux, auquel toutes les stimulations aboutissent et duquel toutes les déterminations émanent ; de ce viscère enfin que Tiedman a si bien nommé la clef de l'organisation animale tout entière, et dont la compression peut amener instantanément la mort.

L'apoplexie est un mal qui, de même que la goutte, est souvent héréditaire. Il y a entre ces deux affections des analogies bien plus remarquables. Toutes deux sont dues presque toujours à des lésions de sécrétions du même genre. Le sang de l'apoplectique offre les mêmes caractères que celui du goutteux : il est trop plastique, trop peu alcalin. Les ouvrages de mon frère aîné abondent en données nouvelles sur cette maladie, si commune dans nos pays froids, et habituellement si grave.

On saura que c'est à un affaiblissement des fonctions de la peau, ordinairement facile à guérir, que l'on doit la plupart des apoplexies et leurs récidives, contre lesquelles les saignées, les exutoires et les purgatifs ne sont, pour l'ordinaire, que d'impuissants remèdes.

On comprend dès lors l'action de nos eaux contre une foule d'accidents occasionnés par l'apoplexie. Alcalines et chaudes, agissant sous une pression atmosphérique beaucoup moins forte que celle à laquelle sont habitués la plupart des malades qui nous arrivent, nos eaux, en facilitant beaucoup les sécrétions cutanées, rendent donc au sang la fluidité qui lui manquait, et lui ôtent cette prétendue richesse, cette plasticité à laquelle sont dues la plupart des congestions inflammatoires.

Mais si, de retour chez lui, l'apoplectique satisfait de l'amélioration obtenue, retournait à ses habitudes premières, et négligeait d'entretenir, par tous les moyens possibles, cette activité sécrétoire de la peau rétablie à l'aide de nos eaux, il risquerait une rechute d'une maladie contre laquelle les doctrines électro-chimiques fourniront à l'avenir de si utiles remèdes.

Quelles que soient les causes occasionnelles de l'apoplexie, il faudra presque toujours prescrire un régime sévère, mais tonique et composé surtout d'aliments azotés, qui, en entretenant convenablement la vie, en réparant suffisamment nos organes, fournissent cependant le moins de substance combustible que possible.

L'apoplectique qui mange beaucoup et qui fait aussi un trop grand usage de boissons excitantes, court inévitablement à sa perte. La digestion de ces aliments peut causer une réaction fatale de l'estomac et des intestins sur le cœur et le cerveau, et tuer le malade quelque temps après son repas. Cependant, il est assez heureux parfois pour que ses digestions s'opèrent sans réaction morbide bien marquée. Déjà il s'applaudit de la vigueur de sa santé; les eaux lui ont rendu le libre usage de ses membres; jamais il n'eut meilleur appétit; et un médecin fâcheux voudrait lui prescrire un régime sévère, l'exercice et les frictions! Il rit de ses prescriptions importunes; mais le sang qui bientôt abonde chez lui et qui, par suite de sa maladie et du défaut de précautions, est resté beaucoup trop peu alcalin et partant trop plastique, est de nouveau appelé avec violence dans les hémisphères cérébraux, ou bien l'inflammation à laquelle ces organes étaient en proie, continuant à faire des progrès, les ramollit, les désorganise : l'apoplectique meurt au moment où il croyait pouvoir compter le plus sur la vie.

D'autres fois, entraîné par les annonces des charlatans, le malade voudra ajouter à l'action des eaux, l'action miraculeuse, selon lui, ou d'un sirop anti-glaireux, ou du remède Leroi, ou de tout autre poison également vendu avec brevet. Ces poisons, en stimulant violemment son estomac, pourront quelque temps encore augmenter son appétit, faciliter ses digestions, lui permettre les plus riants projets : le malheureux s'endort sur un abîme.

Indépendamment de la pléthore qu'amènent de telles médications et de ses funestes effets, le tube intestinal, vivement irrité par le poison dont on l'abreuve, ralentit les fonctions de la peau, réagit sur le cerveau en l'irritant, sollicite une beaucoup plus abondante sécrétion de bile, liquide alcalin, ce qui augmente la proportion déjà trop grande des acides dans nos humeurs. Alors se détruit l'utile excitation de la peau que nos eaux avaient produite; alors se ranime l'inflammation prête à s'éteindre, et si, sous son influence, le cœur, par un surcroît d'action, ne vient pas terminer la scène, des foyers purulents, des dégénérescences squirrheuses ou cancéreuses amènent bientôt la mort.

La plupart des apoplectiques qui viennent faire usage de nos eaux, ont besoin d'une saignée générale ou locale lors de leur arrivée; ils sont alors dans des conditions bien plus favorables à leur guérison; la surexcitation du cœur est par là beaucoup moins à craindre, et l'on peut, à l'aide de cette saignée, employer les eaux d'une manière plus active.

Nous remarquons habituellement une amélioration très-prompte dans l'état des apoplectiques qui font usage de nos eaux, mais cette amélioration cesse bientôt de faire des progrès. Il est convenable dans ce cas de suspendre le traitement, soit pendant quelques semaines seulement, soit jusqu'à la saison suivante. Ce phénomène vient sans doute de ce que nos eaux minérales agissent moins peut-être sur le cerveau que sur les nerfs des membres paralysés, auxquels elles rendent la puissance, qu'ils avaient perdue, de transmettre les stimulations cérébrales devenues plus fortes, par la diminution de l'épanchement encéphalique. Sans doute, en activant beaucoup les fonctions de la peau, en rappelant de la chaleur et de la vie dans les membres paralysés, nos eaux favorisent aussi l'absorption du caillot épanché, mais cette action m'a toujours paru beaucoup moins marquée que l'autre.

Les apoplectiques, à Plombières, doivent prendre d'abord des demi-bains tièdes ; peu à peu on en élèvera la température et on en prolongera la durée, sans toutefois exciter jamais une action trop marquée du système circulatoire. Si, malgré le régime nécessité par cette maladie, le pouls se relève, la face se colore, que l'on se hâte de recourir à la saignée générale ou locale, suivant l'indication.

Lorsque les malades sont habitués à l'action de nos bains, prescrivez des douches sur les membres paralysés, sur les parties inférieures du tronc et sur les membres abdominaux ; les douches ascendantes sont souvent indiquées dans ce cas ; mais défendez avec soin les douches sur la tête : elles feraient courir à vos malades les chances les plus fâcheuses (1).

Je me trouve toujours bien, dans le traitement de ces maladies, de fréquents pédiluves à la température de 32 ou 33 degrés R. ; plus chauds, ils pourraient déterminer, par la douleur qu'ils causeraient, une réaction fâcheuse sur l'encéphale et accroître ainsi les accidents.

Toutes les fois que les malades le pourront, associez aux moyens précédents des étuves, en ayant soin de couvrir la tête de linges imbibés d'eau froide. Ces étuves auront pour effet de *désacidifier* le sang, de le rendre plus fluide, de s'opposer ainsi à de nouvelles congestions cérébrales ; mais accompagnez alors vos apoplectiques et faites-les retirer à l'instant où la circulation commence à s'accélérer. Le massage est aussi un puissant moyen dans l'apoplexie, et ce que j'en ai dit déjà le prouve suffisamment.

Dès que les malades peuvent supporter les promenades en voiture, à âne ou à pied, faites-leur fréquemment respirer l'air si pur, si bienfaisant de nos montagnes ; mais recommandez-leur de ne jamais porter l'exercice jusqu'à la fatigue.

---

(1) Didelot, dans son *Avis aux personnes qui font usage des eaux de Plombières*, les défend de la manière la plus absolue. « Il est souvent survenu à leur suite, dit-il, des commotions violentes au cerveau, qui ont fait craindre pour la vie. » Montaigne, dans ses *Voyages*, nous raconte que la douche sur la tête lui causa beaucoup d'étourdissements et une migraine qui vint le tourmenter tous les jours.

Lorsque, grâce à nos eaux, l'encéphalite est guérie ou considérablement diminuée, les exutoires me paraissent souvent indispensables pour en prévenir le retour, ou pour maintenir l'amélioration que la première partie du traitément a déjà produite.

Ces exutoires peuvent être placés, tantôt à la nuque, tantôt sur les membres abdominaux, quelquefois sur la région du cœur ou sur toute autre partie, suivant que l'on a pour but de produire une dérivation au profit du cerveau seulement, ou que l'on veut combattre encore une autre phlegmasie.

Si le médecin est souvent obligé d'inspirer aux apoplectiques des craintes salutaires, quelquefois aussi il est obligé d'éloigner d'eux la désolante image d'une fin prochaine, de leur rendre l'espoir qu'ils avaient perdu. Cependant la tristesse est bien moins généralement l'apanage des céphalites chroniques que des gastrites; toutefois elle est aussi nuisible au traitement de ces deux genres de maladie.

L'hiver, le printemps et l'automne sont les saisons préférables pour le traitement des apoplexies à l'aide de nos eaux. Après leur usage, les précautions hygiéniques seraient insuffisantes la plupart du temps aux apoplectiques. Ils ont besoin, par des lotions alcalines proportionnées à l'irritabilité de leur peau, par le massage ou des frictions fréquemment renouvelées, d'augmenter la transpiration insensible. Ces moyens, du reste, qui sont indispensables aux apoplectiques et aux goutteux, le sont également aux vieillards qui tiennent à prolonger leur existence et à vivre exempts, autant que nous pouvons l'être, des infirmités de la vieillesse. Un prudent usage de la vératrine ou de la poudre d'ellébore à dose purement altérante peut être alors très-avantageux; mais je renvoie ce que j'ai à dire sur cette médication au chapitre où je m'occuperai du traitement de la folie.

SOIXANTE-DOUZIÈME OBSERVATION.

M. M..., de Nancy, d'un tempérament sanguin, âgé de soixante-cinq ans, avait lu le livre apologétique du remède Leroi et il en était devenu enthousiaste. Ayant fait plusieurs fois usage du vomi-purgatif, il lui avait dû plus d'appétit et la disparition de quelques douleurs : c'était à son gré un remède infaillible à tous nos maux. Cependant, sa panacée avait fini par développer chez lui une duodéno-hépatite assez grave, qui nécessita tous les soins éclairés de ses médecins. Il eut une légère apoplexie au printemps, et il fut forcé de recourir à nos eaux.

A son arrivée à Plombières, il ne restait à M. M... qu'un léger engourdissement de la jambe et du bras gauche et une douleur assez vive dans le talon du même côté. Il marchait péniblement.

Très-gras, ayant le pouls plein, malgré des saignées abondantes, je lui exposai, autant qu'il fut en moi, tous les dangers que lui ferait courir une alimentation trop abondante ; mais il ne tint pas compte de mes avis. Cependant des demi-bains, de fréquents pédiluves, des douches sur les extrémités inférieures, le tout aidé par une forte application de sangsues, firent promptement disparaître la douleur de talon et la paralysie du bras et de la jambe. Avant de quitter Plombières, M. M... put faire à pied près de deux lieues sur nos montagnes : pour un apoplectique de son âge, c'était certainement une longue route ; il ne resta que trois semaines à Plombières.

Si, de retour chez lui, il avait ajouté à un régime peu abondant une vie active, des frictions sèches, des lotions alcalines, nul doute qu'il existerait encore ; mais loin de là, pour compléter sa cure de Plombières, il crut devoir se débarrasser *d'humeurs,* et il eut de nouveau recours aux purgatifs. Ils déterminèrent chez lui une apoplexie foudroyante.

SOIXANTE-TREIZIÈME OBSERVATION.

A l'âge de quarante-deux ans, M. Th..., alors acteur du Théâtre-Français, d'un tempérament éminemment sanguin, passa subitement d'une vie très-active à un repos physique presque absolu ; en revanche, il se livra avec entraînement aux travaux de cabinet.

Bientôt, à un embonpoint inaccoutumé, vinrent se joindre des douleurs de tête auxquelles M. Th... n'accorda que peu d'attention ; mais ces douleurs augmentèrent jusqu'au moment où, à la suite d'une longue veille, un épanchement cérébral très-grave produisit une paralysie complète de tout le côté droit du corps.

Des soins bien dirigés arrachèrent M. Th... à la mort, et dans l'automne de 1824, il se fit conduire à Plombières. J'ai rencontré peu de malades plus indociles ; cependant, les bains, la douche sur les extrémités inférieures, les pédiluves, quelques saignées générales et locales luttèrent avantageusement contre sa maladie. Malgré une alimentation trop abondante, tandis qu'à son arrivée il pouvait à peine faire quelques pas, en se traînant péniblement appuyé sur le bras de sa garde, à son départ, deux mois après, il pouvait faire seul un quart de lieue.

Revenu l'année suivante, il vit encore sa position s'améliorer, et après quarante jours de l'usage de nos eaux, il arriva au point de faire facilement une lieue à pied. Mais de retour dans sa famille, il prit, malgré l'opposition de tous ses médecins, le vomi-purgatif de Leroi, et un nouvel épanchement cérébral vint terminer sa vie.

Si ce malade qui, à son indocilité près, était un des plus aimables hommes que j'aie connus, avait voulu s'astreindre au régime sévère que nécessitait sa position, je suis convaincu que nos eaux auraient pu le rétablir ou du moins prolonger beaucoup sa vie, car nous devons encore dire avec le père de la médecine : « *Apoplexiam vehementem solvere impossibile, imbecillem vero non facile.* »

SOIXANTE ET QUATORZIÈME OBSERVATION.

M. D..., du canton de Vaud, âgé de soixante-cinq ans, vint en 1827 à Plombières, pour se guérir d'une hémiplégie légère du côté droit, causée par une congestion cérébrale qu'il avait eue à la fin de l'hiver. Étant déjà venu quelquefois à Plombières, M. D..., crut pouvoir se passer des conseils d'un médecin, et à des bains très-chauds et très-prolongés, il ajouta des douches aussi chaudes, très-fortes et prises principalement sur la nuque. Une nouvelle apoplexie fut le résultat de ce traitement, et je fus appelé pour soigner M. D... Des saignées générales et locales, des sinapismes aux pieds, une diète sévère le rappelèrent à la vie. Lorsque je le jugeai en état de recommencer l'usage de nos eaux, je lui fis prendre des demi-bains tempérés, en ayant soin de placer à ses pieds un vase clos rempli d'eau plus chaude.

Aux bains j'ajoutai bientôt des douches sur les extrémités inférieures ; je revins plusieurs fois aux applications de sangsues, et je parvins ainsi à rétablir assez bien ce malade pour le mettre en état de marcher seul.

L'amélioration de sa santé aura sans doute été en augmentant, si, de retour chez lui, il a continué le traitement sévère que je lui avais prescrit et que nécessitait la gravité de sa position. Il est probable que, sans son extrême imprudence, M. D... aurait obtenu de nos eaux une cure radicale.

SOIXANTE ET QUINZIÈME OBSERVATION.

M. X*..., âgé de trente ans, d'un tempérament sanguin, nerveux, avait été guéri, en 1823, d'une maladie syphilitique, à l'aide d'un traitement mercuriel très-complet. En 1825, une petite tumeur d'un rouge livide se développa un peu au-dessus du nez. Cette tumeur laissait écouler, à la pression, un pus blanc et épais ; de légères frictions mercurielles la firent disparaître.

En 1826, M. X... commença à se plaindre de douleurs ostéocopes à la partie supérieure et postérieure du pariétal gauche et à la bosse coronale du même côté. Bientôt, sur cette dernière région, se développa une exostose assez volumineuse et assez douloureuse pour empêcher le malade de porter un chapeau. A la fin de l'hiver de 1826 à 1827, à la suite de vives contrariétés, M. X... eut une congestion cérébrale, accompagnée d'hémiplégie du côté droit. Les douleurs ostéocopes persistaient toujours au pariétal et au frontal. Des saignées rétablirent M. X..., et il prit beaucoup d'embonpoint à la suite de cet accident. Mais la maladie des os n'ayant point fixé l'attention des médecins ordinaires de ce malade, non plus que les risques que lui faisaient courir son état de pléthore, une nouvelle congestion cérébrale eut lieu six mois après la première, mais elle fût plus grave.

Cette fois l'hémiplégie du côté droit était complète et accompagnée de perte de la parole.

Les saignées locales, les dérivatifs sur l'estomac et les intestins ne faisant pas disparaître l'hémiplégie, on employa avec succès la strychnine ; cependant ses effets avantageux furent bornés, et M. X... vint à Plombières. Il bégayait encore, ne marchait qu'avec beaucoup de difficulté, et son bras droit ne lui était d'aucun secours, quoiqu'il pût déjà le mouvoir.

Une application de sangsues à l'anus, des bains tempérés, des douches ascendantes, des douches descendantes sur les extrémités inférieures, de fréquents pédiluves, un régime doux et l'exercice lui rendirent en trois semaines le libre usage de la jambe, du bras et de la langue : l'exostose diminua considérablement de volume ; mais lors de son départ, M. X... éprouvait encore les douleurs ostéocopes dont j'ai déjà parlé. Il était donc à craindre que la table interne du pariétal gauche ne s'exostosât, comme il semble que cela avait déjà eu lieu, ou que son inflammation se continuant dans l'encéphale, n'amenât bientôt de nouveaux accidents : mais si M. X... a suivi le traitement sévère que nécessitait sa position, j'ai tout lieu de croire qu'il jouit aujourd'hui de la meilleure santé.

SOIXANTE ET SEIZIÈME OBSERVATION.

Madame M..., des environs de Metz, âgée de quarante-huit ans, ayant passé l'âge du retour, d'un tempérament sanguin, très-grasse, avait eu, à la suite d'un grand chagrin, une apoplexie avec hémiplégie et paralysie, non pas de la langue, mais de l'organe cérébral générateur des mots. A son arrivée à Plombières , quatre mois après son accident , elle ne pouvait ni marcher ni parler : je lui fis une forte saignée. Au bout de douze jours de bains et de douches , Madame M...... marchait déjà seule dans la chambre , et elle avait retrouvé assez de mots pour pouvoir se faire facilement comprendre. Quinze jours après , Madame M... partit enchantée du mieux qu'elle avait obtenu , mais auquel ces quinze derniers jours n'avaient rien ajouté.

SOIXANTE ET DIX-SEPTIÈME OBSERVATION.

M. de J..., âgé de soixante-neuf ans environ, d'un tempérament éminemment sanguin , eut, au mois de janvier 1832 , une attaque d'apoplexie avec hémiplégie accompagnée d'embarras de la prononciation. Il vint à Plombières l'été suivant; il marchait avec peine ; son bras droit lui était complétement inutile ; il prit quarante bains et une trentaine de douches ; je lui fis , en outre , deux saignées générales. A son départ, M. de J... marchait facilement : il pouvait, quoiqu'avec peine , mettre son chapeau sur sa tête, en se servant de son bras paralysé. L'année suivante, après un traitement pareil, M. de J... put assez bien écrire. Il est revenu une troisième fois à nos eaux ; il les a quittées parfaitement rétabli.

CHAPITRE XXIV.

DE LA FOLIE.

Opinions des médecins anciens et modernes sur la folie.

La folie est une maladie encore entièrement inconnue ; il est facile de s'en convaincre en lisant les ouvrages des médecins qui se sont occupés de son histoire. Pour expliquer sa nature, ils ont mis en avant des hypothèses plus ou moins séduisantes, et qui, suivant eux, devaient fixer désormais la science ; mais aucune d'elles ne peut satisfaire un esprit exact : je le démontrerai après les avoir passées rapidement en revue. Je ne réussirais qu'à constater cette grande et triste lacune dans notre science que j'aurais atteint un but utile. Signaler une erreur, quand même on n'a pu découvrir encore la vérité dont elle tient la place, n'est-ce pas déjà un service rendu? Mais j'espère faire mieux et indiquer, sinon parcourir entièrement la route qu'il faut suivre pour arriver enfin à connaître la véritable nature de la folie et, par conséquent, les meilleurs moyens de la guérir. Je ne me bornerai pas, dans cette seconde partie de mon mémoire, à exposer des idées théoriques ; je les fortifierai par l'histoire de faits assez nombreux et assez concluants pour mériter l'attention de mes lecteurs.

Hippocrate, dans ceux de ses livres qui nous sont restés, parle à peine de la folie. Celse expose, avec son élégance accoutumée, les différents moyens employés de son temps pour la combattre. Il parle d'abord de la folie aiguë avec fièvre, qu'il divise en différents genres, suivant que les fous sont gais ou tristes, faciles à maintenir ou furieux, emportés par un premier mouvement, ou calculant les moyens de satisfaire leurs passions dominantes. Il reconnaît un autre genre de folie, se déclarant d'abord sans exciter de fièvre, mais en produisant ensuite une très-légère ou caractérisée par la tristesse, amenée, selon lui par la bile noire. Il admet une dernière espèce de folie, la plus durable de toutes : les malades sont gais ou tristes ; leur maladie ne nuit en rien à leur santé, à la durée de leur vie.

Déjà, du temps de Celse, on avait remarqué la grande utilité du sommeil dans le traitement de la folie aiguë. « *Omnibus vero sic affectis somnus et difficilis et præcipue necessarius est,* » disait cet auteur. La bile noire, les humeurs viciées lui paraissent la cause la plus ordinaire de la folie, aussi conseille-t-il contre elle l'ellébore blanc et le noir, le premier comme vomitif, le second comme purgatif : à ces moyens il ajoute la saignée, les affusions sur la tête et les lotions de cette partie du corps avec de l'eau simple ou médicamenteuse. Il ne se borne pas à conseiller les coups pour maintenir les fous furieux, mais il les conseille encore, ainsi que la faim et les chaînes, comme méthode de traitement. « *Si vero consilium insapientem fallit, tormentis quibusdam optime curatur. Ubi perperum aliquid dixit aut fecit, fame, vinculis, plagis coercendus est.* » On conseille aujourd'hui, dans le même but, la douche froide sur la tête ; c'est, comme nous le verrons plus loin, l'un des plus puissants moyens du traitement *moral* de la folie.

Rufus donne une théorie plus complète de la maladie qui nous occupe : elle est toujours due, suivant lui, à une affection du cerveau, tantôt produite par l'altération du sang de tout le corps devenu mélancolique, tantôt par l'altération seule du sang du cerveau, mélangé à de la bile jaune ou brûlée et épaissie par sa trop grande chaleur. Le cerveau devient malade encore, nous dit Rufus, par suite de l'action sympathique qu'exercent sur lui les viscères qui avoisinent le diaphragme, ou bien par l'atrabile qui s'en empare, ou bien par une vapeur mélancolique qui s'élève jusqu'à lui. Le médecin d'Éphèse explique du reste, en anatomiste habile, les sympathies de l'estomac et du cerveau par l'intermédiaire de nerfs allant de l'un à l'autre de ces organes ; il cherche à expliquer aussi le genre du délire par la nature de la cause qui constitue la maladie. Tel se croit un vase de terre par suite de la sécheresse et du froid naturel à l'humeur mélancolique ; tel autre se croit sans tête parce que sa tête, remplie de vapeur, est devenue réellement plus légère. Si la plupart de ces idées sont des hypothèses dont nous comprenons facilement toute la fausseté, jugeons-les avec indulgence ; tenons compte à leur auteur des efforts qu'elles lui ont coûtés et rappelons-nous que, parmi les opinions que nous considérons aujourd'hui comme incontestables, beaucoup pourront vieillir à leur tour et exciter au même titre le rire de la postérité.

Si la folie est due à ce que toute la masse du sang est devenue mélancolique, Rufus conseille la saignée. Il n'en est plus de même si le sang du cerveau seul est malade, et Rufus donne des préceptes pour distinguer ces deux cas. A la folie produite par une affection primitive du cerveau, il oppose des bains fréquents, *assiduis balneis ;* à celle qui est due à une humeur dont son peu de durée permet d'espérer l'évacuation, il oppose des remèdes variés et puissants. « *Oportet autem,* ajoute-t-il, *incipiente morbo mederi, nam inveteratum et auctum medentis manus respuit.* »

Que la folie soit due à une affection primitive ou secondaire du cerveau, Possidonius recommande contre elle les purgatifs.

Galien, qui attribue un certain nombre d'épilepsies à un suc épaissi par la pituite dans les ventricules du cerveau et principalement dans le ventricule postérieur, qu'il considère comme le plus noble, pense que ce suc est une des causes de la mélancolie, quand il se trouve en grande quantité dans la substance du cerveau. Il en est de même du suc formé par l'atrabile aux dépens de la bile jaune recuite, et qui produit le délire férin quand il abonde dans l'encéphale. Ce délire est avec ou sans fièvre. La folie qui tire évidemment son origine d'une bile peu colorée, est la plus douce de toutes.

Galien compare la mélancolie produite par les affections hypocondriaques au délire causé par les maladies aiguës. C'est alors la chaleur qui se propage jusqu'au cerveau, ou bien un

esprit vaporeux analogue à la fumée ou à la suie qui s'élève
jusqu'à cet organe. Le médecin de Pergame indique, comme
Rufus, les signes auxquels on distingue les trois genres de maladie. Il conseille aussi la saignée générale pour combattre la
manie due au sang mélancolique.

Cœlius Aurelianus dit que la manie est une aliénation à marche
lente, ce qui la distingue de la frénésie : il ajoute que, sous
ses différentes formes, elle ne constitue cependant qu'une seule
maladie, et que son siége est dans tout l'appareil nerveux, quoique
la tête soit plus compromise que les autres parties.

Pour guérir la folie, Cœlius Aurelianus conseille un grand
nombre de moyens, tels que les ventouses scarifiées à l'épigastre,
aux épaules et sur la tête, au début, ainsi que des sangsues,
la saignée, des frictions et des fumigations de différents genres.
Il s'occupe avec soin de l'habitation des maniaques, de la surveillance dont ils ont besoin, des exercices qui leur conviennent,
au nombre desquels il met des lectures et des questions proportionnées à leur intelligence, le spectacle, le chant, la déclamation et des auditeurs disposés à les applaudir. Les questions
devront toujours être appropriées à l'état du malade ; au cultivateur on parlera d'agriculture, et de navigation au matelot.
La promenade et les frictions succéderont aux exercices intel-
lectuels. Si ces moyens ne suffisent pas, Cœlius Aurelianus en
conseille beaucoup d'autres, tels que des applications topiques,
l'insolation de tout le corps moins la tête, des exercices fati-
gants, l'ellébore blanc donné souvent comme vomitif, les eaux
minérales, des voyages sur terre et sur mer : « *Et animi avo-
camentis quibus mentis laxatio fiat.* » En parlant de la mélancolie, il rejette comme une vaine hypothèse l'opinion qui
lui donnait la bile noire pour origine. D'après lui, de mauvaises
digestions, des vomissements continuels, des boissons et une
nourriture âcre, le chagrin, la crainte, la produisent. Elle diffère
de la manie en ce qu'elle est due à une maladie de l'estomac,
tandis que chez les maniaques c'est la tête qui souffre. Beaucoup des moyens indiqués pour guérir ceux-ci conviennent à
ceux-là ; toutefois, Aurelianus défend la saignée et l'ellébore
aux mélancoliques.

Les Arabes n'ont guère fait que commenter Galien, qui a régné sans partage dans nos écoles jusqu'au XVIIe siècle.

Paracelse, et après lui les médecins chimistes, pensaient que les métaux jouissent d'une vertu particulière, propre à rétablir l'intelligence, à guérir la folie. C'était surtout aux sels de cuivre qu'Homberius attribuait cette puissance.

Van Helmont, adoptant l'archée de Paracelse, le multiplia pour expliquer les mystères de la vie. D'après lui, les différents genres de folie sont dus à l'archée dirigeant, il le caractérise ainsi : « *Præses demum ille manet curator, rectorque internus finium, in obitum usque.* » Il lui donnait, ainsi qu'à toutes nos idées, la rate pour origine : « *Splen, ergo tam fons est idæarum conceptarum in imaginativa hominis quam ipsius archei.* »

Sylvius Leboe attribuait la folie à l'altération de nos humeurs.

Boerhaave considérait la folie comme une maladie éminemment sthénique : « *Ut plurimum immensum robur musculorum,* disait-il, *pervigilium incredibile, tolerantia inediæ et algoris, imaginationes horrendæ.* » Et plus loin il ajoutait : « *Quæritur nunc quænam sit causa quæ illud organum corporeum distributorium et scaturiginem spirituum ita turbat ? Respondeo quidquid tam fortiter per sensus externos afficit illam partem sentientem primam corpoream ut effectus sit major quam omnes effectus aliarum causarum in illud organum agentium.* » Aussi conseille-t-il de remplacer l'idée folle par une autre plus puissante, et cite-t-il avec éloge la méthode d'un praticien hollandais qui faisait battre à coups de courroies le fou en traitement, lorsqu'il exprimait des idées folles : les exécuteurs de cette prescription barbare étaient quatre fous qui s'enorgueillissaient de la tâche qu'ils avaient à remplir. Disons aussi que Boerhaave attribue certaines folies à l'atrabile, ainsi que le faisaient les anciens.

Morgagni, dont les travaux ont eu une si grande influence sur la médecine moderne, a inutilement recherché la cause de la folie dans les lésions du cerveau, ainsi que l'on peut s'en assurer en lisant ses lettres 8 et 61. Les anatomo-pathologistes qui lui ont succédé n'ont pas été plus heureux.

Le médecin d'Arles, Pomme, pour expliquer les maladies appelées nerveuses, prétendait que les nerfs se racornissaient alors, et, suivant lui, les délires maniaques et hypocondriaques sont dus à ce racornissement, à la tension spasmodique des nerfs amenant l'engorgement des vaisseaux sanguins, et nécessitant l'emploi des bains prolongés.

Pinel a traité la folie plutôt en philanthrope qu'en médecin. Il a brisé les chaînes des aliénés, et cela seul est un beau titre à la vénération de la postérité ; mais il n'a donné aucune théorie de la folie. Bien nourrir et bien vêtir les fous, les exercer autant que possible en les empêchant de se nuire ou de nuire aux autres : voilà tout son traitement.

Le successeur et l'élève de Pinel, Esquirol, en admettant cinq genres de folie, reconnaît que toutes ces formes peuvent s'alterner, se remplacer chez le même malade et paraître successivement toutes dans un temps très-court ; cependant il conclut à conserver cette division qu'il croit bien fondée. Il convient, du reste, de l'impuissance de l'anatomie pathologique pour nous révéler la nature de la folie, et il n'ose pas tenter un travail si difficile.

Gall et Spurzheim ont placé dans le cerveau le siège de la folie, et ils ont cherché, dans ses différentes nuances, de nouvelles preuves en faveur de leur doctrine de la pluralité des organes de l'intelligence. Selon Spurzheim, des recherches attentives devraient toujours montrer, dans certaines parties du cerveau des fous, des lésions de tissu ou de coloration.

Pour l'illustre réformateur du Val-de-Grâce, la folie est toujours une irritation du cerveau. Il a développé cette opinion dans un de ses ouvrages les plus remarquables : *Traité de l'irritation et de la folie.*

Joseph Franck admet dix espèces de folie. Il considère aussi cette maladie comme une irritation du cerveau, soit primitive, soit sympathique.

C'est surtout dans le système ganglionaire que Sprengel veut que l'on recherche les causes de la folie ; il trouve la preuve de cette opinion dans les angoisses, le bouillonnement intestinal qui naissent du plexus sphlanchnique, et sont les avant-coureurs de la folie. Il expose les rapports qui existent entre les ganglions et le cerveau, sur lequel ils agissent d'une manière vicieuse chez les fous. Il constate en ces termes l'exaltation de leurs forces musculaires : « *Simul incredibilis est musculorum vis ut fortissimis compedibus vinciri nequeat.* » Du reste, l'hypocondrie et la manie ont, selon Sprengel, les mêmes causes et les mêmes effets.

C'est dans l'altération des membranes du cerveau et du cerveau lui-même que MM. Falret, Voisin et beaucoup d'autres médecins de notre époque voient la cause de la folie; enfin, MM. Leuret et Michéat regardent la folie et l'hypocondrie comme des affections purement morales, comme de simples erreurs de l'esprit, et cette dernière opinion obtient maintenant en France des couronnes académiques.

CHAPITRE XXV.

Critique des opinions précédentes sur la folie.

Nous avons vu que, dans l'antiquité, la plupart des médecins attribuaient la folie à une altération de sécrétions, à la bile, l'atrabile surtout, mais aucun des travaux de cette époque ne démontre cette assertion. L'atrabile n'a pas d'existence réelle, et souvent la bile se mêle au sang en quantité considérable sans que l'intelligence en soit en rien troublée.

Cœlius Aurelianus avait déjà fait justice de cette opinion, mais ce médecin si judicieux, si grand, malgré l'obscurité de son style, au milieu des grandes figures de ces temps éloignés, en attribuant la folie à une affection de tout le système nerveux, n'a fait que remplacer une erreur par une autre. En effet, nous voyons dans la folie un grand nombre des diverses parties du système nerveux fonctionner très-régulièrement ; et, avant de déclarer que les autres sont malades, il faudrait en avoir des preuves bien évidentes ; or ces preuves manquent entièrement, ainsi que nous le verrons plus loin. Cœlius Aurelianus n'était donc pas plus fondé à considérer la folie comme une maladie de tout le système nerveux que ses prédécesseurs à l'attribuer à la bile et à l'atrabile.

Les médecins arabes et les médecins chimistes des XVe, XVIe et XVIIe siècles n'ont pas avancé davantage l'étude de cette grave question ; ils n'ont amélioré en rien le traitement de la folie.

Les archées de Paracelse et de Van Helmont n'ont pas droit aujourd'hui à une réfutation sérieuse.

Boerhaave reconnaît que la folie développe une force musculaire très-considérable, qu'elle permet de supporter d'énormes veilles, la faim, la soif, le froid et le tourment d'idées épouvantables. Il est bien à regretter que cet homme éminent, après avoir défini quelques-uns des effets de la folie en un style que Tacite avouerait, ne se soit pas demandé quelle pouvait être la source où la nature puisait alors cette exagération si remarquable des forces. Il est très-probable que Boerhaave ne nous aurait laissé, dans ce cas, d'autre tâche que celle d'appliquer aujourd'hui la science qu'il aurait fixée lui-même. Il n'en est malheureusement pas ainsi, et bientôt, abandonnant un terrain solide qu'il pouvait si bien féconder, nous le voyons émettre et développer une hypothèse qui, pour être renouvelée de nos jours, n'en est pas moins une bien grave erreur. « *Insanus est*, dit-il, *cui mens laborat, licet corpus possit esse integrum.* » Pour lui, la folie n'est plus qu'une idée trop fortement empreinte dans le cerveau, qu'il faut remplacer par une autre, dût-on employer pour cela les courroies du praticien hollandais et tous les tourments indiqués par Celse. Mais si la folie n'était qu'une idée trop fortement empreinte dans le cerveau, celle qu'on lui substituerait, plus puissante encore que la première, ne changerait en rien la maladie; elle ne ferait que changer l'objet du délire sans améliorer l'état du malade. Disons aussi, comme nous aurons l'occasion de le démontrer plus loin, que cette doctrine ne donne aucune explication sur l'origine du développement si considérable parfois des forces physiques; elle est aussi fausse que celles qui l'ont précédé.

Morgagni n'a pu trouver la cause de la folie dans des altérations du cerveau, et n'a point laissé, que je sache, de théorie sur cette maladie.

Le racornissement des nerfs inventé par Pomme ne mériterait même pas une simple mention, sans l'intérêt qui s'attache aux merveilleux effets des bains prolongés, si souvent prescrits par le médecin d'Arles.

Pinel et Esquirol n'ont pu soulever le voile qui cache encore la nature de la folie; nous n'avons donc pas à réfuter leurs doctrines à cet égard.

On sait aujourd'hui que beaucoup de fous meurent sans avoir d'altération du cerveau ou de ses enveloppes, et quand bien même on en trouverait toujours, elles ne feraient que constater un des effets de la folie sans nous en dévoiler la nature; aussi devons-nous rejeter comme fausses les doctrines de MM. Voisin et Falret, d'autant plus qu'il est reconnu de tout le monde que les altérations organiques trouvées chez les fous ne sont point identiques, ou que l'on en rencontre d'absolument pareilles chez une foule de personnes qui ont toujours eu le libre usage de leur raison.

Le professeur Broussais veut que l'on cherche dans l'encéphale le siége de la folie, constamment produite, prétend-il, par l'irritation de ce viscère. D'après mon illustre maître, cette irritation doit toujours être suivie et accompagnée de celle des capillaires sanguins et lymphatiques qui servent à ses fonctions, à sa nutrition. Il est persuadé du reste que le cerveau rougit, s'injecte de sang, s'échauffe d'une manière très-remarquable quand il agit avec beaucoup d'énergie, soit dans les phénomènes de la pensée, soit dans ceux de l'innervation motrice. Voilà des assertions bien claires, bien positives, sans doute : sont-elles fondées ? Il s'en faut bien et Broussais lui-même va nous le démontrer : « Que se passe-t-il de matériel, dit-il, dans les nerfs et dans le cerveau pour l'exécution de leurs fonctions et indépendamment des affinités moléculaires qui les maintiennent avec leurs propriétés connues ? C'est là, comme je l'ai déjà dit, le grand mystère de l'économie vivante... C'est là que nous ne pouvons pénétrer avec aucun de nos sens; c'est dans cette albumine que la cause inconnue que nous avons signalée plus haut se met en rapport avec nous. » Si nous ne pouvons pénétrer par aucun de nos sens dans le cerveau qui pense, comment donc pouvons-nous si bien décrire les modifications matérielles qu'il subit alors ? par la voie de l'induction sans doute ; mais à quel organe dans l'économie pouvez-vous comparer le cerveau ? à aucun autre, et dès lors sur quoi basez-vous votre induction ? Broussais reconnaît lui-même que l'intégrité du cerveau peut se conserver très-longtemps chez quelques fous privilégiés, d'où il aurait dû conclure que la folie ne dépend pas d'un désordre matériel du cerveau. Cela est si vrai que nous voyons les altérations morbides du cerveau les plus variées et les plus graves sans qu'elles produisent la folie, et la folie dépend si peu de l'abord d'une quantité plus considérable de sang dans le cerveau, que souvent l'apoplexie n'altère en rien les fonctions de l'intelligence, même au moment où l'épanchement a lieu, où la paralysie se prononce. Dans l'état physiologique, la circulation peut s'accélérer impunément sous une foule d'excitations diverses sans que la raison en souffre : il en est de même lorsqu'une névralgie faciale, une douleur de dents ou d'oreille font battre avec une grande force une des carotides ou toutes les deux à la fois. Bien loin d'exciter la folie, l'abord du sang en trop grande quantité dans le cerveau produit le sommeil ou la somnolence ; enfin, dans le délire des fièvres aiguës et dans le délire chronique, la compression des carotides est sans effet contre eux.

Les partisans de la doctrine de l'irritation ne pouvant plus faire jouer au sang le rôle considérable qu'on lui attribuait dans la folie, soutiendront peut-être que, pour n'être pas sanguine, l'irritation du cerveau n'en existe pas moins sous une forme purement nerveuse. Comment pourraient-ils le prouver si l'action de la pulpe nerveuse n'est accessible à aucun de nos sens, ainsi que Broussais le reconnaît. La doctrine de cet homme si justement célèbre n'est pas mieux fondée que celle de ses prédécesseurs : pour expliquer la folie il a supposé l'irritation du cerveau.

Joseph Franck admet dix espèces de folie : il est vrai qu'il conclut, du passage facile d'une forme de manie dans une autre, que souvent elles reçoivent leur type de circonstances fortuites, et qu'il y a peu de profit pour le médecin à classer ainsi les paroles et les actes des fous. Disons ici, pour ne plus y revenir, que toutes ces divisions de la folie n'ont rien de philosophique ni de réel. Nous voyons une foule de fois, et Esquirol en convient, les mêmes malades présenter dans un court espace de temps tous les symptômes de ces espèces si arbitrairement admises. La folie diffère d'un malade à l'autre, non pas parce qu'elle varie dans sa nature, mais parce que les personnes qu'elle attaque ont des caractères différents, qu'ils peuvent lui offrir plus ou moins de résistance et qu'elle-même varie en intensité. Les ivrognes nous offrent tous les jours un phénomène du même genre. Les uns en effet sont des fous furieux ; les autres pleurent de tendresse à tout propos. Ceux-ci prêchent ou déclament, tout orgueilleux de leur prétendu savoir; ceux-là, moralistes sévères, se posent en réformateurs du genre humain, et tous cependant doivent à l'ivresse seule ces symptômes si variés. Ne sont-ils pas la représentation la plus exacte des différentes espèces de la folie, et une preuve de plus de l'erreur où l'on est quand on se fonde sur des caractères aussi peu constants pour classer cette maladie en genres et en espèces.

Sprengel n'est pas plus fondé à attribuer la folie à une altération morbide des plexus splanchniques que Broussais à une irritation du cerveau. Son assertion est toute gratuite. Si Sprengel avait eu des idées physiologiques plus avancées, cet homme savant aurait considéré ce trouble nerveux comme une conséquence de la lésion de la muqueuse digestive et non pas comme sa cause.

M. le docteur Leuret ne pouvant trouver, ni à la simple vue, ni à l'aide du microscope, des altérations cérébrales d'où l'on pût déduire nécessairement la folie, a fait revivre l'opinion de Boerhaave que j'ai déjà citée, et a prétendu que cette grave maladie pouvait se présenter isolée de tout symptôme physique; qu'elle n'était qu'une erreur de l'esprit, une maladie purement morale ; que c'était un traitement moral qui seul pouvait la guérir, et qui devait consister surtout à substituer chez les fous une impression, une passion à une autre.

J'ai déjà suffisamment démontré le peu de valeur de cette opinion. On sera bien plus convaincu de sa fausseté quand on aura lu ce que je dirai plus loin sur la nature de la folie.

Faut-il conclure pour cela que les faits cités par Boerhaave et par M. Leuret, n'ont aucune valeur? certainement non, mais ces faits ont été mal interprétés. Aucun ne prouve l'intégrité de la santé des fous qui en ont été le sujet. Ce point cependant était d'une importance capitale; ensuite, en les commentant, on n'a tenu compte ni de l'action médicatrice de la nature, ni de l'action de puissants modificateurs physiques employés dans ces traitements prétendus moraux. Est-ce que les coups de lanière dont parle Boerhaave, les bains, les douches chaudes, froides, et le travail, employés par M. Leuret, ne sont pas des agents physiques et de très-puissants? certainement si ! Est-ce que la crainte des coups de lanière ou de la douche froide n'a pas elle-même une influence sur notre économie? *Mœstitia et timor impediunt perspirationem crassorum excrementorum perspirabilium*, nous dit Sanctorius.

M. Leuret, en exhumant une opinion que Boerhaàve avait défendue, que, bien des siècles auparavant, Celse avait formulée, ainsi que je l'ai déjà dit, n'a pas mieux compris son sujet que ses prédécesseurs, l'a moins bien compris peut-être. Je terminerai ce chapitre par une citation de Joseph Franck : « Nous démontrerons que les manies naissent des mêmes conditions morbides qui donnent naissance aux autres maladies ; si nous le prouvons, l'opinion absurde et aussi contraire à la religion qu'à la morale, qui fait naître les manies d'une condition morbide de l'âme elle-même, s'écroulera aussitôt. En effet, on comprendra que, dans les manies, les instruments dont l'âme se sert pour exercer son action sur le corps ont seuls été ébranlés. Cela posé, l'histoire des manies perdra les couleurs dont quelques modernes l'ont revêtue et elle rentrera modestement dans la sphère des autres maladies ; ce qui n'aura pas lieu sans un profit évident pour les malades. »

CHAPITRE XXVI.

De la nature de la folie.

La puissance d'attention des monomaniaques, la multitude des idées et la vivacité de l'imagination de beaucoup d'autres fous étonnent toujours le médecin observateur. On n'est pas frappé de moins de surprise quand on étudie les fous au point de vue de leurs forces physiques. Il y a en effet, chez le plus grand nombre d'entre eux, une augmentation considérable de puissance musculaire. C'est ce qui faisait dire à Boerhaave voulant caractériser la folie : « *Ut plurimum immensum robur musculorum,* » et à Sprengel : « *Simul incredibilis est musculorum vis.* » « On ne saurait expliquer, dit Broussais, comment la vie peut tenir à une dépense d'innervation cérébrale et musculaire comme celle qui se fait parfois, durant deux, trois, quatre mois de suite, quelquefois même durant plus d'un an, chez ces malheureux. » Il ne comprend pas mieux la résistance au froid de beaucoup de ces malades : « Cela suppose, dit-il, une réparation de forces nerveuses dont la source n'est pas appréciable. » Et cette source est d'autant plus considérable qué, la plupart du temps, elle ne peut pas réparer ses pértes par le sommeil et par une alimentation suffisante. Essayons de découvrir cette inconnue, cela est d'une importance capitale pour l'intelligence de notre sujet.

Pouvons-nous, avec MM. Leuret et Michéat, supposer que cette source soit tout simplement une idée fausse trop fortement empreinte dans la mémoire des malades, ou, pour me servir de l'expression de M. Leuret, dans la mémoire des hommes qui se trompent, car c'est ainsi qu'il caractérise les fous ? Mais on n'a jamais vu une idée augmenter considérablement les forces musculaires et permettre de braver le froid pendant tout un hiver, par exemple, alors que le malade, sans vêtement ; reste accroupi au fond d'une loge, privé qu'il est de sommeil et souvent d'une nourriture suffisante. Est-ce que, dans des circonstances semblables, l'homme sain ne s'affaiblit pas promptement et ne meurt pas à la peine, quelle que soit du reste la puissance de sa pensée, la nature de ses préoccupations, la grandeur de ses espérances ou l'étendue de ses craintes ? évidemment si ! Il faut donc que nous cherchions ailleurs cette cause inconnue. Serait-elle due à un état pathologique du cerveau ? il faudrait pour cela que le cerveau fût la source de cette force, et tous les faits prouvent le contraire. Les hommes à cerveau puissant et bien développé ont habituellement le système musculaire peu énergique, tandis que les athlètes ont presque tous une petite tête, ainsi que les anciens l'avaient déjà constaté et comme le prouvent plusieurs de leurs statues. Mais si le cerveau était la source des forces musculaires, nous trouverions nécessairement cet organe d'autant plus développé dans l'échelle animale que les animaux auraient plus de vigueur. Le lion, par exemple, le tigre, l'ours auraient un cerveau beaucoup plus considérable que le nôtre, et le contraire a lieu. Bien plus, les reptiles et les poissons, qui, de tous les vertébrés, ont le plus de forces musculaires, sont de tous aussi ceux dont le cerveau est le plus petit. Nous savons également qu'un dindon, un canard, une autruche que l'on vient de décapiter peuvent encore marcher ; qu'une tortue, une salamandre, auxquelles on a enlevé le cerveau, peuvent vivre et se mouvoir encore pendant plusieurs semaines. De tous ces faits, concluons donc que le cerveau, sous l'influence d'une idée ou sous celle d'une maladie, n'est pas et ne peut pas devenir la source des forces musculaires ; que ses altérations, que son irritation ne peuvent pas expliquer la puissante innervation des fous.

Étudions l'influence du climat sur l'homme : peut-être commencerons-nous ainsi à entrevoir la solution de la question qui nous occupe.

Les habitants des pays secs et chauds se distinguent par leur imagination, par leur vivacité, par leur énergie et par la violence de leurs passions ; on remarque tout le contraire chez les habitants du nord : à quoi tient cette différence? principalement à ce que la peau des uns est habituellement stimulée par un air sec et chaud, par un soleil éclatant, tandis que la peau des autres est baignée par un air humide et froid, sous un ciel peu éclairé. Ce fait, que personne ne peut contester, nous montre déjà que la peau exerce sur le cerveau une influence très-grande, et qui suffit pour modifier profondément les manifestations de ce dernier, sans sortir même des conditions physiologiques. Notre conviction à cet égard sera complète, si nous étudions l'influence d'une vaste et forte insolation sur la peau de la face et du cou, ou celle d'un large érésipèle sur les mêmes régions. Nous voyons en effet se produire très-fréquemment alors un violent délire, un véritable accès de folie. Mais si, au lieu d'être surexcitée, la peau est exposée sans une protection suffisante à un froid rigoureux, à mesure qu'elle en éprouve l'influence, on voit l'imagination s'amoindrir et finir bientôt par s'éteindre, pour faire place à un pesant sommeil précurseur de l'asphyxie. Que, dans le premier cas, on couvre la peau de linges imbibés d'eau fraîche et le délire cesse; que, dans le second, on réchauffe la peau, et vous voyez disparaître l'état comateux, la mort apparente. Tous ces faits ne prouvent-ils pas que, dans les actes de la pensée et dans les graves affections de l'intelligence, le cerveau ne joue qu'un rôle secondaire, qu'il accepte l'impulsion au lieu de la donner?

On m'objectera peut-être que le délire produit par la surexcitation de la peau n'est dû qu'à une action sympathique de cet organe sur le cerveau et le cœur, et à ce que ce dernier envoie vers la tête une trop grande quantité de sang. Cette objection ne détruirait pas le principe que je veux établir : la subordination du cerveau; mais elle n'est pas fondée. En effet, inutilement alors, ainsi que dans le délire des fièvres graves, comprimez-vous les carotides : c'est que l'abondance du sang dans le cerveau ne fait pas délirer, mais provoque au sommeil, ainsi que j'ai eu déjà l'occasion de le dire et que le démontrent une foule de faits pathologiques. Le délire est le résultat d'une action toute nerveuse. Quel rôle la peau joue-t-elle pour le produire ?

Mon frère aîné, dans ses travaux sur la goutte et sur les maladies goutteuses, a donné la solution de cet important problème. Il a démontré d'abord, par des expériences faciles à répéter, que le tissu cellulaire est un tissu isolant tant qu'il n'est pas blessé. Ce tissu, présent partout dans l'économie, est chargé d'arrêter l'électricité qui s'y produit partout, mais principalement dans les sécréteurs, et de la forcer à suivre les conducteurs qui lui sont préparés, les filets nerveux. Il a démontré aussi que la graisse avait à remplir une fonction analogue à celle du tissu cellulaire, et il a expliqué ainsi pourquoi la nature l'avait accumulée en masse si considérable autour des reins. Plus récemment, M. le docteur Lacauchie, dans ses études hydrotomiques, nous a montré les globules de graisse entourant partout les glandes, même les plus petites, comme elle entoure aussi, pour les isoler, les fibres musculaires. Le travail du chirurgien du Val-de-Grâce ne fait donc que confirmer sous ce rapport la doctrine de mon frère, en étalant sous nos yeux le merveilleux appareil dont se sert la nature pour conserver et pour utiliser dans l'économie vivante le fluide électrique. Mon frère a démontré aussi, par des expériences que j'ai répétées bien des fois avec lui, que la peau est électrisée négativement, et que sa tension électrique est d'autant plus grande que ses sécrétions sont plus abondantes et plus acides. Il a prouvé que les sécréteurs repoussent de leur tissu, après les avoir séparées du sang, les substances électrisées comme eux ; il a donc découvert la loi des sécrétions organiques et la double nature ainsi que la source du fluide nerveux. Il est facile dès lors de comprendre comment la peau surexcitée occasionne le délire : sécrétant trop, elle produit trop d'électricité, qui, par sa tension devenue morbide, exerce sur les manifestations du cerveau et les contractions musculaires, une action d'autant plus puissante que l'équilibre des forces nerveuses se trouve détruit par la prédominance du système négatif de l'économie, système composé principalement de la peau, de la muqueuse gastro-intestinale et de l'appareil urinaire.

Dans l'état de santé, cet équilibre est facilement maintenu, par la transpiration insensible surtout, qui enlève à la peau une grande partie de l'électricité qui s'y produit sans cesse, et par l'épiderme qui devient d'autant moins isolant que la transpiration le maintient plus humide. C'est pour cela que la folie est bien plus rare sous l'équateur que dans nos pays humides et froids. Dans ces derniers, l'atmosphère habituellement saturée d'eau, dissout difficilement la transpiration, quand surtout elle n'est pas très-active et que par suite la peau a peu de chaleur. Alors l'épiderme plus sec, souvent plus épais et plus mauvais conducteur de l'électricité que de coutume, accumule cette dernière dans la peau au point de produire une tension morbide, capable de développer encore le délire, la folie. Cette maladie peut donc reconnaître pour cause deux états opposés de la peau, mais amenant tous deux un résultat semblable, une tension électrique exagérée.

On m'objectera peut-être que je fais jouer à la membrane qui nous enveloppe et aux autres sécréteurs acides un rôle trop important. J'opposerais à cette objection les faits que j'ai déjà cités et les curieuses expériences de M. le docteur Foucauld. Je dirais aussi qu'il n'est pas étonnant de voir la peau remplir un rôle aussi considérable, puisqu'elle est le premier organe créé, qui, à lui seul, constitue un certain nombre d'animaux ; enfin, j'appellerais à mon aide un des savants les plus distingués de notre époque, M. Pouillet, dont les expériences tendent à prouver que l'électricité négative est seule capable d'exercer des actions chimiques. Or, pour tout homme non prévenu, désintéressé dans la question, les travaux de mon frère ont incontestablement établi la présence de l'électricité négative à l'état de tension dans le tissu de la peau, et comme résultat des sécrétions de cette dernière. Le pôle négatif de notre économie, la peau, le tube intestinal et les reins, seraient donc chargés, non-seulement de décomposer les sels du sang et d'en rejeter les acides surabondants, mais ils seraient encore chargés de toutes les autres actions chimiques de l'économie ; ils auraient à préparer tous les matériaux que les sécréteurs positifs n'auraient plus qu'à séparer du sang.

Disons ici cependant qu'il est possible que, dans la folie comme dans d'autres affections nerveuses graves, la pulpe cérébrale éprouve un changement dans sa composition même, ce que la chimie organique pourra nous démontrer plus tard. Ce changement ne serait sans doute qu'un effet du trouble survenu dans les sécrétions, mais un effet qui souvent pourrait nécessiter un traitement spécial, et de même que nous guérissons la chlorose en rendant à l'économie le fer que la maladie lui a fait perdre ou ne lui a plus permis d'emprunter aux aliments, de même pourrions-nous guérir aussi plus promptement et plus sûrement la folie en rendant à la pulpe nerveuse les principes qu'elle avait perdus.

De ce point de vue, nous nous rendrions parfaitement compte de la grande réputation dont jouissaient, chez les anciens, l'ellébore blanc et l'ellébore noir, dans le traitement de la folie surtout. En effet, ces plantes contiennent de la vératrine qui, au phosphore près, a la même composition que l'acide cérébrique, le principe essentiel de la graisse cérébrale. En effet, d'après M. Fremy, cet acide contient :

Carbone.	66, 7.
Hydrogène.	10, 6.
Nitrogène	2, 3.
Phosphore.	0, 9.
Oxygène	19, 5.

Et d'après Pelletier et M. Dumas, la vératrine serait composée de

Carbone	66, 75.
Hydrogène	8, 54.
Nitrogène	5, 4.
Oxygène.	19, 60.

Dès lors, l'ellébore blanc et l'ellébore noir n'agiraient pas simplement, le premier comme vomitif et le second comme purgatif, mais ils agiraient malgré ces propriétés et comme fournissant aux nerfs et au cerveau des parties intégrantes.

Le savant Liebig croit, du reste, que c'est ainsi seulement que l'on peut expliquer l'action souvent si puissante des principes végétaux analogues, tels que la quinine, la codéine, la morphine.

J'ai le regret de dire que, tout en ayant soigné un grand nombre de fous, je n'ai jamais eu recours chez eux à la vératrine, mais depuis quelques mois j'emploie avec beaucoup de succès cette substance, à dose seulement altérante, dans d'autres affections nerveuses très-graves, ainsi qu'on le verra au chapitre où je parle de l'épilepsie et de la catalepsie.

CHAPITRE XXVII.

Étiologie de la folie.

Il faut, pour contracter la folie, un tempérament indépendant du volume du cerveau et de sa puissance, indépendant aussi de la forme intérieure du corps et de la prédominance des constitutions bilieuse, sanguine, nerveuse ou musculaire. Ce tempérament est caractérisé par un état particulier de la peau, qui permet à cette membrane, dans certaines circonstances, de produire et de conserver plus d'électricité négative qu'il n'en faut au cerveau, électricité qui s'élève alors à un degré de tension morbide.

Le tempérament qui dispose à la folie peut être héréditaire comme les tempéraments goutteux, phthisique, dartreux ou cancéreux. On le rencontre surtout dans les pays humides et froids, de même que ces derniers, et souvent dans les mêmes familles. Il peut se développer spontanément aussi et sous l'empire de causes que nous allons examiner rapidement. L'étude de ces causes est toujours d'une très-grande importance pour le médecin, car ce sont elles qui président au développement de la folie, que cette maladie soit due à l'hérédité ou à un tempérament acquis.

La folie altérant beaucoup les manifestations de l'intelligence, on a été toujours très-disposé à considérer toutes les affections de l'âme comme ses causes les plus puissantes. On est tombé, à cet égard, dans une fâcheuse exagération. Ainsi, en Chine, dans les Indes orientales, en Turquie, en Espagne, dans l'Amérique méridionale, il y a beaucoup moins de fous qu'en Angleterre, en France et en Allemagne, et cependant, dans ces pays où la folie est plus rare., les institutions civiles, politiques et religieuses doivent, aidées qu'elles sont surtout par un climat chaud, exciter des passions bien plus vives que chez nous. Les passions n'ont donc pas, sur le développement de la folie, l'importance que nous leur attribuons. Aussi nous les voyons souvent agir avec la plus grande violence sans qu'elles produisent cette maladie. Et cependant, comme toutes ont une influence très-grande sur les fonctions de la peau, toutes peuvent devenir des causes efficientes de la folie, mais alors elles n'agissent sur l'intelligence que par les effets physiques qu'elles produisent, et pas autrement. « *Inter affectus animi, ira et perichardia, corpora efficiunt leviora : timor et mœstitia graviora, cœteri vero affectus ut his participantes operantur*, disait Sanctorius, et il ajoutait plus loin : « *Nihil magis reddet liberam perspirationem quam animi consolatio ; mœstitia et timor impediunt perspirationem.*

La colère, en activant beaucoup les fonctions de la peau, augmente nécessairement beaucoup aussi sa tension électrique ; c'est à cela qu'est due l'augmentation des forces musculaires que cette passion produit. Si cette tension électrique ne s'use pas par la transpiration, par la conductibilité du tissu cellulaire et par les contractions musculaires, elle peut produire le délire chronique, la folie. *Ira furor brevis* est un tableau aussi exact que raccourci de cette passion. La colère est véritablement un court accès de folie, et pour peu que le tempérament y prête, elle peut produire d'une manière durable cette triste affection ; c'est que les fonctions de la peau, une fois dérangées ou accrues par une passion violente, ont beaucoup de peine à revenir à leur type accoutumé, surtout dans nos contrées humides et froides ; c'est ce qui faisait encore dire à Sanctorius : « *Corpora quæ perspirant plus solito, non propter motum corporis sed propter vehementem aliquem motum animi, majori cum difficultate ad solitam et salubrem perspirationem reducuntur.* »

Le chagrin et la crainte engendrent des effets opposés à ceux de la colère. Ils diminuent les fonctions de la peau : « *Mœstitia et timor corpora efficiunt graviora.* » La peau sécrétant moins, produit alors moins d'électricité, et déjà le sang et toutes nos humeurs s'altèrent, ainsi que cela a lieu chez les goutteux ; cela seul est une cause puissante de maladie ; mais, ainsi que je l'ai déjà expliqué, l'épiderme étant devenu moins conducteur, la transpiration insensible étant moins abondante, l'électricité peut acquérir encore dans la peau une tension trop grande et produire la folie comme dans le cas précédent, quoique ce soit par une cause contraire. On peut, jusqu'à un certain point, comparer alors la peau à une bouteille de Leyde lentement chargée par une faible machine. Toutes les autres passions, étudiées au point de vue de leur influence sur nos sécrétions, peuvent être rangées sous ces deux types.

« *Post coïtum immoderatum*, dit toujours Sanctorius, *quarta pars solitæ perspirationis in pluribus prohiberi solet... Nimia abstinentia a coïtu et nimius usus impediunt perspirationem, sed nimius usus magis. Coïtus juvat excitatus a natura : a mente mentem et memoriam lædit.* » Ces observations du médecin de Venise nous suffisent pour nous faire comprendre comment l'abus de cet acte peut intervenir si puissamment quelquefois parmi les causes qui disposent à la folie. Les aliments, les boissons, les vêtements et le climat, exerçant une très-grande influence sur les sécrétions cutanées, peuvent tous aussi, dans certaines circonstances, agir comme causes occasionnelles de la maladie que nous étudions. Tous les médecins connaissent la folie des ivrognes, le *delirium tremens*, que l'on a tant d'occasions d'observer ; tous aussi ont su apprécier l'influence du climat ; tous savent combien la folie est plus rare dans les pays chauds et dans les pays secs que chez nous.

Quand la tension morbide résulte du défaut de vitalité de la peau, la fréquence des selles devient aussi une cause, et une cause très-puissante de la folie : toutes ces causes doivent être étudiées avec beaucoup de soin, afin que l'on puisse soustraire les malades à leur action ou modifier celle-ci d'une manière avantageuse. L'étude des causes de la folie a encore une autre résultat très-important ; c'est qu'elle aide puissamment le médecin dans les recherches souvent difficiles auxquelles il doit se livrer pour savoir si la maladie qu'il est appelé à soigner est due à une trop grande énergie de la peau, ou bien, au contraire, à sa faiblesse, différence très-importante à connaître, et qui entraîne nécessairement de puissantes modifications dans le traitement à prescrire.

CHAPITRE XXVIII.

Traitement de la folie.

J'ai passé rapidement en revue les opinions émises jusqu'à ce jour sur la maladie que nous étudions et j'ai démontré qu'aucune d'elles ne l'avait appréciée d'une manière convenable. Je me suis ensuite adressé à la physiologie et à la pathologie : ces sciences m'ont fourni les premiers éléments nécessaires à la solution d'une des questions les plus importantes et les plus graves, la connaissance de la nature de la folie. Les découvertes de mon frère sur les sécrétions et sur le fluide nerveux, celles de M. le docteur Lacauchie sur la trame intime de nos tissus, et enfin les recherches de M. Pouillet sur le rôle de l'électricité négative dans les actions chimiques, m'ont permis d'ajouter encore à ces données premières et de présenter sur cette affection une théorie beaucoup plus complète et plus satisfaisante que celles qui l'ont précédée.

En examinant l'influence des causes physiques et morales qui peuvent déterminer la folie, j'ai montré que toutes agissent sur notre organisation en modifiant les sécrétions de la peau, et j'ai rattaché facilement à ces modifications morbides tous les accidents qui caractérisent cette maladie. Il me reste maintenant à donner une dernière sanction à la théorie, en parlant du traitement qu'elle indique et en citant de nombreux faits qui déposent, par leurs résultats, en faveur de la méthode que je cherche à faire prévaloir.

J'ai démontré que la folie tenait à une tension électrique et morbide de la peau, amenée tantôt par la trop grande excitation de cette membrane, tantôt parce que son épiderme trop sec devenait trop isolant, tantôt parce que la masse des sécrétions cutanées ayant éprouvé une diminution considérable, les vapeurs qui les forment n'étaient plus en quantité suffisante pour enlever à la peau assez de l'électricité qui s'y produit sans cesse pendant la vie, alors même qu'elle s'y produit en moindre quantité que dans l'état de santé; j'ai démontré aussi que cette tension morbide de la peau, quoique due à des conditions différentes, pouvait produire une tension également morbide du cerveau.

Nous avons plusieurs moyens de diminuer cette électricité surabondante. Nous pouvons exciter les sécrétions du foie, le principal antagoniste de la peau, et administrer des vomitifs ou des purgatifs drastiques. « *Si quis plus justo sensibiliter evacuat, minus justo perspirat.... vomitus urinam et perspirationem divertit* » disait Sanctorius. C'est cette méthode que les anciens suivaient empiriquement quand ils administraient aux fous l'ellébore blanc comme vomitif et l'ellébore noir comme purgatif; elle doit réussir dans la folie aiguë, lorsque cette dernière est caractérisée par une activité beaucoup trop grande de la peau, et ce cas doit se présenter fréquemment dans les pays chauds. Mais si, dans la folie, la pulpe nerveuse n'était pas suffisamment réparée, les ellébores, en lui fournissant la vératrine qui a une si remarquable analogie de composition avec elle, devraient être considérés par nous comme l'un des plus puissants remèdes de la maladie qui nous occupe, ainsi que je l'ai dit dans l'avant-dernier chapitre. Cependant, si la maladie est grave et tenace, on ne peut pas continuer longtemps l'emploi de médicaments aussi énergiques : ils pourraient abîmer sans retour le tube intestinal, ou bien, y déterminant une inflammation, ils ajouteraient ainsi au mal au lieu de le guérir; enfin, dans tous les cas où la folie résulte, soit d'une trop grande sécheresse de l'épiderme, soit d'une diminution de la transpiration insensible, ils ne feraient qu'aggraver la folie au lieu de la guérir, et ils hâteraient beaucoup l'arrivée de la démence. C'est pour n'avoir pas fait cette distinction importante que les praticiens, dans nos pays humides et froids, se sont vus forcés d'abandonner les différentes préparations d'ellébore dans le traitement de la folie, malgré les excellents effets que les médecins grecs et romains en avaient autrefois obtenus. On éviterait ces graves inconvénients en administrant la vératrine à dose altérante seulement, à la place des ellébores.

Les saignées, en affaiblissant l'économie toute entière, laissent habituellement à la peau sa prédominance morbide, à l'épiderme sa sécheresse, ses propriétés isolantes, et non-seulement elles ne sont pas le remède de la folie, ainsi que le savent tous les bons praticiens, mais quand cette maladie est due à une tension électrique de la peau qui résulte d'une diminution dans la masse des sécrétions de cette membrane, la saignée alors l'exaspère et conduit vite à la démence.

Les lotions acidules souvent répétées sont un des plus puissants moyens de diminuer promptement la surexcitation de la peau, mais quand il faut les généraliser et combattre à leur aide une maladie chronique surtout, elles peuvent aller beaucoup au-delà du but, supprimer les sécrétions acides et amener ainsi de graves désordres.

Le bain tiède a une action bien plus puissante et bien plus sûre contre la folie que tous les moyens dont je viens de parler, que la plupart de ceux qui ont été proposés jusqu'ici contre cette grave affection. Les anciens l'employaient déjà, mais ils étaient guidés par des théories incomplètes qui les empêchaient d'en obtenir les admirables effets qu'il peut produire. Ainsi Rufus le conseillait contre l'espèce de folie qu'il attribuait à tort à une affection primitive du cerveau, et dans des temps bien plus rapprochés de nous, au siècle dernier, nous voyons Pomme l'employer avec succès contre la même affection. Mais Pomme était aussi dirigé par une théorie entièrement fausse, ce qui a ôté à ses observations beaucoup de la puissance qu'elles auraient eu sans cela, et ce qui a fait bientôt remettre en oubli le moyen qu'il recommandait.

Nous avons vu que, quelles que soient les causes de la folie, elle est toujours due à une accumulation trop considérable d'électricité dans l'appareil électro-négatif et surtout dans la peau, qui est isolée d'un côté par l'épiderme, de l'autre par le tissu cellulaire et la graisse. L'eau étant un très-bon conducteur de l'électricité, en mouillant l'épiderme lui enlève ses propriétés isolantes et lui permet, par conséquent, de soustraire à la peau son électricité surabondante et de faire cesser ainsi tous les graves accidents de la folie : mais comme l'homme est souvent exposé à avoir son épiderme mouillé par la sueur, par la pluie, par l'eau dans laquelle il nage, Dieu n'a pas voulu que cet épiderme pût enlever trop facilement l'électricité aux tissus qu'il recouvre, aussi les faisceaux de fibres qui constituent la peau ont-ils une organisation analogue à celle du tissu cellulaire, ce qui les rend mauvais conducteurs comme ce tissu. Il faut dès lors que l'action du bain tiède soit très-prolongée, afin d'arriver à soustraire par l'épiderme assez d'électricité à la peau, pour ramener l'équilibre dans les forces nerveuses, pour faire cesser la folie.

Le bain tiède, employé comme remède contre la folie, a donc besoin d'être prolongé, non pas pendant une ou quelques heures comme le dit Esquirol, non pas pendant une ou deux heures au plus comme le veut M. Michéat, mais pendant un ou plusieurs jours, en le continuant ainsi durant plusieurs mois au besoin. Les faits que j'exposerai plus loin démontreront l'extrême facilité avec laquelle ces bains peuvent être supportés par les malades, si cette démonstration toutefois a besoin d'être faite après les nombreux exemples recueillis dans les fastes de la médecine. Je pourrais citer ici ce qui se passait au XVIᵉ siècle à Peffers, au rapport de Fabrice de Hilden, qui nous dit dans son *Epistola ad Croquerum* : « *Hinc evenit ut multi, dies, noctesque thermis non egrediantur, sed cibum simul et somnum in his capiant, ditiores id, propter voluptatem quam ex ipsis thermis percipiunt, pauperes autem, propter penuriam hospitii, faciunt.* » Je pourrais rappeler aussi qu'au siècle dernier, le docteur Pomme obtenait de bains prolongés pendant dix, douze et même vingt heures, et répétés tous les jours pendant plusieurs mois, la guérison d'une foule d'affections nerveuses, considérées avant lui comme incurables. Je pourrais citer également ce qui se passait à Plombières à la fin du moyen âge, puisqu'alors les malades se baignaient depuis le lever du soleil jusqu'à son coucher. Je pourrais rapporter l'histoire d'une dame d'Ornans près Besançon, qui est morte il y a peu de temps, à l'âge de 82 ans, ayant passé les 40 dernières années de sa vie dans une baignoire, dont elle sortait trois ou quatre heures par nuit seulement. Je pourrais également commenter l'*Assiduis Balneis* de Rufus; mais je n'aurai pas besoin de recourir à toutes ces autorités pour appuyer ma doctrine. Elle est basée d'abord bien plus solidement que les théories médicales ne le sont d'ordinaire, et puis elle est confirmée par les faits que m'a fournis ma pratique déjà bien ancienne et qui m'a mis à même, non pas de guérir le cinquième ou le quart au plus des aliénés, mais les quatre cinquièmes, proportion énorme et qui, je l'espère pour l'humanité, sera plus satisfaisante à mesure que le traitement que j'indique sera plus connu et mieux appliqué.

Mais, me dira-t-on peut-être, au lieu du bain tiède prolongé que vous prescrivez, n'arriveriez-vous pas plus vite au but à l'aide d'un bain froid également prolongé; en diminuant ainsi la circulation périphérique, ne vous opposeriez-vous pas de la manière la plus active aux sécrétions de la peau, n'empêcheriez-vous pas ainsi l'électricité négative de se produire dans la plus abondante de ses sources et de déterminer la tension morbide qui, suivant vous, occasionne la folie?

Le bain froid prolongé ne doit jamais être prescrit par un médecin prudent; il produit trop facilement l'asphyxie et la mort; il a du reste les mêmes inconvénients que les lotions acides longtemps continuées; en diminuant trop les fonctions de la peau, il amène promptement une altération profonde dans la composition de nos humeurs. Et puis, dans la folie qui est due à la débilité de la peau, comme cela a lieu par exemple dans la folie sénile et dans beaucoup de folies goutteuses, ce bain froid, à moins d'être très-court, ne pourrait guère qu'ajouter à la cause de la maladie. En le prescrivant court, il pourrait sans doute produire alors quelques bons effets, analogues à ceux que Boerhaave et beaucoup d'autres médecins rapportent des bains froids de surprise; mais il pourrait aussi, dans bien des cas, déterminer des congestions fâcheuses, ce que ne fait jamais le bain tiède. La température de ce dernier doit varier suivant les saisons et l'état des malades. Ainsi un bain à 26 degrés centigrades peut n'être, en été et pour un malade fort, qu'un bain tiède, tandis qu'en hiver et en été même, il agirait comme un bain très-froid sur un homme affaibli par l'âge ou par la maladie. En général, le médecin, en prescrivant le bain prolongé contre la folie, doit faire en sorte que ce bain, sans exciter la peau, lui enlève seulement son électricité surabondante, et non pas une quantité de chaleur telle que les sécrétions cutanées puissent en être fortement diminuées. Quant à la durée de ce bain prolongé, elle doit être d'autant plus grande que le malade est plus vigoureux et plus agité. Pomme, en parlant d'une fille hystérique, Susanne Gouiset, qu'il guérit par des bains tièdes de dix heures de durée, dit que, sans les préjugés de sa malade et de son époque, il aurait exigé que cette fille restât dans l'eau jusqu'à parfaite guérison. On trouvera dans les faits que je rapporte l'exemple d'une fille que j'ai ainsi guérie en un seul bain de dix jours de durée. Au surplus, un médecin observateur jugera facilement les effets du bain et la durée qu'il devra lui donner. Si le pouls se ralentit beaucoup, si le malade se plaint d'une grande fatigue, de beaucoup de sommeil, d'un froid que, dans les circonstances ordinaires, le bain dans lequel il se trouve ne pourrait pas produire, il sera temps de le sortir de l'eau et de le remettre dans un lit ; on couvrira plus les jambes du malade que le reste de son corps, quelquefois même il sera nécessaire de chauffer le lit à la place qu'occuperont les pieds. A la suite du bain prolongé, le malade doit dormir pendant plusieurs heures et quelquefois pendant dix ou douze ; à son réveil, il est ordinaire que la folie reparaisse pour céder souvent au second ou au troisième bain, quand surtout elle est encore à l'état aigu.

Dans la folie chronique, il faut souvent ajouter aux bains prolongés un exercice suffisant pour fatiguer les malades. Les contractions musculaires sont aussi un puissant moyen de diminuer la tension électrique, d'user l'électricité qui surabonde dans l'économie. Sans avoir la valeur du bain, l'exercice peut cependant merveilleusement concourir à la guérison de nos malades.

Souvent la tension électrique et morbide de la peau, qui produit la folie, n'existe, comme dans le délire occasionné par l'érésipèle, l'insolation, la brûlure ou telle autre cause analogue, que dans une partie circonscrite de la peau, dans celle de la tête et du cou principalement, ainsi qu'on le verra plus loin, et la plupart du temps, dans la folie aiguë surtout, la peau de la face et de la tête acquiert une température trop élevée. Il faut découvrir soigneusement ces régions et les mouiller souvent d'eau froide dans le bain. On peut aussi, et sans inconvénient, employer sur elles les lotions froides acidules, dont l'action, bornée à une petite étendue de la peau, ne peut plus être nuisible.

Il faut nourrir les fous : la dépense souvent excessive qu'ils font d'innervation ou de fluide électrique, le rend indispensable; sans cela, ils tomberaient bientôt dans un grand degré d'affaiblissement qu'il est important de prévenir. Leur régime doit être approprié du reste à leurs forces digestives et aux causes de leur maladie.

SOIXANTE ET DIX-HUITIÈME OBSERVATION.

Manie aiguë furieuse.

M. V....., de Bellefontaine, d'un tempérament sanguin, avait eu, à l'âge de douze ans, un premier accès de manie qui avait duré douze ou quinze jours. Le 10 novembre 1829, il était alors âgé de vingt-cinq ans environ, un chagrin amoureux lui occasionna un nouvel accès de manie; furieux, il brisait dans son délire tout ce qu'il pouvait atteindre, et il courait les champs en injuriant et en frappant les personnes qu'il rencontrait.

En cassant une fenêtre, il se blessa assez profondément à la main droite : le sang en ruissela pendant plusieurs heures.

Trois jours après l'invasion de son mal, cinq ou six de ses voisins me l'amenèrent : il avait l'œil étincelant, la figure vultueuse, le ton bref, et tantôt il se livrait à des accès de fureur, tantôt à des accès de rire dédaigneux; il avait le pouls petit et fréquent.

De très-abondantes saignées générales, de larges applications de sangsues à la base du crâne ne diminuèrent en rien son délire. Les saignées ayant été portées aussi loin que l'état du sujet pouvait le permettre et n'espérant aucun bon résultat des dérivatifs dans un cas de surexcitation cérébrale aussi violente, j'eus recours au bain.

Je le prescrivis de 25 à 26 degrés Réaumur.

Je donnai l'ordre au gardien de notre malade de lui jeter de l'eau froide sous le nez toutes les fois qu'il s'agiterait par trop, et l'on en usa ainsi plus d'une quinzaine de litres.

Lorsqu'il témoignait un grand désir d'avoir des aliments, on lui en donnait de choisis parmi les plus légers.

Après les vingt-quatre premières heures de bain, M. V..., un peu plus calme, commençait à coordonner ses idées, quoique toutes fussent encore frappées au coin de la folie.

A la trentième heure, le mieux était plus sensible, et à la trente-neuvième, il fallait causer quelque temps avec le malade pour observer encore des traces de manie.

Je le fis alors sortir du bain, et il eut un sommeil des plus calmes, qui dura onze heures.

A son réveil, je fis retourner M. V... au bain; il y resta quinze heures; l'amélioration de la veille se soutint; la nuit fut très-bonne. Même prescription le lendemain; seulement, après les quinze premières heures de bain, le malade s'apercevant de tous les bons effets qu'il avait obtenus du premier bain de trente-neuf heures, demanda de prolonger autant celui-ci; je le lui accordai; il en sortit complétement rétabli, et il n'a pas eu de rechute.

J'étais encore le disciple fervent de l'illustre Broussais, dont j'honorerai toujours le souvenir, quand je recueillis cette observation et neuf autres de celles que je rapporte dans ce mémoire; mais je cherchais déjà à suppléer, dans le traitement de la folie, à l'insuffisance des saignées générales et locales, et sans comprendre encore le mode d'action des bains, je voulais cependant tirer parti des faits si remarquables que Pomme a publiés dans son *Traité des affections vaporeuses*. On comprend dès lors pourquoi j'associais si largement la saignée aux bains prolongés. Maintenant que, grâce surtout aux travaux de mon frère, je connais mieux la loi des sécrétions organiques, je ne saigne plus les fous que je soigne, et sans les affaiblir, j'obtiens des guérisons aussi promptes, sans courir le risque de rendre souvent leur état incurable ou bien plus difficile à améliorer, à cause d'une saignée inopportune. Ce n'est pas que la saignée doive être toujours proscrite dans le traitement de la folie, quand surtout elle attaque des sujets pléthoriques, mais elle doit être employée bien rarement, et les expériences manquent encore pour déterminer d'une manière exacte son indication et ses effets.

SOIXANTE ET DIX-NEUVIÈME OBSERVATION.

Manie aiguë.

La fille M..., de Ruaux près de Plombières, âgée de vingt-huit ans environ, fille de fou, régulièrement développée et bien réglée, avait eu, il y a quelques années, un premier accès de manie dont je l'avais guérie en trois semaines, à l'aide de saignées générales, de larges applications de sangsues à la base du crâne, et d'un séton à la nuque.

On me la ramena en 1830, folle autant qu'elle l'eût jamais été. Elle chantait, criait, sautait et parlait continuellement, sans que ses idées eussent entre elles la moindre cohérence. Je débutai par une forte saignée du bras, une application de vingt sangsues à la base du crâne; puis, voyant que le délire et l'agitation de la malade ne diminuaient pas, je prescrivis un bain de vingt-six degrés, dans lequel la fille M... resta cent vingt heures. Ce ne fut qu'à l'aide d'un bain aussi prolongé que nous pûmes obtenir du calme; il était complet, notre malade avait recouvré toute son intelligence. Mais, à seize jours de là, elle eut une rechute, et, en mon absence, ses parents la mirent au bain, l'y maintinrent quinze heures, et depuis seize ans sa santé s'est bien soutenue.

QUATRE-VINGTIÈME OBSERVATION.

Manie aiguë furieuse.

M..., de Bellefontaine près Plombières, âgé de soixante ans, d'un tempérament athlétique, devint fou furieux au commencement de l'été de l'année 1830, à la suite de la perte d'un procès. Six hommes alors avaient peine à le contenir. Après une forte saignée, je le fis mettre dans un bain de 25 degrés Réaumur; il y resta dix-neuf heures. Au commencement du bain, on fut obligé de lui jeter quelques bassins d'eau froide au nez et à la bouche, comme moyen coërcitif. Après ce bain, le sommeil fut calme; le lendemain et les jours suivants, bains également prolongés, aliments peu abondants et pris parmi les moins animalisés, eau pour boisson. Le traitement dura *cinq jours*; cet homme est mort huit ans plus tard sans avoir eu de rechute.

QUATRE-VINGT-UNIÈME OBSERVATION.

Manie aiguë.

Madame X***, d'un tempérament éminemment nerveux, rendue plus irritable encore par une entérite chronique assez grave, et fille d'une mère folle, avait été envoyée aux eaux de Plombières pour y combattre, à l'aide de nos bains, sa phlegmasie abdominale.

Mais, arrivée au milieu de l'été, et prenant des bains trop chauds et des douches trop fortes dans des lieux d'une température trop élevée, Madame X*** fut atteinte d'une manie aiguë qui éclata au plus haut degré après quinze jours d'incubation. Une première application de sangsues à l'anus n'ayant produit chez cette malade aucune espèce d'amélioration, le médecin qui la soignait, désespérant de la guérir, voulait la faire retourner chez elle, lorsque quelques personnes qui s'intéressaient vivement à Madame X***, désirèrent que l'on me consultât.

L'agitation de la malade, sa figure vultueuse et tous les signes d'une irritation cérébrale très-intense, me firent conseiller une nouvelle application de sangsues à la base du crâne, et le traitement de cette malade m'ayant été dès lors abandonné. Aux sangsues je fis succéder un bain de vingt-cinq degrés Réaumur, Madame X *** y resta quinze heures. Dès la première heure tous les accidents avaient disparu. Pendant dix jours, bains aussi prolongés, matin et soir demi-lavement à peine tiède, alimentation peu abondante et peu animalisée. Guérison complète de cette redoutable complication. Un an après, à la suite de chagrins domestiques, Madame X*** eut une rechute dont on ne put la guérir, mais contre laquelle mon traitement ne fut pas employé.

QUATRE-VINGT-DEUXIÈME OBSERVATION.

Manie aiguë.

N...., cordonnier à Plombières, âgé de vingt-neuf ans, d'un tempérament éminemment nerveux, et d'une famille qui compte plusieurs aliénés, avait eu, au printemps de l'année 1830, un premier accès de manie qui avait duré trois mois, et s'était guéri sous la seule influence de la nature. Pendant cet accès, il crut longtemps avoir deux têtes. Au printemps de l'année suivante, sous la double influence de l'ivrognerie et de la saison, il eut un nouvel accès, mais cette fois, sa manie était furieuse. Chargé de le soigner, après une saignée du bras, de dix onces environ, je le fis mettre dans un bain à 23 ou 24 degrés Réaumur, et je prescrivis des affusions d'eau, à 20 degrés seulement, sur la tête, toutes les huit ou dix minutes. Au bout de quinze heures de bain, le délire de ce malade commença à diminuer, et à la vingtième heure, il en restait à peine des traces.

Alors il supplia son père de le sortir du bain, et lui promit d'être à l'avenir l'homme le plus raisonnable. Son père le crut et lui rendit la liberté. Après quelques heures de sommeil, délire aussi complet qu'avant le premier bain. Second bain prolongé, également interrompu par la foi qu'eut le père aux promesses de son fils. Quatre bains, d'à peu près même durée, furent tous terminés comme les deux premiers, et la guérison ne faisant aucun progrès, on me laissa enfin maître du traitement.

Je prescrivis une application de vingt-quatre sangsues à la base du crâne et un bain de trois jours. Les morsures de sangsues donnèrent abondamment.

Pendant les vingt-quatre premières heures, le malade eut deux lipothymies légères; il eut le second jour une exacerbation de tous ses accidents, que je considérai comme un des premiers effets de la saignée, mais cette exacerbation cessa bientôt. Après soixante heures de bain, N... eut un sommeil de douze heures, à la suite duquel il s'éveilla très-calme. Un second bain de même durée le rétablit entièrement.

Un an après, sous la double influence du printemps et de l'ivrognerie, il eut un nouvel accès, auquel je remédiai de la même manière que l'année précédente; mais cet homme, continuant à boire avec excès, de l'eau-de-vie surtout, redevint bientôt aussi fou que devant; et renonçant désormais à lui donner des soins que son intempérance rendait inutiles, je conseillai à sa famille de le faire enfermer à Maréville, où il est mort quelques années plus tard d'une pleuro-pneumonie.

QUATRE-VINGT-TROISIÈME OBSERVATION.

Monomanie.

Madame X..., fille d'une mère morte de la goutte et d'un père dartreux, alors âgée de quarante-trois ans, me fut confiée à la fin du mois d'octobre 1831, pour la guérir d'une monomanie qui durait depuis quatre ans et qui, peu apparente d'abord, s'était beaucoup aggravée. Madame X... avait eu un enfant dans cet intervalle et elle l'avait nourri.

Depuis, elle était devenue sujette à de fréquents accès de fureur. Elle croyait son mari menacé par de puissants ennemis, qui allaient lui intenter un procès criminel et réduire ses enfants à la mendicité, tandis que lord Byron et son frère naturel Vidocq imprimaient dans tous les journaux et dans tous les ouvrages qui paraissaient alors, des articles diffamatoires contre elle et sa famille. La plupart de ses anciens amis étaient des émissaires de ces deux célébrités si différentes. Elle se croyait aussi alliée à la famille Bonaparte.

Depuis qu'elle avait sevré son fils, ses règles étaient revenues comme par le passé.

A son arrivée chez moi, elle était maigre et pâle, comme le sont beaucoup de fous. Des chagrins domestiques étaient la cause occasionnelle de sa maladie. On ne se souvenait pas d'avoir vu d'autres aliénés dans sa famille.

Quelques applications de sangsues à la base du crâne, deux saignées du bras, des bains tièdes de notre eau minérale, prolongés souvent pendant trois jours, et jamais pendant moins de six heures, de fréquentes affusions d'eau un peu plus froide que le bain, un régime doux et des promenades quelquefois très-longues à travers nos montagnes, triomphèrent en sept mois de cette grave affection.

QUATRE-VINGT-QUATRIÈME OBSERVATION.

M. Lar. de H...., âgé de trente-huit ans, me fut amené en septembre 1834. Aliéné depuis quelques semaines, il était maigre, jaune, taciturne, ne parlait que pour se plaindre de sa ruine imaginaire. Cinq bains tièdes de deux jours chacun suffirent pour le rétablir. Sa guérison s'était soutenue jusqu'au mois de mai 1844, époque à laquelle il éprouva une rechute : quatre bains de deux jours de durée le rétablirent encore, mais il est mort cet hiver à la suite d'une maladie aiguë.

QUATRE-VINGT-CINQUIÈME OBSERVATION.

M.***, âgé de vingt-six ans, se croyait depuis plusieurs années
fils naturel de l'Empereur. Les personnages des tableaux et des
tapisseries s'animaient à sa vue ; il s'irritait ordinairement contre
eux et se parlait habituellement à demi-voix ; il était nécessairement plein de son importance ; du reste il était doux et poli
avec les étrangers ; il était gros, il avait le teint frais, assez
d'appétit. On avait essayé beaucoup de traitements contre sa
maladie et tous inutilement ; on me l'envoya au commencement
de l'été, il passa trois mois à Plombières. Je ne lui fis prendre
que des bains de deux heures et demie. Deux fois, présumant
qu'il pouvait être atteint d'une affection goutteuse, je fis mettre
à son insu quatre onces de potasse dans son bain, et chaque
fois il eut une exacerbation très-marquée de tous ses accidents.
Mes soins ne lui furent d'aucune utilité ; j'aurais dû, malgré
l'ancienneté de son mal, insister sur les bains tièdes très-prolongés et sur beaucoup d'exercice, suivre enfin pour lui le
traitement qui m'a si bien réussi chez Madame X....., sujet
de la quatre-vingt-troisième observation ; mais je n'avais encore à
cette époque que des idées très-incomplètes sur la nature de la
folie et sur le traitement qu'elle nécessite ; aujourd'hui il est très-
probable que je saurais guérir M.*** ou tel autre malade affecté
comme lui. Son observation au surplus offre un grand intérêt à
cause de l'exacerbation provoquée deux fois par une excitation
cependant modérée de la peau, exacerbation qui vient encore
appuyer mes démonstrations sur le rôle important que joue la
peau dans la folie.

QUATRE-VINGT-SIXIÈME OBSERVATION.

Mademoiselle N...., âgée de vingt-huit ans, d'un tempérament
très-nerveux, habituellement souffrante, devint hystérique puis
hypocondriaque. Elle était pâle et maigre à son arrivée à Plom-

bières ; elle se pleurait comme perdue ; elle courait après tous les hommes qu'elle voyait passer pour réclamer leur protection. Les bains prolongés pendant plusieurs mois furent sans effet sur elle ; elle était accompagnée par une sœur bien dévouée mais faible, dont la présence m'empêchait de donner au traitement toute la rigueur désirable. Il aurait fallu, au lieu de bains de dix à douze heures, des bains de plusieurs jours et de longues courses à la campagne, dans les moments où les bains auraient été suspendus. Cette demoiselle a été guérie plus tard, j'ignore par quel traitement.

QUATRE-VINGT-SEPTIÈME OBSERVATION.

M. ***, d'Épinal, me fut amené, fou furieux depuis plusieurs mois et exténué par des jouissances solitaires, auxquelles, malgré toutes mes précautions, il continuait encore à se livrer, même dans son bain. Je dus renoncer à le guérir. Il mourut peu de temps après son départ.

QUATRE-VINGT-HUITIÈME OBSERVATION.

M. N..., Polonais réfugié, âgé de vingt-quatre ans alors, était fou depuis près de deux ans quand on me l'envoya à Plombières ; sa folie consistait en une mélancolie profonde. Il pleurait presque toujours, il répondait à peine aux questions qui lui étaient adressées. Il se roulait souvent à terre comme un désespéré ; du reste il mangeait avec assez d'appétit, il avait encore l'embonpoint de la santé ; ses selles étaient rares, ses digestions difficiles et accompagnées d'éructation, sa face était vultueuse, animée, d'autres fois pâle ; les bains prolongés restèrent sans action dans ce cas ; à la vérité je commençais seulement à les employer dans le traitement de la folie et je n'étais pas encore bien fixé sur leur valeur. D'un autre côté, je n'ai pas assez insisté ni sur leur durée ni sur leur température, et je n'ai pas prolongé assez ce traitement. J'ai guéri des épileptiques et des fous après huit mois, un an même de soins continuels ; ce n'est souvent pas assez pour triompher de ces graves affections. Chez ce jeune homme, les ellébores récoltés dans des pays chauds ou la vératrine à dose altérante auraient aussi parfaitement convenu.

QUATRE-VINGT-NEUVIÈME OBSERVATION.

Madame ***, petite-fille d'un ivrogne des Granges-de-Plombières, me fut amenée folle furieuse : trois bains tièdes, l'un de deux jours, firent cesser tous ces accidents, mais on aurait dû les continuer plus longtemps et d'autant plus que, dans la famille de madame ***, il y a eu d'autres fous et plusieurs épileptiques, tous devant leurs tristes maladies à l'ivrognerie de leur aïeul. Madame ***, après quelques semaines de guérison, redevint folle ; elle ne fut plus soignée, mais elle conserva dès lors assez d'intelligence pour continuer à diriger sa maison. Je ne doute pas que si l'on avait repris le traitement qui avait donné une première fois de si prompts et de si bons résultats, elle n'eût obtenu une guérison solide, ainsi que cela est arrivé à la fille de Ruaux dont j'ai déjà rapporté l'histoire.

QUATRE-VINGT-DIXIÈME OBSERVATION.

Mademoiselle ***, cousine germaine de la précédente, et âgée de vingt-cinq ans, grande et forte femme comme elle, comme elle aussi bien réglée, devint folle furieuse ; elle déchirait ses vêtements et courait toute nue à travers les campagnes lorsqu'elle parvenait à s'échapper. La cause occasionnelle était un chagrin amoureux ; la cause formelle était la filiation dont j'ai déjà parlé : des bains tièdes prolongés suffirent, au bout de quinze jours, pour procurer une guérison qui ne s'est plus démentie.

QUATRE-VINGT-ONZIÈME OBSERVATION.

M.***, des environs de Charmes, me fut amené au milieu de l'été de l'année 1835. Il était fou, souvent furieux, depuis quelques semaines ; cet homme avait été déjà pensionnaire à Maréville pendant huit ans. Sorti guéri de cet hospice, il s'était marié deux ans avant sa rechute : quatre bains tièdes, de deux jours de durée chacun, suffirent à son rétablissement qui dure encore aujourd'hui.

QUATRE-VINGT-DOUZIÈME OBSERVATION.

Mademoiselle ***, du Clerjus, âgée de vingt-sept ans, d'un tempérament mou, d'habitudes douces et religieuses, était folle et quelquefois furieuse depuis plusieurs semaines, quand on me l'amena au milieu de l'été de l'année 1835. Des bains prolongés pendant 30, 40 et 50 heures, continués pendant quinze jours; la rétablirent ; mais des contrariétés domestiques la firent redevenir folle deux ou trois mois après, et depuis lors, livrée à des charlatans, elle est restée dans ce malheureux état, d'où les bains prolongés, continués un peu plus longtemps, auraient pu facilement encore la sortir.

QUATRE-VINGT-TREIZIÈME OBSERVATION.

Mademoiselle ***, des Granges-de-Plombières, fille d'une mère folle, sœur d'un frère fou, ayant plusieurs autres parents fous, est épileptique depuis environ dix ans : elle en a trente à peine ; elle devint folle et furieuse pendant l'été de l'année dernière ; elle se croyait un ange et frappait tous ceux qui lui résistaient. Deux bains tièdes de 48 heures enlevèrent cet accès de folie que l'épilepsie reproduira plus tard sans doute. Mais pourquoi, me dira-t-on peut-être, ne pas traiter l'épilepsie et prévenir ainsi la folie? Pourquoi? c'est que le traitement de l'épilepsie est un traitement long, d'un succès douteux et qui exige des soins et des dépenses au-dessus des ressources du plus grand nombre des malades.

QUATRE-VINGT-QUATORZIÈME OBSERVATION.

M.***, conseiller municipal de Fougerolles, me fut amené au commencement du mois d'avril en 1835, il était fou depuis le mois de juin précédent. Cet homme, d'un tempérament lymphatique nerveux, a une tante qui a eu un accès de folie. Il est âgé de quarante-deux ans, sa maladie existait déjà depuis neuf mois; il se croyait ruiné, il pensait qu'on avait abusé de sa signature comme conseiller municipal, qu'un ex-notaire en avait abusé aussi, de même que des agents d'assurance contre l'incendie. Il avait eu déjà quelques accès de fureur; il avait voulu détruire ses titres de propriété. Je lui fis prendre des bains de 28 degrés Réaumur et de 24 à 48 heures de durée; dès la fin de la première semaine, il y avait chez lui un mieux bien marqué. A la fin des quinze premiers jours il paraissait guéri, mais bientôt ses idées folles revinrent, et son pouls de 80 pulsations vint à 120; je ne savais à quoi attribuer cette espèce de rechute, quand je découvris sur un de ses bras deux énormes furoncles. Je continuai notre traitement. La folie diminua pour reparaître bientôt, quand deux autres furoncles se montrèrent à une jambe; mais l'agitation se calma, pour ne plus revenir, après un mois de bains.

Cette observation est curieuse, en ce que deux fois la folie s'est manifestée de nouveau, sous l'influence de l'inflammation de la peau occasionnée par le développement des furoncles; que l'on veuille attribuer aussi au tissu cellulaire une partie de cette surexcitation cérébrale morbide, il n'en résultera pas moins ce fait que la folie revenait chez notre malade et était entretenue par une irritation éloignée du cerveau et à laquelle la peau prenait une très-grande part; il est aussi digne de remarque qu'un mois de mon traitement ait suffi à la guérison d'une monomanie des mieux caractérisées et qui avait déjà une longue durée.

QUATRE-VINGT-QUINZIÈME OBSERVATION.

Mademoiselle ... de R..., âgée de vingt-trois ans, vit mourir subitement son père au printemps de l'année 1834. Bientôt elle devint folle ; le matin elle était dans un état voisin de l'idiotisme, le soir elle parlait beaucoup ; elle avait des idées érotiques et elle courait après les hommes qu'elle rencontrait. On m'amena cette malade au printemps suivant : l'espèce d'intermittence qui se manifestait chez elle m'engagea à essayer d'abord le quinquina et ses sels ; mais n'en obtenant aucun résultat, j'eus recours aux bains tièdes prolongés ; j'en fis prendre deux seulement, de 24 heures chacun, et cela suffit à la guérison de cette demoiselle.

QUATRE-VINGT-SEIZIÈME OBSERVATION.

J'ai dit que l'irritation d'une portion seulement de la peau pouvait produire la folie : le fait suivant en fournira la preuve.

Madame ***, en 1832, eut tout à la fois une toux fréquente et des vomissements que je considérai comme nerveux ; les vomissements cédèrent vite, mais la toux persista, quoique devenue bien plus rare ; la malade tomba dans l'hypocondrie la plus caractérisée. Elle avait alors vingt-huit ans ; son tempérament est éminemment nerveux et elle a eu des parents goutteux et fous. Elle croyait qu'elle était phthisique, et pendant un an, se regardant comme vouée à une mort prochaine, elle se pleurait sans cesse. Cette affection disparut en 1833, mais revint en 1834 avec tout le cortége des symptômes qu'elle avait eus la première fois. Cette dame avait alors une chevelure épaisse et longue, et de fréquentes alternatives de rougeur et de pâleur de la face. Je pensai que sa chevelure, en accumulant trop de chaleur et trop d'électricité dans la peau qui la produisait, pouvait ainsi jouer un rôle important et très-nuisible. Je la fis

couper, et sous les ciseaux de la coiffeuse, on vit instantanément disparaître tous les accidents. Au bout de trois mois, les
cheveux étant déjà revenus assez longs, la mélancolie reparaissait, je les fis couper de nouveau et le calme se rétablit. Onze
ans plus tard, à la fin de l'hiver, cette dame fut de nouveau
reprise par des accidents analogues à ceux qui l'avaient déjà
tourmentée; elle était d'une maigreur qui touchait au marasme;
différents moyens avaient été employés sans succès chez elle,
quand elle vint de nouveau me consulter. Je trouvai le même
découragement, quelques hallucinations, la crainte de devenir
folle, le désespoir que cette crainte causait, une grande faiblesse, de très-mauvaises digestions et un grand dégoût pour
les aliments. La tête entière était très-chaude; j'eus recours au
moyen qui m'avait déjà si bien réussi : je fis raser la tête de
cette dame, et à l'instant même tous les symptômes de l'hypocondrie disparurent entièrement.

Ce fait curieux a quelqu'analogie avec l'épileptique dont
Esquirol raconte l'histoire, et qui dut sa maladie à une forte
insolation de la face et du cuir chevelu. Seulement l'influx nerveux
s'accumulait chez ce dernier, jusqu'à ce qu'une décharge violente à travers le cerveau vînt à se manifester, tandis que chez
madame *** l'influx nerveux, ou l'électricité constamment pré-
dominante, venait constamment aussi surexciter ce viscère.
Chez ces deux malades, il a suffi pour les guérir de refroidir
la peau de la tête.

QUATRE-VINGT-DIX-SEPTIÈME OBSERVATION.

Madame L. de V...., dont une sœur est morte folle et dont
quatre frères sont fous, devint folle elle-même au commencement de l'année 1837, sept jours après ses couches. Elle refusa
dès lors de nourrir son enfant, quoique le lait fût toujours abondamment sécrété. Sa maladie durait déjà depuis quatre mois quand
cette dame me fut amenée : elle avait trente ans; elle était bien
réglée et d'une belle constitution. Elle délirait sur tous les
sujets, et passait continuellement de l'un à l'autre. Son pouls

était régulier : il n'était pas trop accéléré; seulement il était habituellement un peu dur. Je fis à cette dame une saignée de cinq à six onces, uniquement dans le but de m'assurer de l'état du sang, que je trouvai très-plastique, comme je m'y étais attendu. En rapprochant ce fait de la teinte jaune de la face, teinte que l'on rencontre si fréquemment chez les fous, en tenant compte aussi de l'époque où la maladie avait débuté, je compris qu'il fallait recourir à tous les moyens qui pourraient activer les sécréteurs acides, je prescrivis des étuves et des lotions alcalines répétées trois ou quatre fois par jour, la tête exceptée.

Les étuves ne produisirent pas tout l'effet que j'en attendais, parce que Madame L... s'agitait dans son lit après les avoir prises, et empêchait ainsi la transpiration de s'établir autant que je l'aurais voulu. Cependant la position de notre malade était déjà bien améliorée quand je lui fis prendre sept ou huit bains tièdes de notre eau minérale, rendue plus alcaline par l'addition de quatre onces de potasse caustique par bain : la durée moyenne de chaque bain fut de quatre heures. Dix-huit jours de ce traitement ont suffi pour amener la guérison d'une maladie qui durait depuis quatre mois déjà, et que de bien tristes circonstances pouvaient faire regarder comme incurable.

Ici nous voyons la folie, produite par une altération humorale due au défaut d'action de la peau, céder très-promptement au rétablissement des fonctions de cette membrane; ici encore le cerveau n'est pas consécutivement affecté, et c'est toujours dans la peau que se passent les modifications qui produisent la maladie, et plus tard celles qui doivent la guérir; mais cette folie appartient à une classe différente : c'est la folie goutteuse, très-fréquente quoique moins commune que la première et qu'il importe beaucoup d'en distinguer. Chez les fous de cette seconde espèce, la tension électrique de la peau s'élève au-dessus du degré normal, par suite du peu de conductibilité de son épiderme, de sa sécheresse habituelle ou du trop peu d'abondance de la transpiration, ainsi que je l'ai longuement expliqué plus haut.

17

QUATRE-VINGT-DIX-HUITIÈME OBSERVATION.

Madame ***, asthmatique et d'une famille où l'on trouve des goutteux, des asthmatiques et des malades tourmentés par des coliques néphrétiques, était nourrice depuis trois mois et souvent tourmentée depuis lors par des douleurs vagues dans le dos, les épaules et la poitrine, lorsqu'elle me fit demander en grande hâte. Elle se croyait au moment de mourir. Je la trouvai délirant, son lait était supprimé, elle avait une fièvre ardente. Je la fis suer à l'aide d'applications chaudes et d'infusions de tilleul. Le lendemain matin elle était mieux et elle suait beaucoup encore ; mais malgré ma défense, on la changea de lit et il y eut à l'instant un arrêt de transpiration et un délire furieux. Son pouls battait 160 fois par minute : il y avait soubresauts des tendons. J'en étais encore à mon début dans l'étude et l'application des doctrines de mon frère, et je crus devoir faire une saignée explorative de 30 grammes environ. Le sang était très-noir, il se prit en une masse dense et couenneuse à sa surface ; au bout de 36 heures, cette masse n'avait pas laissé échapper encore une seule goutte de sérosité. Je prescrivis d'heure en heure des lotions générales avec un liniment très-alcalin. Je fis couvrir les cuisses et le bas-ventre de cette dame avec des flanelles imbibées de lessive fortement alcaline et très-chaude ; dès que la sueur revint, le délire diminua de fréquence. Au bout de huit jours il était entièrement passé, le lait était sécrété en quantité convenable et notre malade était en pleine convalescence. Chez cette dame on voit le délire arriver aussitôt que la peau chaude et mouillée vient à se sécher, que son épiderme n'est plus incessamment traversé par beaucoup de vapeurs ou par de la sueur qui l'auraient dépouillé de l'électricité surabondante qu'il accumule au-dessous de lui ; mais on voit aussi le délire diminuer à mesure que la transpiration se rétablit et soustrait ainsi à la peau beaucoup d'électricité et de chaleur. Ici nous avons encore affaire à une affection goutteuse : tous les précédents de la malade, sa peau habituellement sèche et rugueuse, son sang beaucoup trop plastique en déposent suffisamment.

QUATRE-VINGT-DIX-NEUVIÈME OBSERVATION.

Delirium tremens.

M.***, maréchal-ferrant à Plombières, âgé de cinquante ans, d'une constitution athlétique, buvait depuis longtemps outre mesure, et l'eau-de-vie était sa boisson favorite. Depuis longtemps aussi ses forces diminuaient, et un tremblement général le rendait impropre à la plupart des travaux de son état. Une nuit on vint m'appeler en hâte : c'était au printemps de l'année 1832 ; M.*** avait tenté de se suicider, et armé d'une aiguille à séton, heureusement peu tranchante, il s'était fait au col et au ventre plusieurs blessures qui n'intéressaient que les téguments. Je le trouvai assis sur son lit et en proie au plus complet délire. Il voyait une foule d'hommes à la figure et aux gestes menaçants, sa face était vultueuse, son pouls dur et fréquent : il y avait carpologie.

Je fis à ce malade une saignée du bras de dix onces environ, et je lui fis appliquer quinze sangsues à la base du crâne. Je le fis mettre ensuite dans un bain de notre eau minérale, à 24 degrés R., dans lequel il passa quatre jours. Il eut de la limonade pour boisson et fut mis à une diète sévère. Après ce bain prolongé, M.*** eut un sommeil de 15 heures et sa guérison fut complète.

Mais après quelques mois de demi-sagesse, il revint à ses habitudes anciennes, et mourut misérablement deux ans après, à demi paralysé et imbécille.

CENTIÈME OBSERVATION.

Delirium tremens.

M.***, de Plombières, âgé de quarante et quelques années, de petite taille, au col court, aux épaules larges, très-gras, inoccupé, adonné depuis longtemps à l'ivrognerie, avait tous les trois ou quatre mois un accès de *delirium tremens* dont je le guérissais en deux jours, à l'aide d'une saignée et de bains tièdes prolongés pendant cinq ou six heures seulement. Ce malade finit par succomber victime de son intempérance.

CENT UNIÈME OBSERVATION.

Delirium tremens.

M.***, du Val-d'Ajol, homme gros et court, âgé de cinquante et quelques années, adonné à l'ivrognerie, eut, il y a trois ans, un premier et violent accès de *delirium tremens*. Appelé en consultation près de lui, je prescrivis des bains tièdes très-prolongés. Un premier bain de 48 heures diminua ses accidents et lui procura plusieurs heures de sommeil. Un second bain également prolongé acheva de le guérir. Il a eu depuis lors, d'année en année, sous l'influence de la même cause, un nouvel accès de cette folie, et le même traitement a amené chaque fois les mêmes résultats.

CENT DEUXIÈME OBSERVATION.

Delirium tremens.

M.***, garçon brasseur, âgé de vingt-huit ans environ, gros et court, adonné à l'ivrognerie, eut un violent accès de *delirium tremens*, au commencement duquel il essaya de se couper la gorge. Il avait un mauvais couteau et ne se fit heureusement qu'une légère blessure. Il voyait constamment une foule d'animaux fantastiques, il avait une grande agitation et de la carpologie comme les trois précédents ; deux bains tièdes, de deux jours chacun, suffirent pour le rétablir. Je crois que depuis il a eu le courage de résister à sa fatale passion et qu'il n'a pas eu de rechute.

Daus le *delirium tremens*, la peau des malades est habituellement très-chaude ; les ivrognes transpirent beaucoup, aussi leur sang est-il en général assez peu coagulable. Le bain prolongé agit chez eux de la même manière que dans la folie aiguë, due à la surexcitation directe de la peau.

On ne doit pas être surpris dès lors du puissant effet du bain prolongé comme remède à ce genre de folie.

CENT TROISIÈME OBSERVATION.

Hypocondrie.

Madame ***, âgée de trente ans environ, bien constituée et d'un tempérament lymphatique sanguin, vit ses règles se supprimer au printemps de l'année 1846, à la suite d'une grande frayeur. Bientôt elle fut en proie à une tristesse profonde, au dégoût de la vie et au plus complet délire. Tous les moyens employés contre cette grave affection ayant échoué, on essaya des eaux de Plombières en bains tièdes de deux heures de durée et en douches écossaises. Je fus consulté pour Madame ***, après six semaines de ce traitement qui n'avait produit aucune amélioration. Je conseillai des bains prolongés. Nous les portâmes jusqu'à 3 et 4 jours. Constamment, au bout des douze ou quinze premières heures, ils produisaient une amélioration des plus marquées. Madame *** reprenait toute sa présence d'esprit, toute sa gaieté; mais dès qu'elle avait passé une nuit dans son lit, elle s'éveillait presqu'aussi malade qu'elle l'était avant ces grands bains. Cependant peu à peu l'état de Madame *** s'améliorait, ses règles reparurent après deux mois de ce traitement que nous continuâmes pendant trois mois, et quand elle quitta Plombières, il y avait chez elle un mieux bien sensible, qui s'est soutenu, mais qui n'est pas encore aujourd'hui une guérison complète. J'ai conseillé de recourir chez cette dame à la vératrine à dose altérante. J'aurais dû administrer déjà ce remède pendant que Madame *** faisait usage de nos eaux, mais je n'avais pas encore d'opinion bien arrêtée sur la valeur de ce précieux remède.

CENT QUATRIÈME OBSERVATION.

Manie aiguë et delirium tremens.

M. ... âgé de quarante et quelques années, d'un tempérament sanguin et d'une famille où il y avait eu des personnes bizarres, sans être folles, était fou depuis huit ou dix jours quand on me l'amena l'été dernier. Il se croyait pacha, il avait un sérail de cent femmes, il allait avoir un très-grand nombre d'enfants. Depuis qu'il était fou, il avait bu beaucoup de vin et de liqueurs. Je ne sus que plus tard qu'il buvait habituellement des vins très-forts et de l'absinthe, ce qui m'expliqua les symptômes de *delirium tremens* qui se mêlaient à ceux de sa monomanie. Ce malade avait beaucoup de fièvre, 120 pulsations par minute. Ce ne fut qu'au bout de trois mois de traitement par les bains prolongés que la fièvre se calma. Le délire diminuait aussi et j'espérais une prochaine convalescence, quand à la suite d'une promenade de plusieurs heures, comme je lui en faisais faire depuis plusieurs semaines, tous les jours avant son bain, il tomba en *carus*, sans que rien pût d'abord m'expliquer la cause de cet état si grave. Les pupilles étaient dilatées, le pouls était lent, les deux carotides avaient des pulsations parfaitement égales et faibles, les mâchoires étaient fortement serrées. Il y avait alors beaucoup de champignons vénéneux. Je pensai que notre malade en avait mangé. J'interrogeai son guide, qui m'avoua qu'il lui en avait vu un à la main. Je prescrivis à l'instant 25 centigrammes de tartre stibié dans un litre d'eau et je les fis avaler au malade par cuillerée, en profitant de quelques espaces interdentaires. J'introduisis plusieurs fois, par les mêmes espaces, les barbes d'une plume pour irriter l'arrière-bouche, et plusieurs fois il y eut des vomissements incomplets par suite de la contraction des muscles des mâchoires. J'ajoutai de fortes frictions à ces moyens, des applications chaudes sur les extrémités. Ce ne fut qu'au bout de 20 heures que M. .... revint à lui. Je le renvoyai dans sa famille où, après quelques mois d'agitation, il est tombé en démence. J'aurais voulu qu'on lui administrât la vératrine, mais ce conseil n'a pas été suivi.

Je crois que, chez ce malade, les ellébores à dose vomitive et purgative auraient été bien profitables au commencement de son traitement. Mais nous n'avons en France que des ellébores indigènes, et les anciens les ont proscrits, comme de beaucoup inférieurs aux ellébores des pays chauds, à celui d'Anticyre surtout.

CENT CINQUIÈME OBSERVATION.

Démence aiguë.

M. le capitaine *** avait depuis longtemps une tumeur fongueuse du rectum, qui lui faisait perdre une très-grande quantité de sang. Habilement opéré à Lyon par le savant chirurgien de l'Hôtel-Dieu, M. le docteur Pétrequin, il contracta bientôt après un violent dévoiement et il arriva exténué à Paris, où il tomba dans la plus complète démence. On me l'amena plusieurs mois après, n'ayant qu'un très-petit nombre d'idées fausses et se rapportant toutes à ses besoins matériels. Sa peau était froide et pâle, ses digestions mauvaises.

Je pensai que, chez ce monsieur, la démence était le résultat seulement du profond affaiblissement produit par des pertes de sang considérables et par le dévoiement. Je prescrivis à l'intérieur des amers et un régime suffisamment tonique. Je prescrivis des bains alcalins, prolongés pendant 6 heures par jour. Ce traitement améliorait lentement l'état de M.***, quand, à la suite d'un refroidissement, il eut beaucoup d'oppression et de toux, un point de côté, des crachements de sang et du râle souscrépitant dans le poumon gauche ; une saignée de deux palettes me fournit un sang peu coloré et presqu'incoagulable. Des inspirations ammoniacales et des opiacés firent promptement raison de ce dernier accident, mais il fut bientôt remplacé par une bouffissure générale, par l'anasarque, qui céda à son tour aux lotions de teinture de digitale et aux apéritifs. Un peu plus tard je prescrivis de nouveau les grands bains, mais sans les additionner de soude, et je leur adjoignis des douches écossaises ou alternativement froides et chaudes. Je commençai par de l'eau à 24 et de l'eau à 28 degrés Réaumur. Notre malade supporta plus tard l'eau froide à 20 degrés. Tout ce traitement dura quatre mois seulement et le capitaine quitta Plombières parfaitement rétabli.

Ici encore la peau a joué un rôle très-important, mais à l'inverse de la folie, elle n'avait plus assez de tension électrique et le cerveau ne pouvait plus penser.

Je pourrais ajouter d'autres faits à ces observations que je crois dignes d'intérêt, mais elle sont en nombre suffisant pour exciter l'attention des praticiens, pour leur montrer qu'il y a beaucoup à faire dans cette voie nouvelle où je les appelle avec moi; elles suffisent aussi pour justifier mes idées théoriques, pour rendre un peu d'espoir aux nombreux parents des fous que l'on ne soigne nulle part aujourd'hui ou nulle part convenablement, et pour rassurer aussi sur leur avenir les personnes qui ont été folles elles-mêmes, et qui se croyaient, à cause de cela, irrévocablement frappées dans l'organe de la pensée et déchues en grande partie de leur dignité d'homme.

CHAPITRE XXIX.

De l'épilepsie, de la catalepsie et de l'hystérie.

L'épilepsie était aussi bien connue d'Hippocrate que des médecins modernes. Vingt-deux siècles se sont écoulés depuis ce grand homme sans que la science ait fait sous ce rapport le moindre progrès. Serait-ce par hasard que le descendant, le disciple d'Esculape aurait déjà découvert où connu tout ce qu'il importe de savoir sur cette maladie si grave ? Interrogeons à cet égard des hommes que nous regardons à bon droit, parmi les modernes, comme des princes de la science. Esquirol nous dit, dans son *Traité des maladies mentales,* que l'épilepsie n'est pas seulement une maladie épouvantable par la violence de ses symptômes, mais qu'elle est désespérante par son incurabilité. Plus loin, caractérisant les recherches des anatomo-pathologistes sur les lésions organiques trouvées dans les cadavres des épileptiques, il ajoute : « que conclure ? rien ! »

Joseph Franck, le médecin le plus érudit peut-être des temps modernes, arrivé dans son exposition de l'épilepsie au siége et à la nature de ce mal, s'écrie : « C'est avec douleur que nous avouons que cette partie essentielle du diagnostic se trouve tout à fait dans le domaine des conjectures. » Ailleurs il dit encore : « Nous ignorons la cause prochaine de la plus simple fièvre, il n'est point étonnant que nous soyons obligés d'avouer notre ignorance sur la nature intime d'une maladie aussi obscure que l'épilepsie. »

L'anatomie pathologique montre bien sans doute, la plupart du temps, de graves altérations de tissus dans le cerveau des personnes mortes épileptiques, mais ces altérations sont on ne peut pas plus variées, et on en trouve d'ailleurs de pareilles, produites par des affections entièrement différentes. Enfin, comme tous les autres désordres que l'anatomie pathologique inventorie chaque jour, elles ne sont que des effets incapables de nous révéler jamais la nature de la maladie, et qu'avec Morgagni, tant de médecins considèrent encore comme des causes, au grand détriment de la science.

D'où vient donc que plus de deux mille ans d'efforts soutenus ont été inutiles pour l'étude de l'épilepsie comme pour celle de la plupart des autres affections morbides ? Cela vient de ce que l'ignorance où l'on a été si longtemps des lois physiques et chimiques nous ôtait la possibilité de comprendre les phénomènes les plus importants de l'économie vivante, ceux-là mêmes dont les moindres modifications occasionnent et caractérisent nos maladies. Ainsi on voulait étudier l'épilepsie sans savoir ce que c'est que le fluide nerveux, sans connaître les lois de sa production et de sa distribution dans l'économie. C'était vouloir l'impossible : mais non-seulement on ne connaissait pas le fluide nerveux, on ne connaissait pas même les nerfs. Les discussions sur leur solidité ou leur perforation se sont renouvelées jusqu'à ces derniers temps. Bogros, anatomiste distingué de Paris, en injectant des nerfs avec du mercure, avait cru y voir un canal central, mais M. Raspail a démontré jusqu'à l'évidence que Bogros s'était trompé et que les nerfs ne sont pas des tubes creux.

M. le docteur Mandl et M. le docteur Ehrenberg ont confirmé ce fait, reconnu d'ailleurs par plusieurs micrographes, leurs prédécesseurs.

Cette question éclaircie et c'est d'hier seulement, nous avons encore à déterminer la manière d'agir des nerfs. On sait depuis longtemps, Hippocrate et Galien, sous ce rapport, étaient aussi avancés que les médecins modernes, on sait, dis-je, que les nerfs sont chargés de déterminer les mouvements et les sensations dans toute l'économie, mais comment agissent-ils ?

Hippocrate admettait des esprits animaux, séparés par le cerveau et conduits à l'aide des nerfs dans les différentes parties du corps. Après lui, quelques médecins, au rapport de Galien, considérèrent les nerfs comme des espèces de cordes élastiques agissant par vibration. Galien les croyait des tuyaux de la plus grande finesse, destinés à contenir un fluide d'une finesse proportionnée et sécrété par le cerveau. Cette opinion du médecin de Pergame fut adoptée par les Grecs qui vinrent après lui et par tout le moyen âge.

Quelques médecins du XVI⁰ siècle, Argentarius, Cabrol et Charles Pison entre autres, nièrent cette doctrine, admirent la solidité des nerfs et proscrivirent les esprits animaux, mais ils remplacèrent la théorie reçue par des hypothèses moins soutenables : du reste, les opinions d'Hippocrate et de Galien continuèrent à prévaloir pendant tout le XVIII⁰ siècle dans la plus grande partie de l'Europe, l'école de Stahl seulement admit, avec son maître, l'âme à la place des esprits animaux.

Les médecins allemands Prochaska, Reil, Ritter, Autenrieth et d'autres, en présence des magnifiques découvertes de la physique et de la chimie, au siècle dernier, entrevirent bien tout le parti que la médecine pouvait en tirer, mais faute d'observations exactes, ils ne sortirent pas plus que leurs prédécesseurs du champ des hypothèses. De nos jours, Frédérick Tiedman, pour expliquer l'action nerveuse, ne trouve rien de mieux qu'un mouvement se continuant dans le nerf depuis l'organe sensitif jusqu'au cerveau, mouvement du reste qu'il reconnaît n'avoir pas encore été constaté, et Burdach en est réduit à adopter l'opinion de Prochaska, qui regarde la sensibilité comme une cause puissante, comme celle entre autres de la circulation, tandis qu'elle n'est elle-même qu'un effet.

Les physiologistes français ne sont pas, sous ce rapport si fondamental, plus avancés que les savants d'outre-Rhin. Richerand dans sa physiologie n'ose pas aborder le grave sujet de la puissance nerveuse. M. Adelon rappelle que Broussais et Legallois pensaient, avec Reil et Prochaska, que les nerfs jouissent de leurs forces et de leurs propriétés, sans les emprunter, ainsi que le veulent beaucoup de physiologistes, aux grands centres nerveux ; du reste, il déclare que nous sommes dans la plus profonde ignorance sur l'essence même de l'innervation.

Georget, dans sa *Physiologie du système nerveux*, et Olivier, d'Angers, dans son *Traité de la moelle épinière*, ne nous en apprennent pas davantage. Les nombreuses vivisections de M. Magendie n'ont pas non plus donné la solution de ce problème. La question est-elle entièrement neuve ? Il n'en est heureusement pas ainsi et nous pouvons maintenant connaître la nature du fluide nerveux, sès sources et la manière dont il se distribue ; nous pouvons donc déjà soulever un coin du voile qui nous cachait la nature de l'épilepsie et les moyens de la guérir ; mais il faut pour cela nous adresser à un autre ordre de savants, et demander aux physiciens les faits et les explications que les médecins nous refusent.

Au rapport de Cotuguo, un élève en médecine, disséquant à Bologne en 1786 une souris vivante, éprouva une commotion électrique dans la main, en touchant le nerf phrénique avec la pointe de son scalpel. Ce fut trois ans plus tard que Galvani commença les expériences qui ont immortalisé son nom. Je perdrais trop de temps à retracer ici l'histore de ses travaux, de ceux de son neveu Aldini et d'une foule d'autres savants, qui tous confirmèrent ce que l'élève de Bologne avait entrevu déjà : l'existence de l'électricité dans l'économie animale.

Béclar et après lui M. Prévost, de Genève, trouvèrent tous deux qu'une aiguille de fer doux, plongée dans le nerf crural ou dans le nerf sciatique d'un homme vivant, s'aimantait comme si elle était traversée par un courant électrique. Philippe Wilson, Clark, Abel, firent digérer des lapins et des chiens après la section du pneumo-gastrique, en appliquant à la partie postérieure du nerf coupé, un des pôles d'une petite pile, l'autre pôle étant en rapport avec l'épigastre. Tout tendait donc à établir que la puissance nerveuse et l'électricité étaient identiques, mais on ignorait encore comment la nature produisait le fluide électrique au sein de l'économie vivante ; s'il était sécrété par les centres nerveux et par les nerfs, ou s'il avait une autre origine.

Benoit Maujon, Wollaston, Orioli, cherchèrent à prouver, comme l'avait entrevu Galvani, que les sécrétions se faisaient sous l'empire des puissances électriques ; mais tombant tous dans une erreur commune, ils attribuèrent à l'électricité positive les phénomènes dus à l'électricité négative, et à celle-ci les phénomènes de l'électricité contraire.

Un médecin connu pour avoir répété quelques-unes des expériences micrographiques de nos prédécesseurs, M. le docteur Donné, soumit en 1834 à l'Institut le résultat de tentatives faites également pour déterminer le rôle que joue l'électricité dans l'économie animale, mais il se trompa aussi de pôle et ses essais n'ont laissé après eux d'autre trace qu'une preuve du zèle de leur auteur.

Ce fut alors que mon frère aîné prouva, par des expériences nombreuses et souvent répétées, que la cellule la plus mince de tissu cellulaire a, tant qu'elle n'est pas blessée, la propriété d'arrêter un assez fort courant électrique.

On comprend dès lors pourquoi la nature a tant prodigué ce tissu : c'est pour arrêter partout, dans l'économie, le fluide électrique qu'y produisent surtout les sécréteurs au contact du sang et l'envoyer, à l'aide des nerfs, là où le réclament les besoins de la vie, et surtout dans le cerveau et la moelle épinière, qui n'en sont que les collecteurs et non pas les producteurs.

Mon frère ne borna pas là ses recherches. Il voulut, comme M. Donné, trouver la loi des sécrétions organiques, mais, plus heureux que lui, il ne se trompa pas dans l'appréciation des phénomènes électriques, et il eut le bonheur de découvrir l'électricité négative à l'état de tension dans la peau de l'homme sain, en quantité d'autant plus considérable que la peau fonctionne davantage et secrète des matières plus acides. Il reconnut également que les lotions acidules font disparaître cette électricité, que les lotions alcalines redoublent son énergie et rendent les sécrétions cutanées *plus acides* ; il montra en un mot que les grandes lois de la matière s'appliquent aux corps organisés comme à tous les autres, que les sécrétions organiques s'opèrent sous l'influence des puissances électriques, que les sécréteurs alcalins sont électrisés positivement et les sécréteurs acides négativement, qu'il y a donc deux pôles dans l'économie comme dans une pile.

Cette découverte dominera la plus grande partie des questions médicales. Elle a déjà jeté de vives lumières sur l'apoplexie, la goutte, la folie et les maladies de la poitrine. A son aide on arrivera, je n'en doute pas, à guérir le cancer, le hideux cancer. Elle m'a fourni dans une grave épidémie de suette miliaire les plus précieux moyens. Appliquée aux vieillards, elle apprendra à combattre les funestes effets de l'âge, caractérisés, comme le dit le savant Burdach, par l'abaissement de la vie périphérique. Cette découverte réalisera donc, autant qu'elle peut l'être, la prévision de l'illustre et infortuné Condorcet, en prolongeant beaucoup la moyenne de la vie humaine. C'est sous son inspiration que je vais examiner l'épilepsie.

L'accès épileptique est caractérisé, dit Joseph Franck, par les mouvements anormaux des muscles, l'anéantissement des sens et des facultés de l'âme, désordres dont le malade ne garde ensuite aucun souvenir. La plupart du temps ces désordres revêtent des formes si hideuses qu'Arété n'en a été que l'historien fidèle alors qu'il disait : « *Ut si se mutuo in accessionibus spectantes ægroti, quæcumque patiuntur cernerent, non ultra vitam ducere tolerarent.* »

A quoi peut être dû ce cortège effrayant de symptômes ? Ne serait-ce pas à ce que l'une des deux électricités du corps s'étant accumulée d'une manière anormale dans un point quelconque de l'économie, finit par acquérir une tension assez forte pour rompre les obstacles que lui opposent les tissus isolants, et pour s'élancer sur les parties du cerveau qui ont l'électricité contraire ?

Cela ne serait qu'une hypothèse difficile à soutenir si l'accès d'épilepsie arrivait toujours prompt comme la foudre, sans symptômes précurseurs, et s'il n'était pas habituellement facile à un médecin observateur de constater chez les épileptiques des lésions de sécrétion qui président presque toujours comme cause au développement et à la durée de cette redoutable maladie.

Très-souvent l'accès épileptique commence par la sensation d'une vapeur s'élevant d'un point quelconque du corps vers le cerveau, et les convulsions n'ont lieu qu'au moment où la sensation a atteint cet organe. Si ce souffle, cette *aura epileptica* a commencé à l'extrémité d'un membre et que le malade ait pu lier fortement le membre au-dessus de la sensation qu'il éprouve, il arrive souvent que l'accès n'a pas lieu, mais aussi,

dans ce cas, le malade est la plupart du temps en proie
à une agitation pénible, qui dure aussi longtemps que l'accès
n'est pas venu rétablir l'équilibre, et cet accès alors peut acquérir
une violence telle qu'on l'a vu tuer immédiatement le malade.
Qu'est-ce que ce souffle? que fait la ligature? à quoi attribuer
cette agitation morbide qui a besoin d'un trouble si grand pour
se calmer? Le souffle n'est qu'un courant électrique anormal,
portant dans une portion quelconque du cerveau une électricité
opposée à celle qui y siège et qu'elle neutralise. Bonnet, dans
son *Sepulchretum*, nous raconte qu'il vit à Neufchâtel en 1656
un homme à qui il survenait de temps à autre un gonflement
à l'aine gauche, d'où partait un sentiment de fourmillement qui
se portait lentement jusqu'au pied, pour remonter rapidement
au cerveau et occasionner de fortes convulsions du côté gauche.
Une ligature au-dessus ou au-dessous du genou, dès que l'accès
commençait à se faire sentir, réussissait toujours à l'arrêter,
mais un soir, le malade ne fit pas la ligature à temps et l'accès
le tua.

La ligature, déjà employée au temps de Galien et qui trompe
souvent l'attente du médecin, au dire de Joseph Franck,
après quelques heureux essais, en ajoutant aux angoisses et en
rendant les paroxysmes plus fréquents, guérit un malade du
docteur Liboschitz, de Wilna (1), chez qui l'accès commençait
par le pouce. Mais il fallut que cette ligature fût permanente,
l'accès revenant dès qu'elle était enlevée. Evidemment ici la ligature n'agissait qu'en comprimant, avec tous les autres tissus,
le nerf quelconque qui servait de conducteur à l'électricité accumulée dans son voisinage. Ici cette ligature agissait comme celle
que l'on pratique sur les nerfs des animaux vivants et qui arrête
tout passage de l'influx nerveux, de la partie inférieure du
nerf lié au cerveau, comme du cerveau à cette partie.

La ligature produit aussi le même effet, mais momentanément seulement, que la section du nerf au-dessus de l'*aura*
ou que l'amputation de l'orteil ou du doigt, ou que l'ustion

______

(1) Joseph Franck. *Maladies du système nerveux.*

du point quelconque d'où cette *aura* s'élevait. J'ai soigné et guéri il y a 22 ans une fille jeune alors, qui demeure à l'Arrière, commune du Val-d'Ajol, en appliquant un puissant moxa sur le point d'où s'élevait l'*aura epilepitca* au centre de la dernière côte asternale gauche. Cette fille était épileptique depuis deux ans et avait 10 ou 12 accès par année.

Mais on comprend bien que, si la cause qui détermine l'accumulation anormale de l'électricité dans une portion de notre économie persiste et a une grande puissance, l'électricité acquerrera une force de tension telle qu'elle opérera sa décharge sur le cerveau, malgré tous les obstacles que la ligature, la section du nerf, l'amputation d'une des extrémités ou l'ustion pourraient lui opposer ; c'est donc à sa cause qu'il faut remonter, en s'armant, pour la découvrir, de beaucoup de patience et en appelant à son aide toute sa sagacité, tout son jugement.

Si cette cause est un obstacle physique tel qu'une esquille, une tumeur, un corps étranger, on comprend facilement qu'ici la chirurgie vaudra infiniment mieux que la médecine, dont les moyens seraient alors presque toujours impuissants ; mais si elle résulte, comme cela a lieu si souvent, d'une lésion de sécrétion, cette lésion bien connue, rien n'arrêtera plus le médecin dans la détermination du traitement à prescrire ou du moins le plus grave obstacle sera franchi. Il le serait plus facilement encore si l'on avait reconnu que l'épilepsie était occasionnée par la présence de vers dans le tube intestinal, comme cela arrive quelquefois.

De toutes les lésions de sécrétions qui produisent l'épilepsie, la plus fréquente est celle de la peau ; aussi Tissot dit-il dans son traité sur cette maladie : « Ce sentiment de froid aux extrémités est assez commun à toutes les personnes sujettes aux maux de nerfs ; je l'ai surtout remarqué très-souvent chez les épileptiques, qui sont toujours d'autant mieux qu'ils l'éprouvent moins. » N'oublions pas ici que la frayeur est une cause puissante du développement de l'épilepsie, et que la frayeur a pour premier effet le refroidissement de la peau. « *Mœstitia et timor impediunt perspirationem crassorum excrementorum perspirabilium : et perspiratio, impedita a quacumque causa, mœstitiam et timorem facit,* » dit Sanctorius. Aussi Morgagni dit-il : « Vous me demanderez peut-être si Albertini fit tirer du sang ; il en avait fait tirer immédiatement après le premier accès, et il l'aurait fait quand même cette grande frayeur n'aurait pas été suivie de l'épilepsie : car c'était son habitude, et je crois qu'il en agissait ainsi parce qu'il avait remarqué après Malpighi, ce que j'ai observé aussi quelquefois, qu'après des affections morales de cette nature le sang est porté à se coaguler. » Ainsi Sanctorius nous dit que la frayeur et la tristesse diminuent la transpiration insensible ; Morgagni nous apprend que le sang des personnes qui viennent d'être effrayées s'épaissit, suite nécessaire de la diminution d'action de la peau ; enfin Tissot a reconnu que, dans les maladies nerveuses et surtout dans l'épilepsie, les extrémités sont habituellement froides, et que les épileptiques sont d'autant moins malades que cet accident est moins prononcé. Ainsi les meilleurs observateurs s'accordent dans ce cas, de quelque point de vue qu'ils envisagent cette grande et importante question.

Je crois avoir suffisamment démontré, dans les deux derniers chapitres et dans tout le cours de cet ouvrage, que le fluide nerveux est en tout identique au fluide électrique et que ses sources principales sont les sécréteurs. Les expériences de Béclar et de M. Prévost ont prouvé en effet qu'une aiguille de fer doux, plongée dans un nerf d'un homme vivant, s'aimantait comme si elle était traversée par un courant électrique ; celles de mon frère ont démontré que la peau de l'homme vivant contient toujours de l'électricité négative à l'état de tension et en quantité d'autant plus grande que la peau sécrète davantage. Elles ont prouvé aussi la propriété isolante du tissu cellulaire qui est la trame de tous nos organes. L'acupuncture des Japonais et des Chinois, dont j'obtiens souvent *de merveilleux effets,* qui se produisent dès le premier instant de la pénétration de l'aiguille dans nos organes, ne vient-il pas encore déposer en faveur de l'opinion que je soutiens ici, et remarquons bien que si ces aiguilles sont en acier ou en fer doux, au lieu d'être en argent ou en or, comme celles qu'emploient les Chinois et les Japonais, leur action diminue, à mesure que l'oxidation vient diminuer aussi leur propriété de conduire l'électricité.

Les effets si remarquables que l'électricité produit par les nerfs de la grenouille ou par ceux d'un homme mort récemment de mort violente, et qui sont la reproduction fidèle de tous les mouvements de la vie, ne sont-ils pas une nouvelle preuve à l'appui de la doctrine que je défends.

J'étais donc fondé à dire que, quand l'épilepsie est due au développement d'une tumeur ou à la présence d'un corps étranger dans l'épaisseur des tissus, elle vient de la pression de ces corps sur un filet nerveux, pression qui accumule au-dessous du point où elle s'exerce l'électricité que ce filet nerveux devait conduire au cerveau, jusqu'à ce qu'elle ait acquis un degré de tension capable de lui faire surmonter violemment l'obstacle qui s'opposait à sa marche.

J'étais également fondé à dire que, sous l'influence d'une lésion de sécrétion, l'électricité se distribuant d'une manière inégale, peut s'accumuler dans quelque portion de nos tissus, s'y dissimuler comme dans la bouteille de Leyde, jusqu'au moment où son accès de tension amènera la décharge; l'accès épileptique ne sera point précédé par une *aura*, si l'accumulation de l'électricité a lieu très-près du cerveau ou dans une dépendance des nerfs de la vie organique dont les fonctions échappent à notre conscience:

Nous pouvons voir aussi nos sécréteurs eux-mêmes, sous l'influence de certaines excitations morbides, accumuler beaucoup trop d'électricité et devenir ainsi le point de départ en même temps que la cause de l'accès épileptique. Le foie, l'estomac, le pancréas, les intestins, les glandes mésentériques, ont été souvent signalés par les auteurs comme le lieu où se préparait l'accès du mal dont nous nous occupons; les ouvrages de Bonnet, de Morgagni en fournissent beaucoup d'exemples; Tissot et Portal en citent un grand nombre, puisés dans leur pratique et dans celles de leurs contemporains et de leurs prédécesseurs, et nous trouvons dans Esquirol une observation très-curieuse, où le plus important des sécréteurs, la peau joue évidemment ce rôle. Un jeune Américain s'endormit sous la ligne,

sur le pont d'un navire, et eut un coup de soleil sur la tête :
il devint épileptique. Esquirol le guérit par des affusions d'eau
froide sur la tête. La cause du mal, la nature du remède et
son heureux effet prouvent bien que le point de départ de
l'épilepsie était dans le cuir chevelu. La peau de ce jeune homme
représentait dans ce cas le plateau de résine de l'électrophore
partiellement électrisé.

CENT SIXIÈME OBSERVATION.

Mon confrère et mon ami, M. le docteur Chrestien, de Thann,
m'appela en consultation à la fin de l'année 1836, près d'un
de ses malades, M. K... alors âgé de cinquante ans environ. Ce
monsieur était hémiplégique depuis trois ans, et depuis douze
ans, il avait chaque année plusieurs violents accès d'épilepsie.
Il était souvent tourmenté en outre par de vives douleurs abdominales. L'hémiplégie s'était établie lentement : d'abord ce n'était
qu'une gêne légère dans le côté droit qui avait grandi à ce point
que, lors de ma première visite, M. K... se traînait à peine
à l'aide d'un bâton ; il ne pouvait plus écrire et il avait la bouche
fortement tournée à gauche.

Cette paralysie venant lentement à la suite d'une épilepsie
déjà ancienne, était considérée, par M. le docteur Chrestien et
par quelques autres de nos confrères, comme un accident devant
amener promptement et inévitablement la mort. Ici la paralysie
paraissait être le résultat d'un corps de formation nouvelle,
d'un tubercule sans doute comprimant l'hémisphère gauche du
cerveau, ce devait être un mal au-dessus de toute espèce de
ressources.

M. K... est d'une famille goutteuse ; il a habité le midi de
la France et l'Espagne pendant toute sa jeunesse. Revenu en
Alsace, il a éprouvé toutes les pénibles émotions du grand industriel placé sous le joug terrible de la concurrence. Ces émotions,
le tempérament héréditaire et le retour dans un pays humide

et froid avaient profondément affaibli sa peau, qui était jaune, sèche et froide aux extrémités. Je pensai que si nous parvenions à rétablir les fonctions de ce puissant sécréteur, je pourrais non-seulement prolonger les jours de M. K..., mais peut-être même le guérir.

Mon confrère partageant ma manière de voir, nous prescrivîmes six lotions par jour, depuis les reins jusqu'au bout des pieds, avec une solution de soude dont on doit toujours proportionner la force à la vitalité de la peau des malades. Mon frère a donné la formule de quatre solutions de soude obtenues, l'une avec une lessive de soude caustique pesant 6 à l'aréomètre de Baumé, l'autre 8, la troisième 10 et la quatrième 12. Ces solutions doivent être saturées ensuite par de l'alumine en gelée et en excès, précipitée de l'alun par l'ammoniaque. A ces lotions nous ajoutâmes de l'infusion de tilleul et de la tisane de bourrache et nous prescrivîmes un régime modérément tonique, mais peu abondant.

Bientôt la peau de M. K... fonctionna mieux, bientôt elle se couvrit chaque matin, sur les parties lotionnées seulement, d'une sueur tellement abondante qu'en une heure et demie que notre malade la faisait durer, elle perçait un épais matelas.

Sous l'influence de ce traitement, la paralysie, l'épilepsie, les douleurs abdominales disparurent pour ne plus revenir. M. K... a maintenant toute la force que comporte son âge, soixante-deux ans. Il a pu, il y a quatre ans, faire à pied l'ascension du ballon de Guebwiller, montagne de plus de 1,300 mètres de hauteur.

Ce fait si remarquable infirme en partie le précepte de Celse : « *Si vero aut mens læsa est, aut nervorum facta resolutio, medicinæ locus non est.* »

Il prouve de plus que les médecins doivent se préoccuper bien moins du nom imposé à un groupe de symptômes que de la cause qui les a déterminés, que des lésions de sécrétions qui les précèdent et les dominent presque toujours.

CENT SEPTIÈME OBSERVATION.

Quelque temps avant de soigner M. K... j'avais été chargé par un de nos plus habiles et plus savants confrères de donner des soins à sa femme qu'il m'avait amenée à Plombières. Cette dame, âgée de vingt-cinq à trente ans, éprouvait de vives douleurs aux régions du cœur et du foie. Ces douleurs, développées sous une forme très-aiguë, avaient résisté depuis près de deux mois au traitement antiphlogistique le plus énergique. Le pouls de notre malade était dur et plein et donnait de 130 à 160 pulsations par minute. Les émissions sanguines, portées aussi loin que possible, n'avaient fait qu'augmenter sa dureté et sa fréquence. Madame S... était très-faible et très-maigre. Elle était irritable à ce point que le moindre bruit, la moindre émotion lui donnaient des spasmes violents et épileptiformes. Mon ami M. le docteur Mansuy, qui la voyait souvent alors, considérait, ainsi que d'autres médecins, ces accidents comme franchement épileptiques.

La faiblesse de cette dame, la nature de ses douleurs, ses graves accidents nerveux, l'énorme développement de son pouls, tout semblait indiquer pour elle des bains tièdes, presque froids, tels que ceux que conseillait le docteur Pomme au siècle dernier. Mais la peau de cette dame était jaune, froide et sèche : au lieu de la guérir, les bains tièdes n'auraient fait qu'ajouter à son mal. Je lui prescrivis donc des bains de 30 degrés Réaumur et de courte durée, ainsi que des bains de vapeur.

Un mois de traitement suffit à madame S... pour lui rendre tout l'embonpoint de la santé, pour la délivrer de ses douleurs et de tous ses accidents nerveux, ainsi que de l'accélération de son pouls, que les saignées redoublaient et qu'aucun autre moyen n'avait pu calmer.

Ce second fait me semble encore de nature à montrer l'étroite liaison et les rapports de cause à effet qui existent souvent entre le trouble des sécrétions cutanées et de graves désordres nerveux. Cependant si, contrairement à l'axiôme de Celse, j'ai pu guérir M. K..., déjà paralysé à la suite de nombreux accès d'épilepsie, en rétablissant chez lui les fonctions de la peau, il peut exister de si graves altérations de tissus que le médecin, malgré le traitement le mieux indiqué, ne peut plus parvenir à en triompher.

Est-ce le cas de tous les épileptiques dont l'intelligence est déjà altérée? Peut-être que non. J'aime à croire que beaucoup de ces malheureux pourront être sauvés plus tard. La nature est bien puissante quand on sait la comprendre et la seconder. Je dois cependant avouer que j'ai échoué dans un cas d'épilepsie où l'intelligence du malade était déjà profondément affaiblie.

CENT HUITIÈME OBSERVATION.

J'eus à soigner, au commencement de l'été, en 1842, un épileptique âgé de trente ans environ et qui, depuis deux ans seulement qu'il était malade, avait déjà les traits de la face très-grossis, considérablement altérés. Ce monsieur avait une somnolence habituelle, il répondait tardivement aux questions qui lui étaient faites, sa parole était lente, il se plaignait de vives douleurs dans la région temporo-coronale droite; il avait de fréquents accès d'épilepsie et plus souvent encore des vertiges suivis d'évanouissement.

Cette maladie si grave avait saisi ce monsieur pendant qu'il faisait un voyage pour ses affaires commerciales; elle avait eu une marche très-rapide et elle avait déterminé probablement déjà un ramollissement du cerveau, une désorganisation dont il ne me fut pas possible de triompher. L'augmentation des sécrétions cutanées ne produisit ici qu'une amélioration de courte durée, et quelques mois plus tard la mort vint terminer cette cruelle affection.

CENT NEUVIÈME OBSERVATION.

Mademoiselle M..., âgée de trente ans environ, est épileptique depuis quinze ans bientôt. Elle a été soignée par tous les médecins les plus renommés de France et son mal a résisté à tous les traitements. Elle a souvent dix ou douze accès par jour. Souvent, à la suite de ses accès, elle devient folle et déraisonne pendant 8 ou 10 jours ; on me l'amena il y a deux ans à Plombières. Sa peau était froide et sèche, aux extrémités surtout. Malgré l'état avancé de son mal, j'espérais encore pouvoir la soulager et peut-être même la guérir. Je lui fis prendre des étuves et des demi-bains à 36 et 38 degrés Réaumur, d'une durée de 2 à 5 minutes. Je faisais sortir mademoiselle M... dès que son pouls donnait 120 pulsations par minute. Plusieurs fois elle eut une syncope en sortant de ces bains, mais jamais d'accès épileptique. Mademoiselle M... passa deux mois à Plombières. De retour chez elle, elle éprouva une diminution très-grande dans la fréquence et la force de ses accès, mais on ne continua malheureusement pas le traitement que j'avais si heureusement commencé, et après quelques mois d'un mieux très-marqué, mademoiselle M... reprit son état habituel.

Quand l'épilepsie est curable, ce qui, pour moi, malgré l'opinion reçue, est le cas le plus fréquent, il faut non-seulement de bons conseils au malade, mais il lui faut une grande persévérance pour suivre le traitement prescrit.

CENT DIXIÈME OBSERVATION.

Mademoiselle J..., fille d'un ancien militaire au Val-d'Ajol, est de taille moyenne ; elle a beaucoup d'embonpoint. Ses règles sont peu abondantes ; à l'âge de seize ans elle eut ses premiers accès d'épilepsie sans *aura* et une hémiplégie du côté gauche, qui disparut bientôt, mais qui laissa une douleur habituelle et

de la faiblesse dans le bras. Elle était sujette aussi à d'assez
violents maux de tête. On la saigna souvent sans résultats
utiles. Son sang était, dit-on, noir et très-plastique. Plus tard,
mon ami M. le docteur Fleurot lui fit prendre des bains alcalins et salés, mais qui ne produisirent pas de sueur ni d'amélioration marquée dans son état ; enfin on m'amena cette jeune
personne au printemps de l'année 1834. Ses pieds étaient souvent
froids, sa peau était peu active dans son ensemble, aussi je n'hésitai pas à lui prescrire nos étuves les plus puissantes, qu'elle
supporta très-bien. Elle en prit quarante, en se reposant pendant
quelques jours au milieu de ce traitement. Pendant ce repos, elle
eut un léger accès de son mal, qui disparut ensuite jusqu'à la
fin de décembre, où elle en eut un nouveau, léger aussi, après
avoir lavé la lessive dans l'eau froide pendant toute la journée.
Quoi qu'il en soit, cette malade et ses parents furent émerveillés
des bons effets produits par nos étuves.

Mademoiselle J... espérait en faire usage l'année suivante
encore, mais des revers de fortune l'en ont empêchée. Du reste,
elle aurait pu se guérir chez elle en faisant ce que je lui
avais prescrit ; mais elle était entourée de parents peu intel-
ligents, d'une part, et d'une autre, devenus trop pauvres peut-
être pour pouvoir lui donner les soins que nécessitait son
état.

CENT ONZIÈME OBSERVATION.

M. D..., manufacturier non loin de Guebwiller, vint me consulter à la fin du printemps de l'année 1841. Il était alors âgé
de vingt-cinq ans, grand, bien développé, ayant beaucoup
d'embonpoint et toutes les apparences de la plus belle santé.

Depuis son enfance jusqu'à l'âge de dix-huit ans, il avait eu
de fréquents accès précurseurs de l'épilepsie. Il ne tombait pas,
il n'avait pas de convulsions, mais il perdait pendant quelques instants la faculté de parler et il avait des vertiges. A dix-huit
ans, les accès devinrent franchement épileptiques mais sans *aura*.
Ces accès, d'abord assez rares, allèrent en se rapprochant tou-

jours davantage, et à l'époque de sa consultation, M. D....
en éprouvait de deux à trois par mois. Il avait inutilement
essayé contre eux beaucoup de remèdes. Au premier examen,
je ne savais à quelle cause attribuer sa maladie. En effet, sa
peau transpirait facilement et d'une transpiration suffisamment
acide ; son appétit était bon, sa digestion facile : il était sobre
et laborieux et toutes ses habitudes étaient régulières. Mais
j'appris qu'il avait habituellement de trois à quatre selles moulées par jour, qui enlevaient ainsi à l'économie une grande quantité de bile, et malgré le bon état des fonctions de la peau,
faisaient prédominer les acides, en produisant ainsi, mais par
un mode différent, des accidents analogues à ceux qui carac-
térisaient la maladie de M. K... Aussi, ayant fait à M. D...
une saignée explorative d'une vingtaine de grammes, j'obtins
un sang noir et très-plastique, semblable à celui des vieillards
et à celui de toutes les personnes dont la peau fonctionne trop
peu.

Je prescrivis encore ici des lotions alcalines et un régime tonique et modéré, mais j'ajoutai à ces moyens l'usage interne
de l'extrait de cachou et l'infusion de roses de Provins, afin
de diminuer l'abondance des selles. J'amenai bientôt M. D...
à n'en avoir qu'une tous les trois jours, en même temps que sa
peau fonctionnait bien davantage. Depuis lors M. D... a été
délivré de la maladie qui empoisonnait son existence.

CENT DOUZIÈME OBSERVATION.

Je viens d'être consulté par un forgeron de la Chaude-Eau,
épileptique depuis son adolescence. Cet homme dans la force
de l'âge a plusieurs selles par jour ; il a souvent aussi des coliques et du dévoiement. Il n'y a pas de doute pour moi que
c'est à ce dérangement des fonctions du ventre qu'est due sa
maladie.

L'observation si curieuse de M. D... me conduit à en citer
une autre qui a avec elle une grande analogie, puisqu'il s'agit

aussi d'un trouble nerveux fort grave, également amené par des selles trop abondantes.

Quand l'accès épileptique est précédé par une *aura epileptica* s'élevant d'un membre, nous avons vu qu'une forte ligature pouvait en arrêter le développement, mais nous avons vu que souvent alors les malades étaient en proie à une vive agitation, qui ne cessait qu'à la suite d'un nouvel accès. C'est qu'en se bornant à empêcher la communication anormale des deux électricités, sans songer à rétablir l'équilibre entre elles, on ne fait que grossir l'orage, qu'ajouter au mal au lieu de le guérir, aussi voyons-nous les épileptiques renoncer la plupart du temps à leurs ligatures, forcés même de rechercher les occasions qu'ils savent capables de déterminer leurs accès, afin de se délivrer de l'agitation pénible qui leur en annonce et le besoin et l'approche.

En combattant la cause de ce grave désordre, ainsi que je viens de l'indiquer, on pourrait, je le crois, obtenir d'excellents résultats de l'acupuncture. Il faudrait laisser pendant quelques jours à demeure des aiguilles d'or, que l'on ferait pénétrer à travers un large pli de la peau comme le ruban d'un séton. On pourrait en placer plusieurs au-dessus du point où se déclare l'*aura* et sur ce point-là même ; si l'accès épileptique venait sans avant-coureur, ce serait à la nuque et sur la tête qu'il faudrait les placer. On pourrait encore en appliquer alors sur les parois abdominales, pour peu qu'on soupçonnerait les viscères qu'elles recouvrent d'être causes de la maladie. Ces aiguilles n'agiraient qu'en soutirant l'électricité interne, mais cette action serait à elle seule très-puissante. Je soigne maintenant plusieurs épileptiques d'après les principes que je viens d'établir, et tous me disent ou m'écrivent qu'ils vont beaucoup mieux.

L'hystérie et la catalepsie sont aussi de graves désordres nerveux, qui reconnaissent habituellement des causes analogues à celles qui produisent l'épilepsie et qui nécessitent un traitement à peu près pareil. Il est très-probable que, chez la plupart de ces malades, il n'y a pas seulement trouble dans les sécrétions, et par suite dans la production et la distribution du fluide nerveux, mais qu'il y a aussi insuffisance dans la nutrition de la pulpe nerveuse. La chimie organique résoudra bientôt, je l'espère, cette grave question. Je suis d'autant plus porté à croire que, dans ces maladies, il y a insuffisance de nutrition de la pulpe nerveuse, qu'elles se développent presque toujours sous l'influence de causes *déprimantes*. Les observations suivantes semblent confirmer cette manière de voir, que je ne donne, du reste, que comme une induction qui a besoin d'être appuyée par des recherches nouvelles.

CENT TREIZIÈME OBSERVATION.

Hystérie.

Madame X..., âgée de vingt-cinq ans environ, d'un tempérament sanguin nerveux, mariée et sans enfants, avait éprouvé avant son mariage un violent chagrin, causé par la mort d'une jeune personne qu'elle chérissait et qui mourut d'une maladie de la moelle épinière. Bientôt, sous l'influence de ce chagrin, la santé de madame X... s'altéra; éprouvant quelques douleurs de dos, elle crut qu'elle avait la même affection que sa jeune amie et qu'elle mourrait comme elle. Bientôt madame X... éprouva des accidents nerveux qui, augmentant d'intensité, se changèrent en de violents accès hystériques avec perte entière de connaissance. Ces accès augmentèrent de fréquence; ils ne furent pas diminués par le mariage et ils résistèrent à tous les traitements employés contre eux.

Madame X... vint l'été dernier à Plombières pour essayer de nos eaux. Elle avait alors jusqu'à trois accès par jour; ils étaient très-longs et suivis de stupeur, comme les accès épileptiques dont ils se rapprochaient beaucoup. Madame X... était toujours triste, elle craignait de devenir folle, et elle croyait qu'elle ne pourrait jamais se guérir. Elle éprouvait des douleurs dans les régions cervicale, dorsale supérieure et sacro-lombaire. Je lui prescrivis sur ces régions de fortes frictions avec de la pommade de vératrine, des bains tièdes de deux heures de durée tous les matins, et tous les soirs un bain de jambes d'une demi-heure dans le bain chaud des goutteux.

Ce traitement avait amélioré d'une manière sensible l'état de madame X... après quarante jours de durée; mais nous avions encore presque tous les jours un accès grave, et la tristesse restait la même.

A son départ de Plombières, je conseillai à madame X.... de prendre tous les jours une pilule contenant un quinzième de grain de vératrine, si son médecin ordinaire l'approuvait. Bientôt les accès passèrent entièrement, ou du moins madame X... n'en a plus qu'un léger à la fin de chaque mois, elle a retrouvé toute sa gaieté; elle compte maintenant sur une prochaine et complète guérison.

Au mois de février dernier, elle avait cessé de prendre ses pilules, mais ses accès et sa tristesse vinrent l'obliger à mieux suivre mes prescriptions.

CENT QUATORZIÈME OBSERVATION.

Catalepsie.

Madame de ..., âgée de trente et quelques années, mère de deux enfants, et d'une constitution qui paraît excellente, est devenue excessivement *nerveuse* sous l'influence de longs et violents chagrins, sous celle aussi du rude climat du nord de la Russie. Elle a inutilement employé une foule de moyens pour se guérir, et entr'autres l'hydropathie, les eaux d'Aix en Savoie et le magnétisme. A son arrivée à Plombières, le moindre bruit faisait tomber madame de ... en catalepsie, tantôt partielle, tantôt générale. Ces accès étaient toujours accompagnés de fortes douleurs. Les moindres émotions les faisaient naître; la position de madame de ... était déplorable. Elle avait aussi les extrémités abdominales habituellement froides; elle était triste et profondément découragée.

Je lui prescrivis tous les deux jours un grand bain tiède, de fréquents bains de jambes, des lotions alcalines sur la moitié inférieure du corps , et tous les jours une pilule contenant un quatorzième de grain de vératrine. C'est pendant le dernier hiver que j'ai prescrit ce traitement, et malgré la saison, j'en ai obtenu déjà d'excellents effets. Le système nerveux de madame de ... fonctionne avec beaucoup plus de régularité. Les accès de catalepsie sont bien plus rares et moins violents. Tout me fait espérer le rétablissement complet de cette dame.

CHAPITRE XXX.

Paraplégie.

La paraplégie ou paralysie des régions sous-diaphragmatiques amène chaque année plusieurs personnes à Plombières.

Souvent elle arrive à la suite d'une chute ou d'un coup sur la partie inférieure de la colonne épinière. D'autres fois elle est produite par une affection rhumatismale ; dans tous les cas elle est due à une maladie primitive ou sympathique de la moelle épinière, ou à une maladie des organes qui l'avoisinent et l'enveloppent. Pour la paraplégie comme pour toutes les autres affections morbides, recherchons d'abord avec beaucoup de soin s'il n'existe pas quelque grave lésion de sécrétion à laquelle on puisse attribuer les accidents ressentis par le malade. De cette recherche, en effet, dépendra et la nature et le succès du traitement.

Toutefois, disons encore ici que les lésions de sécrétion peuvent amener, dans le système nerveux, des modifications telles que le rétablissement de ces sécrétions ne suffise plus pour les guérir, et qu'elles aient besoin, pour disparaître, de médicaments spéciaux, de nature à rendre à la pulpe nerveuse les principes qui lui manquent. C'est le cas alors d'ajouter au traitement les alcaloïdes et surtout la strychnine, qui est considérée en quelque sorte comme le spécifique de la paraplégie.

La paraplégie reconnaissant pour cause une affection des vertèbres sans carie de ces os, le mal vertébral de Pott, est aussi efficacement combattue à l'aide de nos eaux ; mais nos eaux ne doivent pas empêcher de recourir alors aux exutoires les plus énergiques, non plus qu'à un traitement anti-scrofuleux en rapport avec la constitution des sujets et la gravité de la maladie.

CENT QUINZIÈME OBSERVATION.

M. ***, cultivateur aux environs de Château-Salins, vint à Plombières pendant l'été de l'année 1832, pour combattre, à l'aide de nos eaux, une paraplégie incomplète, remontant à quatre ans environ et dont il ignorait la cause. Il avait cinquante-trois ans; il faisait à peine une centaine de pas en chancelant comme un homme ivre, et pour marcher, il devait regarder constamment son but, sans quoi il serait tombé à l'instant. Il ne pouvait pas non plus rester debout et immobile; il avait des vertiges quand il levait la tête.

L'examen le plus attentif de la colonne épinière ne laissait apercevoir aucun désordre anatomique. Ce malade avait encore de l'embonpoint, ses jambes se refroidissaient facilement, ce qui est ordinaire aux paraplégiques. Il ne souffrait pas de l'estomac, mais depuis qu'il était malade il s'applaudissait d'avoir de trois à quatre selles moulées par jour.

Aux bains minéraux et aux douches, j'ajoutai chez ce malade tous les astringents nécessaires pour le constiper, et bientôt il n'eut plus qu'une selle tous les trois ou quatre jours : dès lors il fut guéri. Il ne passa que trois semaines à Plombières, et avant de le quitter, il faisait plusieurs lieues par jour dans des chemins souvent très-difficiles. Quelques mois après, je sus qu'il était toujours resserré et bien portant.

CENT SEIZIÈME OBSERVATION.

Mademoiselle ***, des environs de Lunéville, vint à Plombières pour combattre, à l'aide de nos eaux, une grande faiblesse des extrémités inférieures, qu'elle regardait comme la suite de plusieurs entorses des pieds qu'elle avait eues successivement. Il me fut facile de reconnaître chez mademoiselle *** l'existence d'une myélite.

A l'aide d'un linge imbibé d'eau chaude et promené le long du rachis, je reconnus que cette affection occupait la région sacro-lombaire. Aux bains et aux douches j'ajoutai plusieurs applications de ventouses scarifiées sur cette région. Quarante jours de ce traitement améliorèrent la position de mademoiselle ***. De retour chez elle, son médecin ordinaire, partageant ma manière de voir, lui appliqua plusieurs moxas superficiels sur la région lombaire. Le mieux que mademoiselle *** devait aux eaux se soutint; mais notre malade était loin encore d'être guérie. Trois cents pas étaient pour elle une course pénible. Elle revint l'année suivante à Plombières. Aux eaux et aux ventouses, j'ajoutai l'extrait de noix vomique à l'intérieur et à doses brisées. Mademoiselle *** pouvait, en quittant Plombières, faire plus d'une lieue à pied.

Je l'ai revue une année après. Elle avait cessé trop tôt l'usage de la noix vomique, et cependant elle avait conservé assez de forces pour vaquer chez elle aux travaux du ménage de son père.

CENT DIX-SEPTIÈME OBSERVATION.

Paralysie incomplète des extrémités abdominales.

M. Th.***, de Cervois, était tombé de vingt pieds de hauteur, et la région lombaire avait fortement porté dans cette chute. Depuis lors il éprouva une extrême difficulté à marcher; il ne pouvait plus diriger ses pieds, et il chancelait comme un homme ivre. Il lui était impossible de se tenir debout dans l'immobilité, sans s'appuyer sur ses mains. Lorsqu'il marchait, c'était en jetant ses bras et son corps en avant qu'il paraissait pouvoir se diriger un peu. Il y avait dix-huit mois qu'il était dans ce triste état, lorsqu'il vint, l'été dernier, à Plombières.

En examinant les régions lombaire et sacrée, je reconnus un développement anormal des apophyses transverses gauches des deux dernières vertèbres lombaires, et en promenant le long du dos une éponge trempée d'eau chaude, je trouvai une exagération de sensibilité très-marquée, depuis la seconde vertèbre lombaire jusque vers le milieu du sacrum.

En rapprochant ces données des accidents qu'éprouvait le malade, je dus croire que les dernières vertèbres lombaires n'avaient point été frappées seules de phlegmasie, à la-suite de la chute qu'avait faite M. Th.***; mais que les nerfs des dernières vertèbres lombaires, et probablement les premières paires sacrées avaient été atteints par le même accident, dont le défaut de soins convenables avait perpétué les tristes effets.

Je prescrivis de fortes applications de ventouses scarifiées sur les régions malades et des bains prolongés.

Dès l'application des premières ventouses, le malade éprouva un soulagement des plus marqués. En peu de jours il put marcher très-facilement et sauter avec légèreté. Après quinze bains et six applications de ventouses, je lui fis prendre des douches chaudes et fortes. Enfin, pour terminer sa cure, je lui appliquai de larges moxas *loco dolenti*. Il quitta Plombières, après un mois de séjour; je ne doute pas de son parfait rétablissement, s'il a suivi les conseils que je lui ai donnés lors de son départ.

19

CHAPITRE XXXI.

Du cancer.

Chaque année, nous avons à Plombières quelques malades qui viennent pour essayer de combattre, à l'aide de nos eaux, le développement de tumeurs cancéreuses, ou pour empêcher leur récidive après leur ablation. Le cancer est une maladie encore entièrement inconnue : reconnaissons cependant que, sous l'influence du microscope, son anatomie pathologique a fait dans ces derniers temps de très-remarquables progrès, dus principalement aux beaux travaux de M. le docteur Lebert. Mais reconnaissons aussi que, jusqu'à présent, la thérapeutique n'a profité en rien de ces découvertes.

Le cancer peut envahir tous les tissus ; l'hérédité (1) et une foule d'autres causes peuvent le développer. C'est une maladie constitutionnelle. Le fer, le feu, les caustiques détruisent la tumeur, mais il s'en reproduit bientôt de nouvelles, soit au lieu même où existait l'ancienne, soit dans d'autres parties du corps.

Le microscope fait découvrir dans le cancer des globules de formes propres à ce genre d'affection. On y trouve aussi un grand nombre d'artères de formation nouvelle et point de veines.

L'analyse chimique a trouvé dans le cancer beaucoup de matière albumineuse et de graisse.

La compression que Desault avait déjà conseillée contre le cancer du rectum, que Young, Pearson et M. le docteur Récamier surtout employèrent plus tard, n'a qu'une action trop limitée contre cette funeste maladie.

(1) Disons cependant que , si l'hérédité peut être une des causes du cancer , le plus souvent on naît de parents cancéreux sans le devenir soi-même. Si le cancer, la goutte , la phthisie pulmonaire et les scrofules étaient , non pas toujours , mais souvent héréditaires , l'humanité succomberait bientôt sous les coups de cette redoutable tétrarchie.

Les emplâtres doux, largement appliqués sur les tumeurs cancéreuses superficielles et que j'ai recommandés il y a cinq ans déjà (*Essai sur le cancer*, Paris et Plombières, 1842), ralentissent souvent beaucoup le développement de ces tumeurs, mais ne peuvent pas les guérir.

Les étuves prolongées, employées par mon savant ami M. le docteur Coze, doyen de la faculté de Strasbourg, ont bien pu fondre rapidement d'énormes tumeurs cancéreuses, les réduire en apparence à l'état de plaies simples, faire disparaître les douleurs et prolonger un peu la vie, mais elles n'ont pas pu guérir.

Les bains alcalins, conseillés par mon frère, ont momentanément aussi beaucoup amélioré l'état de ses malades, mais n'ont pas eu plus de succès définitif que les étuves. Ils ont servi seulement à constater la complète insensibilité du cancer en contact avec une eau alcaline assez forte pour irriter douloureusement la peau.

Une foule de remèdes ont été conseillés contre cette cruelle maladie, et parmi eux on trouve beaucoup de narcotiques. Mais disons ici que presque toujours nous n'apportons aucun soin à bien nous assurer du lieu où les plantes que nous prescrivons ont été recueillies, ce qui est cependant d'une importance énorme, ainsi que le prouve, par exemple, la grande différence qui existe entre les propriétés du pavot et du chanvre d'orient et celles des mêmes plantes venues dans nos climats, celle aussi que les anciens avaient reconnue entre les ellébores d'Anticyre et ceux venus en Allemagne ou dans les Gaules. « Je connais des cas, dit Hufeland, où l'opium en topique, la ciguë, la belladone, etc., ont fondu les engorgements les plus durs. Preuve incontestable que ces engorgements avaient une origine nerveuse. » On a obtenu aussi de très-bons résultats de l'arsenic, de l'antimoine, de l'alun, de l'or, des sels de fer, de mercure, de l'iode (1), et cependant

---

(1) L'iode a une action très-puissante sur les glandes mammaires, qui sont des sécréteurs acides ; il n'est guère probable qu'il puisse en avoir une semblable sur le cancer, sécréteur alcalin ou positif. Aussi, ne l'ai-je jamais vu produire d'utiles effets dans le cancer confirmé, il m'a même paru souvent alors qu'il hâtait la marche de la maladie et sa terminaison funeste.

on considère encore le cancer comme incurable. Qu'est-ce donc que cette cruelle maladie?

Le cancer a une composition chimique analogue à celle du foie : il doit être, comme cet organe, un sécréteur électro-positif puisqu'il attire à lui, pour s'en nourrir, les substances électro-négatives. D'ailleurs son insensibilité au contact de fortes solutions alcalines le prouve encore. Ceci est important à établir pour le traitement local, mais comment le cancer se développe-t-il? Quels rapports existent entre lui et le reste de l'économie? Evidemment c'est un organe nouveau, mais de toutes les productions morbides c'est peut-être la moins bien organisée. En effet, si elle a en elle une grande puissance de développement, elle n'en a pas de conservation. Bien différent des autres tumeurs qui peuvent vieillir avec nous, le cancer à peine produit doit mourir ; il est très-vasculaire, mais il n'a que des artères. Evidemment les préparations narcotiques, en paralysant la sensibilité de la tumeur, en diminuant l'énergie de ses vaisseaux, ne peuvent qu'être fort utiles. Mais il est bien préférable, quand cela est possible, de les appliquer sur le cancer même, plutôt que de les faire absorber par le tube digestif, aux fonctions duquel ils nuisent souvent beaucoup.

N'oublions pas alors le traitement général! Il a une extrême importance. Le cancer, en effet, est une affection de l'économie entière et une affection essentiellement débilitante. Entretenons les fonctions de la peau aussi actives que possible, mais préférons alors la transpiration insensible aux sueurs, qui, après un soulagement apparent, usent et affaiblissent beaucoup. Alors les bains de soleil, les frictions sèches, le massage, les lotions générales avec du vin de Bordeaux, nos bains chauds et courts suivis de lotions froides, nos bains de vapeur suivis d'irrigation d'eau froide, seront très-utiles. Les cancéreux sont comme les vieillards, comme les phthisiques, comme les goutteux, ils ne respirent pas assez. Aussi MM. Andral et Gavaret, en trouvant que le sang des cancéreux contenait beaucoup de fibrine, ont reconnu qu'il avait moins de globules que dans l'état physiologique. Il faut donc aussi faire respirer beaucoup ces malades et dans un air bien pur.

Leur régime doit être tonique, contenir plus d'aliments assimilables ou plastiques que d'aliments *respiratoires*. Enfin il faut faire aussi une très-large part à la débilité générale de leur système nerveux. La vératrine, à dose seulement altérante, doit leur convenir beaucoup, il est impossible même qu'elle ne leur convienne pas.

L'acupuncture à demeure, qui produit souvent de merveilleux effets, et qui est beaucoup trop négligée par nos médecins d'Europe, devra non-seulement diminuer momentanément la douleur, mais ralentir aussi les progrès du mal.

Si le savant docteur Pétrequin, de Lyon, a pu, à l'aide de l'électricité, coaguler le sang dans les tumeurs anévrismales, on pourra probablement à son aide dissoudre l'albumine qui abonde dans les cancers, qui comprime et atrophie les tissus au sein desquels elle est alors déposée. On ne ferait du reste, à l'aide d'une longue et lente application d'électricité à ces tumeurs, que diminuer leur tension habituelle, qu'on obtiendrait ainsi déjà, indépendamment de toute action chimique, d'excellents résultats. On le voit donc, il y a beaucoup à faire encore pour les cancéreux. Espérons que le moment n'est pas loin où la médecine pourra triompher de cette si redoutable maladie.

Dans le cancer du rectum, maintenant que les inspirations éthérées rendent les opérations chirurgicales si faciles, ne pourra-t-on pas recourir à un anus artificiel par la méthode de M. le docteur Amussat, et n'obtiendra-t-on pas, par cela seul déjà, une bien grande amélioration dans l'état des malades.

J'ai recueilli les observations suivantes à une époque où j'avais beaucoup moins médité sur la nature et sur le traitement du cancer que je ne l'ai fait depuis. Aussi ne peuvent-elles guère prouver que l'utilité de nos eaux comme moyen de modifier avantageusement cette grave affection.

CENT DIX-HUITIÈME OBSERVATION.

Madame L...., opérée d'un cancer du sein par mon savant ami Champion, de Bar-le-Duc, me fut envoyée par lui pour combattre, à l'aide de nos eaux, la diathèse cancéreuse, fortement prononcée déjà, et qui semblait indiquer, comme prochaine, la fin de cette malade.

Des glandes nombreuses s'étaient développées le long de la cicatrice qui s'étendait jusque dans le creux de l'aisselle. La peau qui recouvrait plusieurs de ces glandes était rouge, prête à s'ulcérer. J'ajoutai, dans ce cas si grave, le bandage de M. Récamier, à nos eaux thermales, et je fis disparaître ou diminuer beaucoup les tumeurs dont j'ai déjà parlé. Madame L.... ne vit point se rouvrir son cancer, mais elle succomba douze ou quinze mois plus tard sans de grandes souffrances. Elle était alors tombée au dernier degré du marasme, et les régions hypogastriques étaient le siége de tumeurs squirrheuses d'un grand volume.

CENT DIX-NEUVIÈME OBSERVATION.

Madame ***, des environs de Saint-Mihiel, âgée de trente ans, mariée sans enfants, avait au sein droit une grosse tumeur dure, flottante, et dont l'existence était déjà assez ancienne. Cette tumeur avait résisté à différents moyens employés contre elle.

Madame *** me fut adressée par son médecin pour essayer de l'action de nos eaux. Je crus devoir ajouter la compression à ces dernières, d'après la méthode de M. le docteur Récamier. J'obtins à son aide une guérison complète de cet accident; mais l'année suivante, il se reproduisit plus menaçant encore dans le sein opposé, et cette fois nos eaux et la compression furent inutiles. Il fallut plus tard recourir à l'extirpation. J'ignore ce qu'est devenue cette dame. Ces deux faits sont très-curieux : s'ils déposent de la puissance du bandage compressif de M. le docteur Récamier, ils témoignent aussi de son insuffisance. C'est que ce traitement ne s'oppose qu'à l'effet du mal; il en laisse subsister la cause.

CHAPITRE XXXII.

De la goutte.

Nous avons à Plombières un bain qui portait autrefois le nom de Bain des Goutteux ; cela seul prouverait l'utilité de nos eaux dans le traitement de cette maladie, habituellement si douloureuse et souvent si grave. Mais on sait que nos eaux sont alcalines et très-chaudes, double condition on ne peut pas plus favorable au traitement de la goutte. En effet, cette affection est toujours due, ainsi que mon frère l'a démontré dans ses ouvrages, à un défaut d'équilibre entre les sécrétions acides et alcalines. Les premières n'étant plus assez abondantes, les sécréteurs alcalins éprouvent par cela même une tension morbide, cause prochaine de l'accès de goutte. Celui-ci est donc énergiquement combattu lorsqu'on fait suer abondamment le malade. Souvent alors deux ou trois jours suffisent pour faire disparaître un accès qui aurait pu durer sans cela plusieurs semaines. Mais il faut que ces sueurs soient acides, ce que les bains alcalins et les lotions alcalines produisent bien facilement. En effet, chez les goutteux, il n'y a pas seulement tension morbide des sécréteurs positifs ; mais il y a encore altération dans la composition du sang qui devient trop plastique, parce que les alcalis se trouvent neutralisés en trop forte proportion par les acides que l'économie aurait dû perdre.

J'ai suffisamment expliqué déjà l'action de nos bains chauds et alcalins sur la peau, pour que l'on comprenne combien ils sont favorables à l'établissement de cette sueur si désirable pendant l'accès de goutte. Mais quand l'accès est passé, il faut exciter le plus possible la transpiration insensible du goutteux et craindre pour lui des sueurs habituelles et abondantes ; en effet elles l'affaibliraient beaucoup et elles pourraient même le conduire rapidement à la goutte chronique. Alors les bains très-chauds et courts, suivis de ces lotions d'eau froide que les Grecs nommaient *psucrolousia*, les bains de vapeur accompagnés d'irrigation d'eau froide sont on ne peut pas plus convenables. Mais la goutte ne peut pas être avantageusement combattue si le malade ne sait pas se soumettre à un régime sévère. Rappelons ici que, par le régime seul, le célèbre Cornaro a pu se débarrasser de la goutte. Ce régime doit être composé surtout d'aliments azotés, faciles à convertir en *protéine*, en tissus animaux et offrant peu d'éléments respiratoires à l'économie. « L'usage du vin, de la graisse, ou en général des substances qui ne s'altèrent dans l'organisme qu'autant qu'elles fixent de l'oxygène, dit Liebig, influe d'une manière notable sur la production de l'acide urique. L'urine que l'on évacue après avoir mangé des aliments gras est trouble et dépose en refroidissant de petits cristaux d'acide urique. » Le même savant dit encore : « La gravelle et la pierre s'observent chez les personnes qui prennent peu de nourriture animale. On n'a jamais rencontré des concrétions d'acide urique chez les mammifères carnivores vivant à l'état sauvage. De même, les calculs d'acide urique qui se déposent dans les articulations ou dans la vessie sont entièrement inconnus chez les nations qui ne vivent que de nourriture animale. »

Il faut peu de vin aux goutteux et du vin vieux, généreux sans être trop alcoolique. L'alcool est un poison pour eux. En effet, ainsi que le fait observer Liebig, à raison de sa volatilité, l'alcool pénètre tous les tissus animaux et dépouille partout le sang de son oxygène, pour le convertir en eau et en acide carbonique. Mais alors le sang artériel devient analogue au sang veineux ; il ne peut plus fournir aux organes l'oxygène qui leur était nécessaire. Dès lors toutes les sécrétions sont troublées et de la manière la plus favorable au développement de nouveaux accès de goutte.

Le thé et le café conviennent aux goutteux, non pas seulement comme boissons diffusibles, excitant les fonctions de la peau, mais aussi à cause de la théine et de la caféine qu'ils contiennent, qui peuvent se convertir facilement en taurine et favoriser ainsi la formation de la bile, chez les personnes surtout dont le régime n'est pas assez animalisé, ainsi que le fait observer Liebig.

Chez les goutteux, la respiration n'est généralement pas assez active ; elle ne fournit pas une quantité suffisante d'oxygène au sang, dès lors il n'y a pas assez d'acide carbonique de produit ; mais en revanche, il y a des acides moins oxygénés qui neutralisent les alcalis du sang et le rendent trop plastique, *trop riche*. Il faut donc prescrire beaucoup d'exercice aux goutteux : rien ne fait respirer davantage.

Un grand nombre de goutteux sont obèses et ont le ventre proéminent ; presque toujours alors les parois de cette cavité sont trop faibles pour soutenir les viscères qu'elle renferme. Le diaphragme manque dès lors de point d'appui, il descend trop bas dans l'inspiration, et les côtes ne se dilatent plus autant qu'il le faudrait, d'autant plus qu'elles supportent une grande partie de ce ventre *farci* de graisse. D'un autre côté, les inspirations profondes étant fatigantes, ces goutteux ne respirent qu'à demi. Une ceinture abdominale bien faite remédie à cet accident, qui mérite une sérieuse attention de la part des médecins. Mais les goutteux obèses doivent, pour se guérir de la goutte, commencer par se guérir de leur obésité : j'en ai indiqué plus haut les moyens.

La goutte est souvent le résultat du tempérament, mais plus souvent elle est acquise. Les causes qui la développent, agissant longtemps sur l'économie avant de la produire, doivent nécessairement faire éprouver au système nerveux des modifications dans sa composition, qui deviennent plus tard de graves obstacles au rétablissement des malades. Ces modifications doivent être toujours négatives, puisque la goutte est due à des causes qui diminuent nos sécrétions les plus importantes ; on comprend dès lors l'action puissante du colchique et des autres végétaux, contenant comme lui de la vératrine, dans le traitement de la goutte. Mais si l'on se souvient de ce que j'ai déjà dit de la vératrine dans les chapitres précédents, on reconnaît que jusqu'ici on a mal employé ce remède héroïque, qu'il faut ne donner qu'à dose simplement altérante, et plutôt encore pour prévenir le retour des accès que pour les guérir quand ils sont déjà venus. Ainsi administrée, la vératrine nous fournira le moyen de guérir la goutte chronique, contre laquelle les sueurs abondantes n'ont aucune action utile et que les anciens soignaient déjà à l'aide des ellébores. « *Nigrum medet paralyticis, insanientibus, hydropicis, dummodo citra febrim, podagris veteribus articulariis morbis,* » dit Pline l'ancien. Mais, dans nos pays froids, la vératrine, et à dose seulement altérante, produira probablement de meilleurs effets encore que le ferait l'ellébore; au surplus l'expérience nous l'apprendra plus tard.

Les goutteux ne savent pas assez que c'est après leurs accès surtout qu'ils doivent combattre leur maladie. Il leur faut alors du courage, de la persévérance et les conseils d'un médecin éclairé.

CENT VINGTIÈME OBSERVATION.

Goutte fixée sur l'estomac.

Madame de ..., de Berne, âgée de vingt et quelques années, mariée sans enfants, jouissait d'une santé excellente, quoiqu'elle eût depuis longtemps une tumeur fibreuse épiploïque du volume du poing peut-être. Mais au printemps de l'année 1844, elle fut prise, sans cause à elle connue, de vomissements que rien ne put arrêter. Elle vomissait tous les jours plus qu'elle ne mangeait et qu'elle ne buvait, aussi maigrissait-elle d'une manière effrayante. Ses médecins ordinaires inclinaient à penser que la tumeur intéressait une anse de l'intestin et que le cas était mortel. Ils voulurent cependant essayer de nos eaux et m'adressèrent cette dame. Je lui demandai entre autres choses si elle avait jamais eu la goutte. Elle me dit que non; mais en changeant la forme de la question, j'arrivai à savoir que, l'avant-veille de ses premiers vomissements, madame de... avait eu un léger gonflement de l'auriculaire droit qui disparut le jour même; que le lendemain elle avait eu un gonflement semblable et de même durée au petit orteil du pied droit, puis ses vomissements ; mais que ce gonflement n'était pas douloureux.

Cette indication, que j'avais eu quelque peine à obtenir, me parut suffisante. Je pensai dès lors que madame de.... était encore en proie à un accès de goutte, qui de l'auriculaire et du petit orteil s'était porté sur l'estomac : je prescrivis en conséquence des bains à 30 degrés Réaumur seulement, mais rendus plus alcalins par l'addition de 200 grammes de forte soude du commerce, et matin et soir, un massage énergique de tout le corps, après avoir fait laver madame de ... de la tête aux pieds avec du vin de Bordeaux.

Dès le premier jour de ce traitement, madame de .... ne vomit plus. Peu à peu je lui donnai plus d'aliments. Au bout de quarante jours elle retourna chez elle entièrement guérie et sa guérison dure encore.

CENT VINGT-UNIÈME OBSERVATION.

Goutte vague.

M. de Haller, de Lausanne, petit-fils de l'illustre médecin de ce nom, était depuis près d'un an tourmenté par la goutte, qui s'était promenée sur diverses parties et qui était depuis longtemps fixée surtout dans les articulations scapulo-humérales. M. de Haller était considérablement maigri ; âgé de quarante et quelques années seulement, grand et fort, il ressemblait alors à un vieillard. Il était profondément découragé ; ses amis le croyaient perdu. Je lui fis prendre des bains chauds et des bains de vapeur ; je lui prescrivis, au sortir du bain et en entrant à l'étuve, des lotions générales avec le n° 6 du liniment antigoutteux de mon frère, lotions que l'on recommençait encore quand on massait M. de Haller, après que la sueur de l'étuve était terminée. Je lui prescrivis un régime tonique, du vin de Bordeaux à dose modérée à ses repas, et au bout de deux saisons je le renvoyai guéri. Il n'a pas encore eu de rechute.

CENT VINGT-DEUXIÈME OBSERVATION.

Goutte aiguë.

M. J..., l'un des industriels les plus distingués de France, avait eu déjà de fréquents accès de goutte, lorsqu'il vint à Plombières en 1844. Il avait près de soixante-dix ans; il était replet sans être obèse. Au second bain, il fut pris d'un accès de goutte au genou; ses accès duraient ordinairement deux ou trois mois. Je lui prescrivis des bains à 29 degrés Réaumur, rendus plus alcalins à l'aide de 200 grammes de forte soude du commerce, six lotions par jour avec le n° 6 du liniment antigoutteux de mon frère, des tisanes diurétiques, et au bout de quatre jours il fut rétabli.

CENT VINGT-TROISIÈME OBSERVATION.

Goutte aiguë.

M. X..., de Colmar, jeune homme fort et sanguin, avait eu déjà plusieurs accès de goutte, quand il en eut un nouveau en 1842, étant alors à Plombières. Je lui fis prendre des bains à 34 degrés Réaumur dans le bassin le plus chaud du bain des goutteux. En quatre jours M. X.... fut aussi complétement guéri.

Chaque année nous avons un certain nombre de malades affectés de la goutte chronique. Nos eaux améliorent un peu leur position, mais ne les guérit pas. J'ai déjà dit pourquoi l'usage de la vératrine à dose altérante devait être très-utile dans ce cas. Peut-être se trouverait-on bien aussi de l'usage de la narcotine, alcaloïde d'une composition presque semblable à celle de la vératrine, et qui n'a pas à beaucoup près ses propriétés vénéneuses.

CHAPITRE XXXIII.

Rhumatismes.

Nous avons examiné le mode de traitement, par nos eaux, des lésions des centres nerveux, sous l'influence desquelles se développent la plupart des paralysies : abordons succinctement un autre genre d'infirmités ordinairement moins graves, mais généralement plus douloureuses.

Les rhumatismes articulaires chroniques, les névralgies que l'on traite si avantageusement à Plombières, sont des inflammations qui ont leur siége tantôt dans les nerfs, les muscles, le système fibreux, les aponévroses et les ligaments, changent parfois de siége, et peuvent se fixer sur les organes les plus importants. Ces inflammations reconnaissent ordinairement pour cause l'action du froid sur la peau, des exercices trop violents ou des sympathies morbides. Dans ce dernier cas, il faut que le traitement de la maladie marche en première ligne.

Lorsque la maladie est très-douloureuse et le malade très-excitable, indépendamment d'un régime convenable, on ne doit prescrire d'abord que des bains tempérés plus ou moins longs, et s'ils ne suffisent pas pour calmer les douleurs ou l'inflammation, on aura recours aux saignées générales ou locales, suivant l'indication, et parfois aux opiacés, tant à l'intérieur qu'à l'extérieur.

Aussitôt que, par l'emploi plus ou moins modifié de ces différents moyens, on aura obtenu un calme suffisant, des bains très-chauds, mais courts, des douches également très-chaudes et des étuves produiront la révulsion la plus avantageuse, qu'il faudra seconder quelquefois encore par des saignées.

Souvent, dans ces maladies, on peut se passer de saignées et de préparations pharmaceutiques ; nos bains alors ont seuls l'honneur de la cure.

L'exercice est fort convenable dans toutes celles de ces affections qui n'ont pas envahi les membres abdominaux ; car, dans ce cas, le repos devient parfois nécessaire ; mais l'action des eaux, un régime suivi, des frictions sur la peau et l'espoir d'une prompte guérison s'opposent à ce que ce repos compromette la santé générale.

Le plus souvent, chez ces malades, aux bains chauds, aux douches et aux étuves, il faut ajouter la boisson de l'eau thermo-minérale ; elle est parfaitement indiquée. Son action se propage, tant par continuité de tissus que par l'intermédiaire du cerveau et du cœur, des premières portions du tube digestif à la peau, et elle produit souvent ainsi les plus heureux effets.

Mais si les malades sont très-irritables, si leur cœur est trop développé, il faut, au lieu de bains chauds et courts, leur prescrire des bains tièdes et prolongés, et surveiller beaucoup chez eux l'action de la douche.

Souvent il faudra, dans le traitement de ces maladies, minéraliser davantage nos eaux, appliquées en bains surtout, et on les alcalinisera d'autant plus que la peau des malades sera plus débile, qu'elle produira moins d'électricité négative. Du reste, il faudra insister bien plus alors sur les douches chaudes et sur les étuves que sur les bains : alors aussi le massage et les bains de soleil seront d'un merveilleux secours.

CENT VINGT-QUATRIÈME OBSERVATION.

Sciatique.

M. de B... avait une sciatique très-douloureuse, que l'on avait essayé de combattre à l'aide de l'essence de térébenthine prise à l'intérieur. Ce médicament avait amené une violente gastro-entérite, qui, passant à l'état chronique, réagit assez puissamment sur l'encéphale pour produire le *tædium vitæ*.

Un traitement rationnel fit disparaître ce fâcheux symptôme. Cependant la gastrite, quoique moins intense, existait toujours, et la sciatique causait de vives douleurs. On conseilla nos eaux à M. de B... ; il vint à Plombières en 1826. Agé de trente-cinq ans, il était maigre, jaune, faible ; toutes ses digestions étaient douloureuses, et la sciatique le réduisait, pour l'exercice, aux promenades à cheval ou en voiture.

La gastro-entérite me parut devoir nécessiter les premiers soins : je lui opposai un régime doux, des bains tempérés et prolongés et l'air de nos montagnes. Des liniments huileux, des applications de ventouses scarifiées et des vêtements chauds modérèrent en même temps la douleur de la cuisse malade. Bientôt le tube intestinal s'améliorant, je pus administrer les bains chauds, les douches et les étuves. Ces différents moyens avaient rendu, en quarante jours, à M. de B..., la gaieté et les forces.

Les fonctions digestives n'éprouvaient plus de trouble notable ; mais la sciatique, quoique moins douloureuse, existait toujours. J'aurais désiré que ce malade pût prolonger encore l'usage des eaux ; mais obligé de retourner à son régiment, bientôt sa sciatique se remontra aussi douloureuse que jamais : il crut avoir complétement perdu son temps à Plombières. Ces douleurs furent les dernières : à cet orage succéda le calme le plus complet. J'ai revu M. de B... une année après ; il jouissait d'une santé parfaite.

CENT VINGT-CINQUIÈME OBSERVATION.

Sciatique.

M. G..., du Tholy, âgé de quarante-six ans, d'un tempérament éminemment lymphatique, était tourmenté, depuis plusieurs années, par une sciatique en apparence très-grave ; depuis un an elle avait réduit ce malade à marcher aux crosses. M. G... m'ayant consulté, je remarquai chez lui une peau blafarde ; l'estomac me parut sain, mais la circulation pulmonaire était gênée et le cœur présentait tous les symptômes de l'hypertrophie ; la cuisse et la jambe ne servaient au malade qu'à lui faire éprouver de violentes douleurs. Le premier jour je prescrivis à M. G... un demi-bain chaud, et à la sortie de ce bain, un verre d'eau thermale. Sous l'influence de ce bain, ses douleurs sciatiques diminuèrent beaucoup, la respiration fut plus facile ; le lendemain, un bain entier produisit une amélioration encore plus marquée ; le quatrième jour, M. G... put se passer de crosses. Il retourna à pied chez lui au bout de quinze jours ; des vêtements de laine sur la peau ont consolidé cette cure remarquable.

CENT VINGT-SIXIÈME OBSERVATION.

Sciatique.

M. Pariset, charron près de Vézelise, eut, en février 1834, une sciatique très-douloureuse ; depuis le 15 mai, il était réduit à se servir de crosses. Il vint à Plombières le 21 juillet ; une saignée du pied, trois applications de ventouses scarifiées sur le membre malade, vingt-un bains de quatre heures de durée chacun, à 28 degrés Réaumur, et quinze douches de vingt minutes, à 30 degrés, le rétablirent entièrement.

CENT VINGT-SEPTIÈME OBSERVATION.

Sciatique.

M. T..., de Charmes, maréchal-ferrant, âgé de quarante et quelques années, d'un tempérament athlétique, était depuis plusieurs mois, par suite d'une sciatique très-douloureuse, dans l'impossibilité de travailler, lorsqu'il vint à Plombières, il y a quelques années. Quarante bains de huit à dix heures de durée, à 28 degrés Reaumur, quelques douches et plusieurs applications de ventouses scarifiées diminuèrent un peu ses douleurs ; mais elles étaient assez fortes encore pour qu'à son départ de Plombières , M. T... désespérât de sa guérison. Un mois après son retour chez lui , il était complétement rétabli et il n'a pas eu de rechute.

CENT VINGT-HUITIÈME OBSERVATION.

Sciatique.

M. V..., de Charmes, âgé de soixante ans environ , très-replet, vint à Plombières en 1833, pour se guérir d'une sciatique qui, depuis six semaines , l'empêchait de sortir de son lit et lui causait les plus violentes douleurs. Vingt et un bains , une quinzaine de douches et un vésicatoire sur le lieu le plus douloureux , que je saupoudrai d'acétate de morphine le rétablirent entièrement.

M. V... est revenu l'année suivante à Plombières par simple précaution.

CENT VINGT-NEUVIÈME OBSERVATION.

Sciatique.

M. M..., des environs de Montmédy, d'un tempérament sanguin nerveux , était , depuis plus d'un an, tourmenté par une sciatique douloureuse et il marchait aux béquilles , lorsqu'il vint à Plombières , au commencement de l'été, en 1834. Il avait, à la partie supérieure et interne de la cuisse malade , une tumeur du volume d'un œuf de poule, d'une forme irrégulière , et qui, placée au-dessus de l'artère crurale, paraissait pulsatile et simulait un anévrisme. Des bains tièdes de quatre à cinq heures de durée , pris pendant quarante jours , des douches chaudes, deux saignées du pied débarrassèrent M. M... de ses douleurs et de sa tumeur, sans qu'il pût encore, pour marcher, se passer du secours de ses béquilles. J'ignore quel aura été chez lui l'effet secondaire des eaux.

20

CENT TRENTIÈME OBSERVATION.

Rhumatisme articulaire.

Mademoiselle ..., de Lunéville, âgée de quarante ans environ, bien réglée, d'un tempérament sanguin, vint à Plombières au commencement de la saison, pour combattre, à l'aide de nos eaux, les restes d'un rhumatisme articulaire aigu, qui l'avait tourmentée beaucoup à la fin de l'hiver. Des bains de 26 à 27 degrés Réaumur, de trois heures de durée, des douches un peu plus chaudes, de dix à quinze minutes, et le massage par percussion, ou massage chinois des membres et des parties solides du tronc, guérirent mademoiselle ... en trois semaines.

CENT TRENTE-UNIÈME OBSERVATION.

Rhumatisme articulaire.

M. M..., officier supérieur, était tourmenté, depuis cinq semaines, par un rhumatisme articulaire, lorsqu'il profita d'un peu d'amélioration pour venir, cet automne, faire usage de nos eaux. Quoique d'un tempérament éminemment sanguin, il était très-pâle à son arrivée et d'une grande faiblesse. Dix-huit bains à 27 degrés Réaumur, de trois heures de durée chacun, le guérirent complétement.

Beaucoup de personnes viennent à Plombières pour se débarrasser des suites de rhumatismes articulaires incomplétement guéris, et le plus grand nombre s'en trouve très-bien.

CHAPITRE XXXIV.

Tumeurs blanches.

Nous avons, chaque année, à soigner ici un assez grand nombre de tumeurs blanches plus ou moins avancées. Disons que généralement on a trop oublié, dans le traitement de ces affections souvent si graves, l'expérience de nos prédécesseurs. On se borne presque toujours maintenant à employer les préparations iodurées dans le traitement des scrofules, et on oublie les nombreux moyens qui réussissaient si souvent à nos devanciers.

Mettons ici les praticiens en garde contre la douche, employée dans les tumeurs blanches sur l'articulation malade. Quelquefois sans doute elle peut être utilement conseillée ainsi, mais le plus souvent elle doit être prescrite partout ailleurs que sur le mal, dont elle augmenterait beaucoup la gravité.

Les ventouses scarifiées peuvent être souvent très-utiles alors pour combattre les accidents inflammatoires, mais il faut les appliquer un grand nombre de fois, en modérant l'écoulement du sang, de manière à ne pas affaiblir les malades, auxquels il faut prescrire des bains longs, le massage, des frictions sèches sur tout le corps, la tumeur exceptée, et un régime tonique.

CENT TRENTE-DEUXIÈME OBSERVATION.

Tumeur blanche.

Mademoiselle Thérèse V..., de la commune du Val-d'Ajol, avait été guérie de la gale à l'aide de l'onguent citrin au mois de janvier 1824 ; elle avait alors deux ans et demi. Bientôt après, l'articulation fémoro-tibiale se tuméfia avec augmentation de chaleur ; bientôt aussi la petite malade fut obligée, en marchant, de décrire un demi-cercle avec le membre affecté ; enfin, à la fin de l'année, sa jambe restait à demi fléchie sur la cuisse ; ce fut dans cet état que ses parents me l'amenèrent. J'employai d'abord le traitement antiphlogistique ; les sangsues, les ventouses scarifiées, les cataplasmes émollients ayant suffisamment diminué l'inflammation, j'eus alors recours à nos eaux. Douze douches chaudes terminèrent cette cure, qui ne dura en tout que quarante jours et qui fut faite au milieu de l'hiver.

CENT TRENTE-TROISIÈME OBSERVATION.

Tumeur blanche.

Mademoiselle M. de V....., âgée de vingt-sept ans, d'un tempérament lymphatique sanguin, avait contracté, à la suite d'une chute sur le genou droit, une tumeur blanche de cette partie, qui faisait craindre que l'on ne fût obligé de recourir à l'amputation de la cuisse : mais nos bains, nos douches, dont je modérai l'action par des applications de sangsues et de ventouses scarifiées, produisirent en quarante jours une amélioration assez marquée pour me faire espérer une guérison complète. L'année suivante, le même traitement a mis mademoiselle M. de V... à même de marcher facilement sans béquilles.

CENT TRENTE-QUATRIÈME OBSERVATION.

Tumeur blanche.

Sébastien Toussaint, indigent de la commune de Bellefontaine, âgé de quatorze ans, d'un tempérament lymphatique, commença à se plaindre, à la fin de l'été de 1827, de douleurs dans l'articulation du bras droit et de l'avant-bras. Bientôt cette articulation se tuméfia, et dès le mois de novembre elle était très-chaude et très-douloureuse. Cette maladie alla toujours en empirant jusqu'au 20 janvier ; alors l'articulation était cinq ou six fois plus volumineuse que celle du bras gauche ; les veines sous-cutanées étaient très-développées et très-apparentes ; le bras était considérablement atrophié ; l'avant-bras, à demi fléchi sur lui, ne pouvait exécuter aucun mouvement ; le malade, maigre et pâle, accusait une douleur constante à l'extrémité supérieure de l'olécrane ; cette douleur se propageait parfois jusqu'à l'épaule. Lorsqu'il voulait élever un peu la main, il portait son bras en arrière, pour profiter de l'impulsion que ce dernier recevait quand il était ensuite abandonné aux simples lois de la gravitation.

Des applications de sangsues et de ventouses scarifiées, des cataplasmes émollients, des bains généraux de 28 degrés Réaumur, une habitation et des vêtements chauds, une nourriture douce et analeptique, diminuèrent beaucoup la tuméfaction et firent disparaître les douleurs. Mais après six semaines de traitement, l'amélioration restant stationnaire, je fis prendre à ce jeune homme des bains de 38 degrés Réaumur et de huit à quatorze minutes de durée ; il les supporta parfaitement bien pendant quinze jours.

Quoique les bains tempérés calmassent toujours les douleurs, cependant ils augmentaient constamment le volume de l'articulation malade, et il ne fallait pas moins que toute la journée et toute la nuit pour dissiper cette augmentation occasionnée par l'absorption ; les bains très-chauds, au contraire, diminuaient considérablement ce volume.

Le bras reprit son premier volume ; les douleurs disparurent entièrement ; Toussaint portait facilement sa main sur sa tête ; mais l'articulation était ankylosée. Cette articulation n'avait plus alors qu'un demi-pouce de circonférence de plus que l'autre ; je jugeai le malade guéri. Il est maintenant domestique chez un cultivateur de sa commune, et l'amélioration qu'il a due à nos eaux a continué jusqu'aujourd'hui.

CHAPITRE XXXV.

Inflammation des muscles, des tendons, des os et des cavités synoviales, par suite de fractures et de luxations.

L'inflammation, suite nécessaire des fractures des os, se propage souvent aux muscles et aux tendons qui avoisinent l'os fracturé, et, sous son influence, les organes engorgés et durcis ne peuvent plus qu'imparfaitement remplir leurs fonctions. Souvent, et surtout dans les fractures comminutives, l'inflammation s'entretient dans les os eux-mêmes et produit des exostoses; d'autres fois, l'inflammation s'étant propagée dans une articulation voisine, les surfaces synoviales deviennent adhérentes et l'ankylose a lieu. Ces différents accidents sont aussi déterminés par les entorses, les luxations, et, en général, par toutes les causes capables d'irriter ces organes primitivement ou par sympathie. Ils sont un des résultats les plus ordinaires des tumeurs blanches que nous avons rapidement examinées dans le chapitre précédent : nos eaux les combattent avec le plus grand succès. Le massage, qui à lui seul peut, en quelques jours, guérir des entorses qui sans lui auraient duré plusieurs mois, est alors de la plus grande utilité. Au reste le massage doit compter, avec les ventouses, au nombre de nos remèdes les plus précieux et les plus actifs.

CENT TRENTE-CINQUIÈME OBSERVATION.

M. G... vint à Plombières en 1825, pour diminuer les douleurs et la claudication qu'il devait à une fracture ancienne du péroné vers son extrémité inférieure ; fracture qui, mal réduite, avait développé, entre autres accidents, l'ankylose de l'articulation de la jambe et du pied. Cette articulation, malade encore, rendait la marche très-douloureuse. Je bornai le traitement de M. G... aux bains chauds et aux douches. Ces moyens, employés pendant trois semaines seulement, suffirent pour guérir l'inflammation des os, et s'ils ne purent détruire l'ankylose, au moins débarrassèrent-ils pour toujours M. G... des douleurs que la marche lui faisait éprouver auparavant.

CHAPITRE XXXVI.

De la vieillesse et des moyens de la prolonger.

J'ai parlé plusieurs fois, dans le cours de cet ouvrage, de l'utilité de nos eaux pour les personnes d'un âge avancé. Je crois ne pas m'écarter beaucoup de mon sujet en consacrant un chapitre spécial à un examen rapide des soins que la vieillesse réclame, et des moyens que la science possède d'en retarder la venue, de lui imprimer même une marche rétrograde, de la délivrer des infirmités qui l'accablent presque toujours aujourd'hui, et enfin d'en prolonger beaucoup la durée.

Soigner et guérir les malades, c'est là sans doute une grande et noble tâche, mais nous en avons encore une aussi grande, une aussi noble et plus utile : c'est la médecine qui préserve. Il y a un certain nombre des moyens qu'elle indique, dont chaque homme peut et doit faire usage ; il en est d'autres qui sont presqu'exclusivement du domaine du magistrat et du législateur. Les premiers appartiennent à l'hygiène privée, les seconds forment l'hygiène publique. Ce sont la surveillance des logements du peuple, celle du commerce de ses aliments, la protection à accorder à son travail, les soins les plus soutenus pour que l'air qu'il respire soit toujours pur, en secondant la propreté intérieure par celle des rues et au besoin par le desséchement des marais, et enfin une direction sage et morale à donner à l'éducation, aux amusements, à toutes les habitudes de ce peuple, aujourd'hui pauvre, ignorant et malheureux. Il est encore des précautions à prendre contre les maladies contagieuses, précautions que la prévoyance la plus vulgaire indiquerait à nos hommes d'état, s'ils avaient le temps de songer à la santé du peuple, si, au lieu de baser les principales res-

sources du trésor public sur ses passions tristement exploitées,
ils s'étudiaient à les diriger vers le bien. Ils ne savent pas,
les imprudents, que par un juste arrêt de la Providence, les
émanations putrides qui entourent la chaumière, engendrent les
épidémies les plus meurtrières, qui vont semant la mort jusque
dans le palais des rois. Au physique comme au moral, la négligence des intérêts du peuple, c'est un ciel gros d'orages.
L'hygiène publique bien faite ferait disparaître la plupart des
phthisies, des scrofules, les maladies syphilitiques, les fièvres
typhoïdes et presque toutes les autres fièvres épidémiques et
contagieuses, en même temps que le plus grand nombre des
crimes. A elle seule elle doublerait déjà la moyenne de la vie
humaine.

Aussi un des savants les plus distingués du siècle dernier, l'infortuné Condorcet, après avoir dit, dans son *Tableau des progrès
de l'esprit humain*, que la médecine préservatrice fera disparaître
la plupart de nos maladies, ajoute : « Qu'il doit arriver un temps
où la mort ne sera plus que l'effet d'accidents extraordinaires,
ou de la destruction de plus en plus lente des forces vitales, et
qu'enfin la durée de l'intervalle moyen entre la naissance et
cette destruction n'a elle-même aucun terme assignable. En effet,
cette durée moyenne de la vie, qui doit augmenter sans cesse
à mesure que nous enfonçons dans l'avenir, peut recevoir des
accroissements, suivant une loi telle qu'elle approche continuellement d'une étendue illimitée sans pouvoir l'atteindre jamais. »
Mais pour réaliser ces vues d'avenir de Condorcet, pour que
l'hygiène publique et privée fussent bien faites, il faudrait que
les médecins fussent rétribués par l'Etat et revêtus d'une haute
magistrature.

Le vieillard est presque toujours accablé maintenant par les
infirmités les plus pénibles ; cependant elles ne l'empêchent pas
de tenir beaucoup à la vie et de s'écrier avec Horace : « *Eheu !
fugaces..... labuntur anni !* » La vieillesse a même encore
assez de charmes pour que Cicéron l'ait vantée comme l'âge le
plus heureux. « *Eorum autem qui, exacta œtate, moriuntur,
dit-il, fortuna laudatur. Cur? nam reor, nullis, si vita longior
daretur, posset esse jucundior. Nihil est enim profecto homini*

prudentia dulcius, *quam*, *ut cœtera auferat*, *affert certe senectus.* » Cette opinion de Cicéron sera bien plus vraie si nous parvenons à débarrasser le vieillard de ses infirmités, à lui rendre, en grande partie au moins, la force et la santé de l'âge mûr, conditions sans lesquelles nous ne pourrions pas prolonger beaucoup son existence.

Combien l'humanité entière ne profiterait-elle pas de ce surcroît de vie accordé précisément à ceux de ses membres qui ont le plus de science et le plus d'expérience ! La jeunesse perfectionnée par une éducation infiniment meilleure, qui développerait toutes ses aptitudes, l'homme heureux par le travail devenu un plaisir toujours nouveau, la maladie n'étant plus qu'une rare exception, et la mort, le terme éloigné d'une vie où nous n'aurions eu que des actions de grâces à rendre à la Providence : en vérité, l'âge d'or régnerait de nouveau sur la terre ! Voyons si la science possède les données nécessaires à la solution de cet important problème.

Richerand nous trace, dans sa physiologie, le tableau des modifications qui caractérisent la vieillesse et qui produisent la la mort : diminution de la sensibilité, affaiblissement général, digestions mauvaises, absorption difficile, nutrition imparfaite, oblitération des vaisseaux lymphatiques, lenteur et roideur dans tous les mouvements, appauvrissement de tous les organes, diminution de la chaleur du corps, ainsi qu'Hippocrate l'avait déjà remarqué.

Adelon entre dans plus de détails peut-être sur les accidents qui caractérisent l'âge avancé, et il ajoute à tous ceux déjà décrits par Richerand l'atrophie des poumons.

Burdach, après avoir établi la nécessité de la mort à une époque déterminée, parce que la vie a commencé à une autre époque, reconnaît cependant, par suite de l'examen des faits, que l'existence est maintenant plus assurée dans toute son étendue et qu'elle est prolongée même dans certains lieux par suite des progrès de la médecine, par suite aussi de la propagation des lumières et de l'adoption d'un meilleur genre de vie. Ainsi, à Genève par exemple, la moyenne de la vie n'était que de 18 ans et 5 mois au XVIe siècle, elle est maintenant de 38 ans et 10 mois. Burdach ne peut donc pas, malgré la loi qu'il a posée, déterminer au juste l'époque de la mort nécessaire.

Muller, dans l'étude de la caducité des corps organiques, dit : « La question de savoir pourquoi les corps organisés périssent, et pourquoi la force organique passe des parties productives qui meurent dans les jeunes produits vivants de ces corps, est une des plus ardues de la physiologie générale : nous ne sommes pas en état de résoudre l'énigme et tout ce que nous pouvons faire, c'est d'exposer la succession des phénomènes. » Jusqu'ici, on le voit, la science fait défaut ; avant de l'interroger encore et de voir si elle ne pourra pas nous fournir des données plus satisfaisantes et légitimer les vues d'avenir de Condorcet, demandons à l'histoire quelques-uns des nombreux documents qu'elle possède sur la longévité.

D'après la Genèse, l'homme avant le déluge pouvait vivre près de dix siècles. Adam mourut à 930 ans, et Méthuséla, aïeul de Noé, vécut 969 ans ; mais ne peut-on pas dire ici avec Pline l'ancien : « *Quæ omnia inscitia temporum acciderunt : annum enim alii æstate unum determinabant, et alterum hyeme : alii quadripartitis temporibus, sicut Arcades, quorum anni trimestres fuere.* » Au rapport d'Hufeland, c'est l'opinion d'Hensler, qui croit que l'année des ancêtres d'Abraham n'était que de trois mois, ce qui réduirait la vie d'Adam à 232 ans et celle de Méthuséla à 242 ans. Disons cependant que, si l'on adopte l'opinion d'Hensler, elle sera difficilement conciliable avec le verset de la Genèse où, à la même époque, l'Éternel dit : « Mon esprit ne plaidera point à toujours avec les hommes, car aussi ils ne sont que chair, mais leurs jours seront 120 ans. » Ce qui, d'après le calcul du théologien allemand, réduirait la moyenne de la vie à 30 ans. Pour mon compte, je préfère de beaucoup le texte non interprété, et j'aime à croire que l'homme parviendra bientôt à cette satisfaisante moyenne de 120 ans, c'est-à-dire, en attendant de nouveaux progrès, à une vie trois fois plus longue que celle de nos populations européennes les plus favorisées. Au surplus, cette moyenne indiquée par la *Bible* n'a rien qui doive nous paraître impossible ; en effet, nous voyons dans Pline l'ancien de nombreux exemples de personnes historiques qui ont vécu à l'égal des patriarches après le déluge. « *Argalonius Gaditanum*, dit-il, *octoginta annis regnasse prope certum est. Putant quadragesimo cœpisse... Gorgian Siculum centum octo vixisse... M. V... Corvinus centum annos implevit... Terentia Ciceronis centum septem. Clodia Ofelbi centum quindecim, hœc quidem etiam enixa quindecies. Luceia mima centum annis in scena pronunciavit.* » Pline nous montre donc, à côté d'un roi de 120 ans et de quelques autres centenaires, la femme de Cicéron qui mourut à 107 ans, celle d'Ofelbus qui en vécut 115 après avoir eu 15 enfants, et la comédienne Lucéia qui monta 100 ans sur le théâtre. Pline nous apprend encore que, de son temps, il y avait en Italie trois hommes âgés de 140 ans, quatre de 135 à 137 ans et quatre de 130 ans. Une femme de 132 ans et une autre, L. Tertulia, de 137 ans.

H. Henkins mourut en 1670, dans le comté d'York, à l'âge de 169 ans. Thomas Parre, autre Anglais, mourut en 1635 à l'âge de 152 ans et 9 mois ; Henkins était donc né en 1501 et Parre en 1482, tous deux bien avant l'introduction du tabac en Europe, qui ne date que de 1560, et dont le triste et dégoûtant usage ruine le peuple, contribue à le porter à l'ivrognerie et abrège beaucoup sa vie, en stimulant trop énergiquement le système nerveux, en fatiguant les poumons et en faisant perdre inutilement une quantité très-considérable de salive, précieux liquide que Dieu a donné à l'homme pour aider à sa digestion, et non pas pour le rejeter après l'avoir empuanti, ou, ce qui est encore plus nuisible, pour l'avaler, chargé qu'il est alors de principes vénéneux. Le tabac n'aurait jamais dû sortir des pharmacies.

L'allemand Wundert mourut en 1761 à l'âge de 136 ans. En France, on a vu des vieillards vivre plus de 120 ans. Aux Granges-de-Plombières, un homme a vécu 110 ans, et j'ai connu à Plombières une vieille fille qui est morte à 107 ans, tuée plutôt par l'eau-de-vie que par la vieillesse. Si donc Abraham a vécu 175 ans et son fils Isaac 180 ans, Henkins, au XVIIe siècle, a vécu presqu'aussi longtemps ; ainsi, depuis les temps les plus reculés jusqu'à nos jours, on a rencontré des hommes dont la vie a duré plus d'un siècle et demi, comme pour nous montrer combien nous pouvions faire faire encore de progrès à l'hygiène et à la médecine et à quel âge avancé il nous était possible d'atteindre. Ces hommes se sont trouvés dans des contrées et dans des positions très-diverses, dans les pays chauds comme dans les pays froids et les pays tempérés. « *De spatio atque longinquitate vitæ hominum*, dit Pline l'ancien, *non locorum modo situs : verum exempla ac sua cuique sors nascendi incertum fecere.* » La science parviendra-t-elle à fixer cette incertitude ? Je le crois, jusqu'à un certain point cependant, car sans doute, avec Horace, nous devrons toujours dire,

> Tu ne quæsieris (scire nefas) quem mihi quem tibi
> Finem di dederint, Leuconoe , nec babylonios
> Tentaris numeros.

Mais nous pourrons compter sur une vie moyenne incomparablement plus grande qu'on ne le pouvait à l'époque où vivait Horace.

Pendant la vieillesse, nous dit le savant Burdach, la vie se retire de la périphérie et devient plus intérieure. Que se passe-t-il alors ? La peau se flétrit, se ride et se refroidit. Les poils qui la couvrent tombent ou blanchissent; elle est habituellement sèche et souvent dartreuse. La transpiration insensible est considérablement diminuée ; la puissance nerveuse, qui est un de ses résultats, l'est également. Les alcalis du sang se trouvent en partie neutralisés, dès lors cette humeur s'altère, s'épaissit, devient riche comme on le dit vulgairement, et cette richesse n'est cependant que de la misère. Alors aussi les cartilages s'ossifient, des concrétions calcaires se déposent dans différentes parties du corps ; les reins et la vessie contiennent souvent des calculs. Le tissu cellulaire sous-cutané se flétrit comme la peau, ou se remplit d'une graisse incommode ; les veines superficielles s'affaiblissent beaucoup, et la stase du sang qui en résulte augmente considérablement leur volume. L'urine est neutre et souvent alcaline et fétide : l'appétit diminue, les digestions deviennent languissantes, les cellules bronchiques se raréfient et s'agrandissent.

Evidemment, pour retarder la mort ou la décrépitude, pour rendre au vieillard une partie de la force qu'il a perdue, il faut réagir contre cette diminution de la vie périphérique ; il faut donner à la transpiration insensible toute l'énergie qu'elle peut reprendre sans danger : « *Senectus revera est œgritudo, sed diu protrahitur, si corpus reddatur perspirabile,* » dit Sanctorius ; aussi Hufeland, dans sa *Macrobiotique*, donne-t-il aux vieillards le conseil d'aller habiter des pays chauds. « *Senibus vero nocet hyems,* disait Avicennes, *et invenies senes,* ajoutait-il, *et qui eis similantur, in œstate fortiores.* » Mais l'énergie de la peau doit être toujours proportionnée à l'état des voies aériennes. Du reste la chaleur et la lumière ne suffisent pas pour prolonger beaucoup l'action de la peau, puisque la vie humaine entre les tropiques n'est pas plus longue maintenant que dans des latitudes plus élevées.

L'exercice a certainement aussi une grande valeur, mais il est également loin de pouvoir suffire à prolonger beaucoup la vie, puisque, malgré un exercice modéré et soutenu, vous voyez tous les jours des hommes qui ont à peine atteint la moitié de l'âge auquel Henkins est parvenu, et qui meurent de vieillesse, même dans des pays plus chauds que l'Angleterre.

Le régime est également un moyen d'une grande puissance et sans lequel même l'homme n'arrivera jamais à une extrême vieillesse ; mais le régime ne suffit pas encore, puisque le célèbre Cornaro, ayant à 40 et quelques années une santé déplorable et perdue depuis plus de 20 ans, lui dut bien de la rétablir, mais ne put vivre, tout en le suivant avec la plus grande exactitude, que jusqu'à 103 ans, et puisque Massinissa, dont Plutarque vante à la fois l'activité et la sobriété, ne vécut malgré cela, sous le beau ciel du nord de l'Afrique, que jusqu'à 90 ans.

Les bains chauds, les bains de vapeur et le massage sont très-utiles, mais ils ne suffisent pas non plus, puisque les Orientaux et les Africains barbares en font un grand usage et n'arrivent qu'exceptionnellement à un âge très-avancé. Disons cependant que le pacha d'Egypte a aujourd'hui 80 ans et une grande vigueur de corps et d'esprit ; mais il n'a encore que la moitié à peine de l'âge d'Henkins.

Les aliments excitants, *embaumés* comme le veut M. Raspail, ne procurent pas, dans le midi où ils sont en usage, une vie plus longue et plus exempte de maladies qu'un régime moins tonique ne le fait dans le nord; ces aliments même ne peuvent qu'user plus vite les forces digestives, comme l'air trop chargé d'oxygène use beaucoup plus vite les poumons et l'économie entière, comme les bains froids, tant vantés par Prietznitz et si bien appréciés par les anciens, usent vite aussi et hâtent de beaucoup l'arrivée de la vieillesse. Tout ce qui est excessif nuit à l'homme (1).

La continence chez les vieillards est aussi une condition bien importante à la prolongation de leur vie : « *Senes ex usu moderati coïtus fiunt ponderosiores et frigidiores*, dit Sanctorius, et ailleurs il ajoute : « *Interimunt senes coïtus.* » Disons cependant que le danois Drakenberg, qui mourut en 1772 à 146 ans, se maria à 111 ans et voulut se remarier à 130 ans; que l'anglais Thomas Parre, qui a vécu 152 ans, se maria en seconde noce à 120 ans, tandis que Saint Antoine l'africain, malgré une continence absolue, ne vécut que 105 ans.

Si tous ces moyens, isolés les uns des autres, sont insuffisants quoique très-bons, ils peuvent, étant réunis, acquérir beaucoup plus d'importance et nous amener bien près déjà de la solution complète de l'intéressant problème qui fait le sujet de ce chapitre. Nous allons donc les examiner de nouveau au point de vue pratique.

Nous devons distinguer d'abord la transpiration insensible de la sueur qui use et affaiblit. « *Perspiratio insensibilis juncta cum sudore, mala : quia sudor fibrarum vires diminuit.* » Sanctorius ajoute à la vérité : « *Dicitur aliquando bona, quia a majori malo divertit.* » Ce n'est donc qu'exceptionnellement que la sueur devient utile. Elle appartient à la thérapeutique bien plus qu'à l'hygiène.

---

(1) Le camphre, dont M. Raspail veut faire une panacée, agit sur nous comme l'alcool; il dépouille le sang de son oxygène; il rend le sang artériel analogue au sang veineux. Donné souvent et à haute dose, aux vieillards surtout, il ne peut qu'être extrêmement nuisible, que favoriser beaucoup l'arrivée de la goutte, de l'apoplexie, de la démence sénile. C'est un poison qui, pour ne pas être très-actif, n'en est pas moins très-dangereux.

Un logement sain et bien éclairé est la première condition indispensable à l'entretien des fonctions de la peau. Ce logement doit être non-seulement vaste, exposé au soleil, à l'abri de l'humidité, mais il doit être éloigné de tous les foyers de corruption où s'engendrent les miasmes qui produisent les fièvres typhoïdes et pernicieuses, aujourd'hui si communes et si meurtrières. Ce logement sera muni de doubles croisées en hiver et toujours de la plus grande propreté.

Le matin et le soir, à moins d'indication contraire, il faudra se laver de la tête aux pieds à l'eau froide, ce que les Grecs appelaient *psucrolousia*, et s'essuyer à l'instant avec un linge sec et rude. Cette habitude bien facile à contracter a une extrême importance : elle donne sans fatigue beaucoup de ton à la peau et la force nécessaire pour résister aux influences extérieures, infiniment mieux qu'on le pourrait sans cela. Avec elle plus de rhumes, plus de rhumatismes. Le massage doit être mis en usage au moins deux fois par semaine, mieux vaut y recourir tous les jours. Nous faisons étriller et brosser tous les jours nos chevaux, pourquoi ne pas avoir le même soin de nos personnes ? Ce massage peut être pratiqué même par dessus les vêtements, mais il a bien plus d'effet sur la peau nue. Écoutons ce que dit Avicennes des frictions chez les vieillards : « *Oportet ut in qualitate et quantitate sit temperata... et si fricatio vices habuerit interpositas, in vicibus, pannis grossis, aut manibus nudis, absque mantili aut re alia fricentur : hoc namque eis confert, et interpolationes ægritudinum membrorum eorum prohibet.*

Les bains de soleil sont aussi d'une grande puissance : les Grecs, ainsi que nous l'avons déjà vu, les nommaient *éliôsin*. Pline le jeune, en rendant compte à Calvisius des habitudes de Spurinna, vieillard qu'il venait de visiter, lui dit : « *Ubi hora balnei nuntiata est (est autem hieme nona, æstate octava) in sole, si caret vento, ambulat nudus. Deinde movetur pila vehementer et diu : nam hoc quoque exercitationis genere pugnat cum senectute.* »

De temps à autre des bains alcalins et salés, des étuves modérées, des lotions alcalines conviennent, quand surtout les fonctions de la peau languissent. Les Orientaux se font laver avec des savons aromatisés toutes les fois qu'on les masse.

Nous ne pouvons pas espérer une longue et verte vieillesse si nous ne savons pas nous livrer à un exercice habituel et suffisant. Spurinna avait 77 ans quand Pline le jeune le visitait. Nous avons vu qu'il jouait tous les jours à la balle (pila); il faisait tous les jours cinq quarts de lieue à pied, en mettant la plus grande régularité dans toutes ses habitudes : « *Senibus placida omnia et ordinata conveniunt,* » nous dit encore Pline le jeune. Aussi Spurinna jouissait-il d'une santé excellente : « *Inde illi post septimum et septuagesimum annum, aurium, oculorumque vigor integer, inde agile et vividum corpus solaque ex senectute prudentia.* Spurinna exerçait son esprit en même temps que son corps ; mais il mangeait trop, il passait trop de temps au lit, il ne peut donc servir de modèle qu'avec certaines restrictions.

L'exercice doit être toujours modéré et proportionné aux forces, à l'état de la respiration et de la circulation. Les vieillards doivent éviter soigneusement de se baisser beaucoup et longtemps, de peur de l'apoplexie, que la colère aussi peut facilement produire.

Si à tous les âges le régime alimentaire est d'une bien grande importance, il en acquiert une bien plus grande encore dans la vieillesse ; il faut beaucoup de régularité dans les repas, la mastication la plus complète possible, des aliments proportionnés aux forces digestives, aux besoins de l'économie, ni trop, ni trop peu excitants et d'autant moins abondants que la vie est moins active. Nourrir beaucoup les vieillards, c'est les conduire rapidement à la mort ; en effet, les poumons, le foie, la peau, les reins, tous les sécréteurs ne fonctionnent plus alors que d'une manière incomplète, ils ne peuvent plus agir que lentement sur nos humeurs : il est donc d'une importance extrême de ne pas vouloir trop réparer celles-ci.

Si les poumons des vieillards ont une certaine analogie avec ceux des reptiles, il faut que les vieillards, comme les reptiles, empruntent surtout au dehors la chaleur dont ils ont besoin. Vouloir faire produire cette chaleur par de puissantes digestions, c'est ne pas comprendre du tout les nécessités de la vieillesse.

Je ne saurais trop insister sur ce dernier précepte ; la plupart des maladies des vieillards sont dues à son inobservation. La goutte, l'asthme, l'apoplexie n'ont pas la plupart du temps d'autre origine. Presque tous les vieillards mangent trop, beaucoup boivent trop aussi.

Le célèbre Cornaro s'était réduit, dès l'âge de 40 ans, à ne manger que 12 onces par jour d'aliments solides : pain, soupe, jaunes d'œufs, viande ou poissons, et à ne boire que quatorze onces de liquides. Il avait dû à ce régime de se guérir de la goutte, de douleurs d'estomac, de coliques, d'une fièvre lente presque continuelle ; mais évidemment la nourriture qui lui suffisait à 40 ans était beaucoup trop abondante à 100 ans et c'est ce qu'il ne sut pas comprendre. Comment, me dira-t-on peut-être, un homme peut-il manger moins de 12 onces par jour ? Certainement oui ; ainsi nous lisons, dans le *Voyage en Syrie et en Égypte* de Volney, le passage suivant : « On peut même dire que le commun des Bédouins vit dans une misère et une famine habituelles. Il paraîtra peu croyable parmi nous, mais il n'en est pas moins vrai, que la somme ordinaire des aliments de la plupart d'entre eux ne passe pas six onces par jour : c'est surtout chez les tribus du Najd et de l'Hedjâz que l'abstinence est portée à son comble. Six ou sept dattes trempées dans du beurre fondu, quelque peu de lait doux ou caillé suffisent à la journée d'un homme ; il se croit heureux s'il y joint quelques pincées de farine grossière ou une boulette de riz. La chair est réservée aux plus grands jours de fête, etc. »

Si donc les Arabes du désert peuvent vivre d'une manière aussi frugale, quand ils sont dans la force de l'âge et remarquables par leur vie active et leur intelligence, certes on me concédera bien que Cornaro à 99 ans, habitué qu'il était depuis 50 ans à ne manger que 12 onces par jour, aurait dû réduire *graduellement* encore la masse de ses aliments et arriver, à 120 ans peut-être, à ne manger que six onces par jour. De cette manière Cornaro aurait donc pu prolonger beaucoup plus sa vie.

Les Arabes du désert vivent, je le sais, sous un ciel de feu et puisent dans l'atmosphère la chaleur que nous, habitants des pays froids, nous sommes obligés d'emprunter à nos aliments, c'est-à-dire au carbone et à l'hydrogène fournis à nos humeurs par la digestion, et qui se brûlent dans nos organes au contact de l'oxygène fourni par la respiration. Mais la respiration étant incomplète chez les vieillards, par la diminution du nombre des cellules pulmonaires et leur agrandissement, cette combustion de l'hydrogène et du carbone est trop limitée pour fournir la chaleur nécessaire alors ; il s'ensuit donc qu'il faut que les vieillards empruntent cette chaleur au dehors, comme le font les Arabes, comme le font les reptiles. Je ne peux pas trop leur recommander les bains de soleil pris avec les précautions convenables.

J'ai dit tout à l'heure que les vieillards mangent et boivent trop. Le vin, dit-on, est le lait de la vieillesse : examinons son action sur l'économie.

On peut admettre que le bon vin vieux contient en moyenne 12 p. $\%$ de son volume d'alcool absolu, composé de deux atômes de carbone, 6 atômes d'hydrogène et 1 atôme seulement d'oxygène. Le vin contient en outre du sucre, de la gomme et quelques acides végétaux. Ces derniers produits sont combustibles, mais l'alcool l'est beaucoup plus qu'eux.

Chacun sait avec quelle rapidité les liquides alcooliques sont absorbés par le tube digestif, et avec quelle promptitude, par exemple, le vin blanc et la bière peuvent souvent produire leur action diurétique, combien vite aussi les liqueurs alcooliques peuvent occasionner l'ivresse. Rapidement amenées dans le torrent de la circulation, ces liqueurs offrent partout, à l'oxygène que le sang artériel a puisé dans les poumons, leur carbone et leur hydrogène non brûlé ; partout il y a combinaison de ces corps avec l'oxygène, il y a combustion ; mais cette combustion trop rapide, trop complète, laisse le sang dépourvu d'oxygène, le noircit et augmente beaucoup sa viscosité, sa *richesse*, par la saturation de ses alcalis à l'aide d'une partie des résultats de cette combustion. L'ivresse n'est-elle pas une des conséquences aussi de cette combustion, ce qui la rapprocherait singulièrement de l'insensibilité produite par les inspirations éthérées ? Quoi qu'il en soit, les liqueurs alcooliques dépouillent rapidement le sang de son oxygène, saturent ses bases, diminuent par conséquent sa fluidité. Dès lors ne donnons du vin aux vieillards qu'avec beaucoup de mesure ; ne le considérons plus comme leur lait, mais comme une boisson qui peut bien facilement devenir pour eux une cause très-active de destruction. Au surplus, à toutes les époques de la vie, l'abus des liqueurs fortes est on ne peut pas plus nuisible, et si rien n'est triste comme de voir un vieillard se livrer à l'ivrognerie, rien ne dégoûte autant qu'un ivrogne dans la force de l'âge. Tout ivrogne est un lâche qui se dégrade volontairement et tombe au-dessous de la brute. Certes le bœuf qui travaille, la vache et le porc qui nous nourrissent, le chien qui nous garde, sont bien plus recommandables que l'ivrogne ; ce sont des animaux utiles, l'ivrogne est une bête nuisible à lui, à sa famille, à la société tout entière, et cependant on peut encore le plaindre autant que le blâmer. Combien sont plus coupables ceux qui spéculent sur cette déplorable passion, quelqu'élevé que soit le rang qu'ils occupent dans le monde ! Sous un gouvernement paternel, on punirait sévèrement tout homme rencontré ivre dans les lieux publics. Quand nos sociétés seront mieux organisées, l'attrait qu'inspirera le travail suffira pour guérir le peuple de ce vice honteux.

La continence est ordinairement une vertu facile à la vieillesse, mais une vertu indispensable à la prolongation de la vie. « *Venus œtate tantum florentium est*, » dit Galien.

Les vieillards devront faire un fréquent usage de la balance de Sanctorius, afin de mieux surveiller leur régime et de pouvoir diminuer un peu la quantité de leurs aliments, toutes les fois qu'ils auront plus gagné que perdu. Ce que j'ai dit précédemment suffit pour établir l'importance de ce précepte.

La constipation est habituelle et nécessaire aux vieillards : c'est une des sages précautions de la nature, qui ne veut pas que le vieillard, dont la peau et les reins fonctionnent peu, perde trop de bile, ce qui ajouterait encore aux causes déjà si nombreuses qui tendent à augmenter chez lui la plasticité du sang et à le prédisposer aux congestions les plus graves. Les purgatifs alors ne sont donc que bien rarement utiles et ils doivent être administrés par un médecin aussi savant qu'expérimenté (1). L'expérience prouvera qu'en revanche les vieillards se trouveront bien de quelques toniques du système nerveux, donnés à dose modérée, tels que le café, le thé et même l'arnica et la vératrine.

L'électricité a été souvent essayée en médecine, mais jusqu'ici avec peu de succès, parce que l'on ignorait la manière de le faire utilement; elle pourra cependant devenir un puissant moyen de conservation pour les vieillards, et si je ne suis pas trompé dans mes prévisions, on doit pouvoir, à son aide, rendre à la peau la plus grande énergie. Il faudrait pour cela faire prendre aux vieillards des bains d'électricité positive suffisamment prolongés. Ces bains devront effacer les rides, rendre aux cheveux la couleur, la force et l'épaisseur qu'ils avaient perdues, aux veines superficielles leur ancienne énergie. Il est probable que, sous l'influence de cette action électrique, le tissu cellulaire sous-cutané se développera de nouveau, que tous les sécréteurs reprendront une vigueur nouvelle, que l'homme retrouvera ainsi toute la force de l'âge mûr. Mais, dans ces expériences qui promettent tant et qui tiendront peut-être tout ce qu'elles promettent, il faudra procéder encore avec une sage lenteur, toute excitation vive étant nuisible dans un âge avancé.

---

(1) Tout ce que j'ai dit du régime des vieillards et de la nécessité de leur communiquer la chaleur que leur respiration incomplète ne leur permet plus de demander uniquement à leur sécrétions, est parfaitement applicable aux phthisiques. Aussi, vouloir engraisser ces derniers, c'est vouloir les tuer rapidement. Il leur faut peu d'aliments et des aliments azotés, usant peu d'oxygène et réparant facilement les tissus; mais il faut qu'ils vivent dans une atmosphère toujours très-chaude, à 28 ou 30 degrés Réaumur, ainsi que je l'ai indiqué au chapitre où je m'occupe du traitement de la phthisie.

CHAPITRE XXXVII ET DERNIER.

Conclusion.

J'espérais, en commençant cet ouvrage, pouvoir consacrer plus de temps à sa rédaction, mais les exigences d'une nombreuse clientelle m'en ont empêché. Si je me décide à le publier malgré son imperfection, c'est que je le crois utile, non-seulement pour faire mieux apprécier la valeur de nos eaux minérales, mais aussi pour montrer combien la médecine peut faire de progrès en s'aidant pour cela des sciences physique et chimique, qui seules peuvent lui imprimer une marche assurée et l'arracher enfin aux séduisantes et dangereuses hypothèses, qui jusqu'ici, pour le malheur de l'humanité, occupent une si grande place dans son histoire. Quelques-uns de mes lecteurs trouveront peut-être que j'ai accordé trop d'importance aux travaux de mon frère ; mais en y réfléchissant mieux, ils comprendront que la découverte des fonctions du tissu cellulaire et celle de la loi des sécrétions organiques ont nécessairement la plus grande valeur, au double point de vue de la physiologie et de la thérapeutique. Ce n'est pas que cette découverte puisse à elle seule constituer toute la médecine, il s'en faut bien même ; mais nécessairement elle est appelée à exercer sur elle une grande et heureuse influence. On me demandera peut-être pourquoi, depuis dix ans qu'elle est publiée, elle n'a pas eu plus de succès dans le monde savant ; c'est par un motif bien simple : mon frère a le double tort d'être Français et provincial. « Notre nation, dit Fourier, méprise les inventeurs nés en France ; elle n'estime leurs découvertes que lorsqu'elles ont passé la mer et qu'elles reviennent en costume anglais. Les Français ne veulent accueillir aucune invention dans sa naissance et revendiquent après coup toutes les découvertes (1). »

Si j'ai beaucoup puisé dans les travaux de mon frère, j'ai beaucoup emprunté aussi à ceux de MM. Liebig, Dumast, Andral, Gavaret et autres savants de notre époque. J'ai également beaucoup demandé à nos prédécesseurs ; peut-être ai-je cité trop souvent ces derniers, mais ne pouvant m'entretenir qu'avec eux de la science à l'étude de laquelle j'ai consacré ma vie, éloigné que je suis de tout centre scientifique, on me pardonnera cette prédilection. D'ailleurs nous ne pouvons que gagner beaucoup à la lecture des anciens, et bien souvent, ainsi que je l'ai fait remarquer à l'occasion de l'ellébore et de la vératrine, la science moderne dans ses derniers développements ne fait que confirmer l'expérience antique. C'est une chose digne d'admiration que les ressources de la médecine dans ces temps reculés. Combien d'entre nous, et parmi ceux qui ont le plus de vogue, seraient des médecins très-médiocres à côté de Cœlius Aurælianus ou de Galien ! Mais la médecine ancienne, que ces hommes éminents nous ont transmise dans leurs immortels écrits, est encore vivante chez des peuples nombreux, tels que les Chinois, les Indiens, les Arabes, et si, moins confiants dans nos lumières, nous allions, armés du doute philosophique, demander à ces peuples tous les moyens qu'ils emploient contre la maladie, certes il y en aurait beaucoup qui seraient sans valeur, mais nous aurions encore une bonne et bien abondante moisson à recueillir chez eux. Les Chinois et les Japonais nous raconteraient les merveilles de l'acupuncture ; les Indiens nous apprendraient de même, ainsi qu'une foule d'autres vieux peuples, tout ce que l'on peut obtenir du massage et de l'étuve, ainsi que les ressources que leur fournissent, dans beaucoup d'affections graves, leurs plantes médicinales, puissantes comme le ciel des tropiques. Enfin, chez tous ces peuples, étudiant les causes des épidémies qui les déciment, nous trouverions que ces dernières sont dues aux miasmes que dégagent les matières organiques en décomposition, et que

(1) *Traité de l'association domestique agricole.*

la peste, la fièvre jaune et le choléra n'ont pas d'autre origine
que nos fièvres rémittentes, aujourd'hui confondues sous le titre
si impropre de fièvre typhoïde. L'hygiène publique et la thérapeutique gagneraient donc beaucoup à ces recherches, que nos
sociétés savantes devraient encourager de leur mieux. Elles amèneraient déjà une élévation considérable de la moyenne de la vie
humaine ; le nombre des vieillards augmenterait donc beaucoup
aussi, en attendant que les doctrines que j'ai émises sur la vieillesse, et sur lesquelles je me propose de revenir dans un traité
particulier, soient devenues des idées adoptées par la pratique
générale ; doctrines qui, du reste, comptent l'hygiène publique
au nombre de leurs plus puissants moyens.

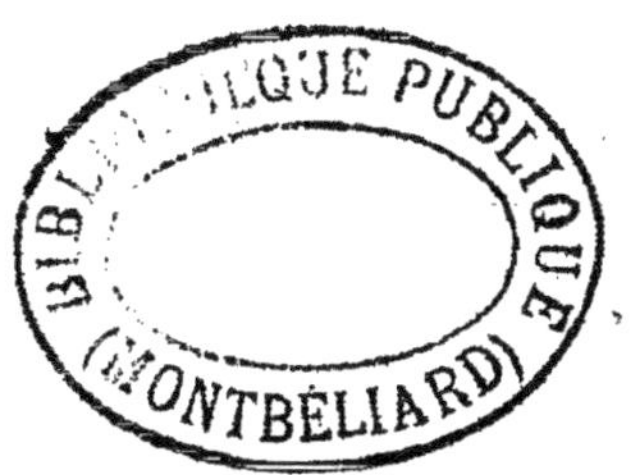

TABLE DES MATIÈRES.

ERRATA.

Page	ligne	Au lieu de :	Lisez :
18	34	goût. Quand...	goût quand...
35	24	Les reins, organes...	Les reins, sécréteurs...
36	21	Alors que la peau... alors que le tube...	Quand la peau.... quand le tube...
47	23	avaient envahi...	avaient déjà envahi...
48	5	sang trop acide	sang trop peu alcalin
129	9	et les lobes	et les lombes
167	12	est devenue	soit devenue
227	7	partiellement électrisé.	partiellement ou inégalement électrisé.
234	2	(1) Voyez à la page 239 la 115e observation.	

Plombières l'Évêque

EAUX DE PLOMBIÈRES

EAUX

DE

PLOMBIÈRES

MONTAIGNE
LES CHEMISES D'ISABEAU DE BAVIÈRE
UNE FAUTE DU PHARMACIEN ROUVROY, SON ÉCOLE
LE Dr LHÉRITIER, SES DOCTRINES
LE LIVRE ROUGE

PAR

M. L. TURCK

DOCTEUR-MÉDECIN A PLOMBIÈRES

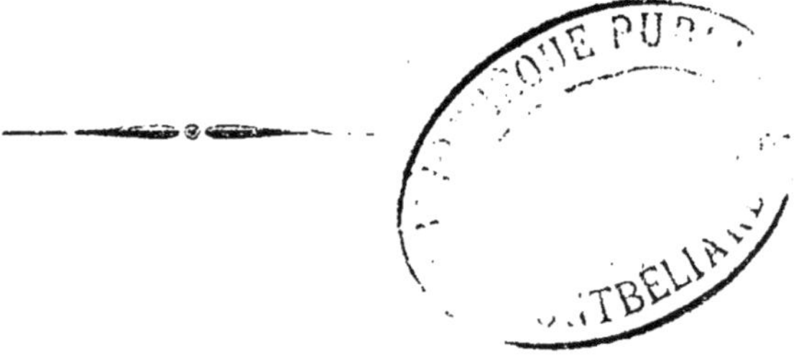

PARIS

IMPRIMERIE DE E. DONNAUD

RUE CASSETTE, 9

1861

EAUX DE PLOMBIÈRES

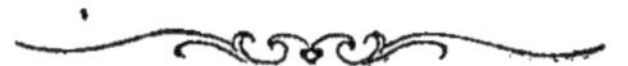

A la fin du XVIᵉ siècle, Montaigne disait : « j'ay veu
par occasion de mes voyages quasi tous les bains
fameux de la chrestienté, et, depuis quelques années,
ay commencé à m'en servir; car en général j'estime
le baigner salubre et croy que nous encourons non
légères incommoditez en notre santé pour avoir
perdu cette coustume, qui était généralement observée au temps passé, quasi en toutes les nations et
est encores en plusieurs de se laver le corps tous les
jours, et ne puis pas imaginer que nous ne vaillions
beaucoup moins de tenir ainsi nos membres en-
croustez et nos pores estoupez de crasse. » Depuis

cet homme illustre, l'usage des bains a été en s'amoin-
drissant beaucoup encore, par suite surtout de l'habitude de porter une chemise sur la peau, ce qui
était si rare à la fin du xiv° siècle, dans le nord et
dans l'est de la France surtout, qu'au nombre des
objets d'un luxe extravagant, reprochés à la trop
fameuse Isabeau de Bavière, on comptait deux chemises de toile de chanvre.

Malheureusement, les médecins du moyen âge et
de la renaissance ne nous ont pas transmis tout ce
que l'antiquité leur avait légué de bonnes traditions
sur les effets du bain, de sorte qu'aujourd'hui cette
question est encore toute neuve. Autrefois, on prenait non-seulement beaucoup de bains, mais on
prenait aussi des bains très-longs. A Pfeffers, en
Suisse, par exemple, on ne craignait pas de passer la
saison entière dans l'eau chaude, sans en sortir ni le
jour ni la nuit. On reste encore de six à huit heures
par jour dans les bains de Louesche : dans ma jeunesse, on y restait dix et douze heures, et on y gué-
rissait des maladies qu'on ne sait plus y guérir
maintenant. Autrefois, on passait la journée entière
et souvent la nuit dans les bains de Plombières.
Voici ce qu'un balnéologue célèbre, Baccius, disait à
la fin du xvi siècle de ce dernier therme : *Sunt
enim hæc balnea, ob mirandas utilitates, non Galliæ
modo ac Germaniæ, verum etiam apud longinquas
alias nationes celeberrima. Huc, claudi comportan-
tur, tremuli, stupidi, inflati, malo habitu affecti
et qui jam, e longinquo quopiam morbo, salutem*

desperantes, in probaticam veluti piscinam descendunt.
frigidis, humidis curatuque difficilibus ulceribus
conferunt... dolores artuum obolent, serpentia inter
cutim ulcera sanant, leprœ, elephantiasique si per initia
sumatur balneum, unice prosunt. Cancro medentur et
exhinc, malignis aliis ulceribus, sinusis, phagedenicis
cariosisque in osse ac fitulosis optiam faciunt. A la
même époque, le grand Ambroise Paré proclama que
les eaux de Plombières étaient, avec celles de Spa,
le plus excellent remède aux maladies des femmes.
C'était alors que l'on *grenouillait* (Berthemin) du
matin au soir dans le bain, que l'on y prenait ses
repas, que l'on y passait quelquefois le jour et la
nuit. Cette grande et légitime réputation des eaux
de Plombières s'est certainement beaucoup amoin-
drie au siècle dernier et de nos jours. Les graves
maladies de la peau, les ulcères, les caries osseuses
n'y sont plus envoyées, et je suis le seul médecin
peut-être qui ait continué à y soigner la folie et l'hydropisie. Est-ce que, par hasard, nos eaux n'ont plus
les mêmes propriétés, la même composition qu'aux
siècles précédents? Elles n'ont pas varié, il n'y a eu
de changé que la manière de les prescrire. Plombières a été incendié à la fin du XVe siècle et ce ne
fut qu'au commencement du XVIIIe que le duc
Léopold Ier fit achever la restauration de ses bains
sous la direction d'un pharmacien du lieu, le sieur
de Rouvroy. Malheureusement ce dernier diminua
de beaucoup l'étendue de la piscine où tout le monde
se baignait alors, et en augmenta considérablement

ainsi la température, à ce point même que dans le haut de cette piscine, là où l'eau chaude arrivait en plus grande abondance, cette eau brûlait la peau, la couvrait promptement de phlyctènes. Depuis cette époque, on ne put plus prescrire que des bains courts et très-souvent partiels. On insista davantage sur la boisson de l'eau dont on avait du reste tou‑jours fait usage et on donna à l'intérieur les drogues les plus incendiaires. Ce fut une des époques brillantes de la polypharmacie; dès lors aussi on dut recommander beaucoup de prudence aux personnes qui faisaient usage des eaux, les bains chauds trop prolongés pouvant entraîner les accidents les plus graves.

Une modification aussi fâcheuse n'aurait pas été admise deux siècles plus tôt, quand l'usage des bains tièdes était général : on aurait forcé le Rouvroy de l'époque à maintenir le bain dans ses anciennes limites, et Plombières aurait continué à guérir à l'aide des immersions prolongées, la folie, les ulcères, les nécroses, la lèpre, l'éléphantiasis; on y aurait beaucoup mieux soigné aussi les maladies chroniques du ventre et du bas-ventre qu'on n'a pu le faire pendant le dernier siècle. Quel a été le mobile qui a guidé le sieur de Rouvroy? voulait-il seulement éloigner le bain de sa maison? Cela n'est pas probable. Il n'avait sans doute pas reçu du duc Léopold assez d'argent pour restaurer complétement la grande piscine romaine. Quel qu'ait été son motif, il est à déplorer beaucoup par les fâcheux résultats

qu'il a eus; en effet, pendant les trois quarts du xviii^e
siècle, on ne prenait plus à Plombières que des bains
chauds, courts par conséquent, et très-souvent partiels dont on sortait baigné de sueur. Ces bains, souvent d'une grande utilité, sont souvent aussi très-
nuisibles, et ils ont besoin d'être toujours surveillés
de la manière la plus active par un médecin expérimenté. Cet état de choses dura jusqu'après la construction du bain tempéré en 1772. On y établit une
piscine qui n'avait que de 27 à 28 dégrés Réaumur,
34 à 35 degrés centigrades. Là on reprit l'usage des
bains plus longs ; beaucoup de personnes y passaient
trois, quatre ou cinq heures, mais pas davantage,
parce qu'on vidait cette piscine tous les jours, dans
la matinée et on la remplissait ensuite d'eau chaude
qu'on laissait refroidir pour le bain du lendemain.
On dut donc ne revenir qu'à demi aux anciens usages
et renoncer aux bains de la journée entière. Quand
j'ai commencé l'exercice de la médecine à Plombières, cette manière de prendre le bain durait
encore; un grand nombre de malades arrivaient dans
la piscine tempérée dès trois ou quatre heures du
matin, et y restaient jusqu'à huit ou neuf heures. Cela
était parfaitement toléré alors par l'administration des
bains; mais comme le nombre des malades augmentait d'année en année, le préfet fixa bientôt à trois
heures seulement la durée des bains de piscine, durée maintenant réduite à deux heures. Les modifications dans le tarif des bains ont été, pour les malades peu aisés surtout, un véritable malheur, car plus

on s'éloigne des usages des xv, xvie et xviie siècles,
plus on diminue la durée de nos bains, plus on
amoindrit leurs propriétés curatives.

Tous les ouvrages qui ont été écrits au xviiie siècle
sur le mode d'action des eaux de Plombières, n'ont
parlé que des propriétés des bains chauds, ont insisté
sur les précautions nécessaires pour les prendre utî-
lement, et nul, jusqu'à moi, ne s'était aperçu de
l'énorme différence qui existait entre le Plombières
du siècle dernier et le Plombières des siècles précédents. Cette confusion s'est continuée par quelques
écrivains jusqu'à nos jours ; cela tient à ce que ces
médecins n'ont pas suffisamment étudié le mode
d'action du bain à ses diverses températures, et n'ont
pas appliqué ces études premières à leurs recherches
sur le mode d'action de nos thermes. Pourquoi faut-
il qu'à la tête de ces médecins attardés je sois obligé
de placer l'inspecteur actuel des eaux de Plombières,
le très-honoré docteur Lhéritier ; nous lui devons
cependant trois ouvrages sur nos eaux. Le premier,
publié en 1853, s'occupe surtout du rhumatisme et
de son traitement à Plombières. Si je me permets de
critiquer ici le très-savant docteur, c'est que sa position officielle donne aux nombreuses erreurs qu'il a
commises une plus grande importance, en ce qu'elles
pourraient se propager à l'abri de son nom et de ses
titres, et nuire beaucoup ainsi à nos établissements,
aux malades qu'ils reçoivent et aux progrès si dési-
rables de la science hydrologique. Les preuves
abondent pour établir que M. Lhéritier est de l'école

du pharmacien Rouvroy. Et d'abord, il ne connaît ni·
les bains frais, ni les bains tièdes. « Dans le bain frais,
nous dit-il, c'est-à-dire *dans l'eau chauffée au-dessous
de la température du sang*, et il souligne ces mots, on
éprouve les effets suivants : diminution du volume
du corps, ralentissement de la circulation et par conséquent des battements du pouls : pâleur du visage,
rides de la peau, sentiment de refroidissement, etc. »
Eh bien, la chaleur animale prise dans le rectum
et la bouche est environ de 29 degrés 1/2 Réaumur
ou de 37 degrés centigrades ; il suit de là qu'un
bain chauffé à 28 degrés 1/2 Réaumur et même à
29 est pour M. Lhéritier un bain frais ; singulière
fraîcheur que la température la plus élevée des régions tropicales. « Dans le bain tiède, nous dit-il plus
loin, c'est-à-dire dans le bain chauffé à une température à peu près égale à celle de la peau, etc. » Il serait
curieux de connaître la température de la peau de
M. Lhéritier ; il la croit sans doute égale à celle du
sang. Son bain tiède est bien celui du pharmacien
Rouvroy, c'est le bain chaud de tous les praticiens ;
aussi M. Lhéritier recommande, comme Rouvroy et
son école, beaucoup de précautions en prenant nos
bains. Il ne veut pas que l'on commence la cure au
débotté, même quand on est robuste. Il veut que les
malades délicats ne se baignent que tous les deux
jours ; à tous ceux qui ont mauvaise langue, il
conseille un purgatif ou un éméto-cathartique au
début ; aux malades forts, des saignées générales ou
locales ; n'est-ce pas du Rouvroy tout pur ? C'est par

suite de ces opinions bien fausses, que d'une manière générale M. Lhéritier a fait diminuer, à peu près de moitié, la durée des bains et des douches des malades de l'hospice. C'est pour ces pauvres gens dont la santé est l'unique fortune, une grande calamité : c'en est également une pour les personnes riches condamnées aussi à ces bains écourtés et qui restant dans l'eau un quart d'heure ou une heure ne peuvent jamais se guérir, pour peu que la maladie qui les amène ait quelque gravité. Il me suffira, j'aime à le croire, de signaler au savant M. Lhéritier des erreurs aussi préjudiciables à ses malades et à l'avenir de Plombières, pour qu'il ait hâte de réformer sa pratique médicale sous ce rapport.

Dans son *Traité du rhumatisme*, M. Lhéritier nous raconte qu'un médecin de Plombières, notre bon et honorable confrère M. le docteur Grillot, a guéri un malade d'un rhumatisme *général* en lui faisant prendre des bains et des douches avec de l'eau du bain des Romains, que l'on sait être, ajoute-t-il, à 48 degrés Réaumur ; mais un homme qui tomberait dans un bain à cette température, n'y restat-il que quelques secondes, mourrait dans la journée des suites d'une affreuse brûlure. On éviterait d'aussi déplorables erreurs, comme je l'ai déjà dit à M. Lhéritier, en obligeant à des études préparatoires et à des examens spéciaux les médecins qui désirent devenir inspecteurs des eaux minérales, si l'inspection est conservée, ce que je ne désire ni dans l'intérêt des malades, ni dans l'intérêt de la science.

Je viens de parler des doctrines balnéologiques de
M. Lhéritier. Que dirai-je d'un petit livre rouge qui
se vend à toutes les gares de chemins de fer et que
l'on vend aussi à Plombièreschez Mme Blaise, libraire,
à la porte même du docteur. Ce livre, qui ne coûte
que la bagatelle de deux francs, est intitulé : *Plom-.
bières et ses environs.* Il a été écrit par un ami de
l'inspecteur, dans le but bien avouable, sans doute,
de démontrer à tous le haut mérite de M. Lhéritier
et de l'indiquer exclusivement comme le seul médecin administrant, ou sachant administrer les eaux de
Plombières. On y trouve le nom du savant docteur
cité à toutes les pages, presque toujours avec ces
phrases élogieuses. Je transcrirai celle-ci comme
une des plus remarquables. « Le docteur Lhéritier, qui sur les eaux de Plombières en remontrerait
à l'académie des sciences, pense, etc. » N'est-ce pas
charmant d'invention et de naïveté? Combien cela
dépasse en mérite ce médecin qui a imaginé de publier dans le journal de son département l'éloge des
malades qu'il a perdus et l'éloge des parents qui leur
survivent !

L'ancien maître en pharmacie de M. Lhéritier, le
fameux fabricant de bonbons purgatifs, M. Duvi-
gneau, peut se faire afficher à la 4e page de tous les
journaux, il est négociant, cela lui est permis. Un
médecin est tenu à plus de réserve et la réclame qui
peut faire sa fortune ne l'honore jamais; mais le livre
rouge n'est pas une réclame, je le soutiendrai envers
et contre tous : c'est une preuve touchante, de

bonne, de sincère et probablement de reconnaissante
amitié. Cependant, je ne connais pas, et je dois l'a-
vouer, d'autres médecins inspecteurs d'eaux minérale ayant un livre rouge. C'est qu'ils ne savent pas
qu'un livre pareil n'est pas la 4° page d'un journal.
Ah ! si les journaux avaient 5 pages, les livres rouges
pourraient y figurer avec honneur. C'est une question d'avenir sans doute.

Je viens de dire que le premier maître de M. Lhéritier, à Paris, avait été le pharmacien Duvigneau. Je
connais beaucoup de médecins très-instruits, très-
honorables, qui ont commencé l'étude de la médecine par celle de la pharmacie, et je me plais à reconnaître que c'est une chose excellente quand de
fortes études médicales, soutenues par un bon jugement sont venues modifier nos premières leçons et
réduire à leur juste valeur l'importance exagérée que
certains pharmaciens attachent à leurs remèdes ;
mais quand, dans le *Traité du rhumatisme par les eaux
de Plombières*, je trouve les passages suivants, ne
suis-je pas en droit de dire à M. Lhéritier qu'il est bien
plus pharmacien que médecin, ou mieux, que dans
cet ouvrage il n'est pas médecin du tout ? « Nous recherchons par quels moyens nous devons combattre
ce composé d'actions morbides que nous avons décrit
sous le nom de débilité cachectique, nous nous arrê-
tons aux médicaments capables d'augmenter le ton des
organes, de relever les puissances vitales déprimées
et de les ramener au type qui constitue la santé....
On épuise alors sur le malade la vertu des quinqui-

nas, du colombo, des ferrugineux, du quassia amara, en un mot, de tous les toniques.... Un homme est dyspeptique, un second a le foie volumineux, un troisième a la rate tuméfiée, et tous les trois malades depuis dix-huit mois et même deux ans offrent les traits caractéristiques de l'asthénie générale; songerez-vous à l'estomac de l'un, au foie ou à la rate des autres, quand vous aurez à vous décider sur le choix des agents thérapeutiques auxquels vous vous proposez de les soumettre? Oui, sans doute, pour y puiser des renseignements secondaires.... Mais vous n'irez pas plus loin, vous tirerez votre indication principale et vous déduirez le traitement fondamental de vos trois malades, de l'impression qu'aura produite sur vous la débilité cachectique.... N'allez pas croire que ces idées nous soient soufflées par cette grande *romancière* si connue du monde savant et qui porte le nom de théorie. » A notre époque je n'avais vu ces étonnantes doctrines, infidèles copies de celles de l'Écossais Jean Brown, proclamées que par un médecin en France et encore n'était-ce qu'à côté des bonbons Duvigneau. Oh! fatale 4e page! Ce médecin s'appelait le docteur Béneck. Après avoir émis des idées aussi erronées, aussi fausses sur les maladies, il ne faut pas s'étonner si M. Lhéritier accuse la théorie médicale d'être une grande romancière: je le lui accorde pour la sienne que je trouve une triste romancière.

Si l'auteur du Livre rouge est capable de juger M. Lhéritier comme médecin, il lui a fallu, pour le

vanter, ainsi qu'il l'a fait, un dévouement bien rare
et bien digne d'éloges. L'antiquité aurait élevé des
statues à ce nouvel Oreste, elle en aurait élevé nécessairement aussi à son cher Pylade, au docteur Lhéritier.

Je termine, en faisant des vœux, pour que les médecins résidant dans les localités thermales, soient
alternativement chargés, pour une année, de l'inspection gratuite des eaux et pour que les rapports
publiés par elles, soient faits par ces médecins réunis
en conseil. C'est ainsi qu'étaient administrées les
eaux d'Aix, en Savoie, et qu'elles le seront encore si,
comme j'aime à l'espérer, l'administration française
a tenu compte des observations si vraies de M. le docteur Guillaud.

Dans un second article sur Plombières, je parlerai
encore d'autres moyens également honorables de se
faire une clientèle. Les inventeurs de si belles choses
ne sauraient jamais être trop récompensés : le corps
médical leur doit des couronnes :

> Te doctorum hederæ præmia frontium
>   Dis miscent superis,
> Nunc et in umbrosis fauno decet immolare lucis,
> Seu poscat agnâ, sive malit hædo.
>
> HORACE.

Paris. — Imp. de E. DONNAUD, rue Cassette, 9.

Monsieur le D. Janer   secretaire g.l de la
Société d'émulation   de   Montbéliard

à Montbéliard

ON TROUVE CHEZ LES MÊMES LIBRAIRES :

DE LA NATURE ET DU TRAITEMENT DE LA FIÈVRE TYPHOÏDE,

par le docteur L. Turck. (Troisième mémoire.)

Traité de la goutte et des maladies goutteuses,

1 volume in-8°, par le docteur A. Turck.

Le Médecin des douleurs,

GOUTTES, RHUMATISMES, TIC DOULOUREUX, SCIATIQUE,

SUIVI DE

Recherches nouvelles sur la nature et le traitement des affections de poitrine,

par le même.

Turck, Léopold
Du mode d'action des eux

28181

www.ingramcontent.com/pod-product-compliance
Lightning Source LLC
LaVergne TN
LVHW050256060726
842525LV00002B/314